サクセス管理栄養士・栄養士養成講座

第7版

応用栄養学

監修
一般社団法人 全国栄養士養成施設協会
公益社団法人 日本栄養士会

著者
多賀昌樹
山田哲雄
勝間田真一
佐藤七枝

第一出版

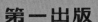

著者紹介（執筆順）

多賀　昌樹　和洋女子大学家政学部健康栄養学科准教授

山田　哲雄　関東学院大学栄養学部管理栄養学科教授

勝間田真一　東京農業大学応用生物科学部栄養科学科准教授

佐藤　七枝　元聖徳大学短期大学部総合文化学科准教授

監修のことば

日本の発展を支える栄養の専門職には，保健，医療，福祉，教育等の分野における学術の進歩や，社会の変化，国民の要請に的確に対応し，人々の健康やQOLの向上に貢献すると同時に，日本の栄養改善の知見を世界と共有し，持続可能な開発目標（SDGs）に沿った社会の実現に貢献することが求められています。その要求に応えるのが，高度な専門性と人間性，倫理性を併せ持つ管理栄養士・栄養士です。

日本の栄養士は，1924年の私立栄養学校の開設に始まり，第2次世界大戦前の栄養改善の時代，戦後の栄養欠乏対策の時代，高度経済成長期に顕著となった非感染症疾患対策の時代を経て，近年では低栄養と過栄養の栄養不良の二重負荷という複雑化した栄養課題に対処するなど，時代の変化に応じた栄養専門職として約100年にわたり国民生活の向上と社会の発展に寄与してきました。その間，栄養士資格は，1945年の栄養士規則および私立栄養士養成所指定規則公布を経て，1947年公布の栄養士法により法制化されました。以後，国民の栄養状態の変化に対応すべく，幾度かの法改正が行われ，1962年の一部改正では管理栄養士の資格が「栄養士のうち複雑または困難な栄養の指導業務に従事する適格性を有するもの」として新設されました。

その後，2000年の法改正において，「21世紀の管理栄養士等あり方検討会報告書」を受け，管理栄養士は，「人間栄養学に基づいた対象者の栄養状態の評価に基づいた栄養管理と指導を行う」，栄養士は，「調理，献立と一般的な栄養指導を行う」ものとして定義と役割が明確化されるとともに，管理栄養士資格は登録制から免許制に変更され，国家試験の受験資格も見直され，今日に至っています。

この改正の趣旨に合わせて，管理栄養士の養成カリキュラムは，“専門基礎分野”として「社会・環境と健康」，「人体の構造と機能及び疾病の成り立ち」，「食べ物と健康」が位置づけられ，“専門分野”として「基礎栄養学」，「応用栄養学」，「栄養教育論」，「臨床栄養学」，「公衆栄養学」，「給食経営管理論」が位置づけられるとともに，生理学，生化学，解剖学，病理学，臨床栄養学などの医学教育が重視され，臨地実習の内容も対人業務の実習が重視されることとなりました。また，管理栄養士・栄養士養成のための栄養学教育モデル・コア・カリキュラムや，その活用支援ガイドが作成され，管理栄養士国家試験出題基準も最新の知見を取り入れ，数度の改定が行われています。

その学修すべき内容は多岐にわたりますが，全国栄養士養成施設協会および日本栄養士会では，最新のカリキュラムや国家試験出題基準準拠の問題に合わせ適宜改訂がなされ，重要なキーワードの解説や要点がコンパクトにまとめられた本シリーズ（サクセス管理栄養士・栄養士養成講座）が管理栄養士・栄養士を目指す多くの方々に学習書として活用されることを，強く希望いたします。

2022年３月１日

一般社団法人 全国栄養士養成施設協会
理事長　滝川 嘉彦
公益社団法人 日本栄養士会
会長　中村 丁次

目次

CONTENTS

Column 目次

本書について

色文字①：重要語
色文字②：両側の欄に解説のある語
◀：このマークがある場合は，第32～36回管理栄養士国家試験に出題された内容が含まれています。
例）◀ 36-84：第36回問題84

1 栄養ケア・マネジメント

A 栄養ケア・マネジメントの概念

a 栄養ケア・マネジメントの定義

●**栄養ケア・マネジメントとは**　対象者の栄養状態を判定し，改善すべき栄養上の問題を解決するために，個々人に最適な栄養ケアを行い，その業務遂行上の機能や方法，さらに手順を効率的に行うためのシステムをいう。

●**栄養ケア・マネジメントのゴール**　対象者の栄養状態，健康状態を改善してQOL（quality of life；生活の質，人生の質）を向上させることにある。QOLは身体的問題の解決が精神的問題の解決になる場合もあるが，身体側面からの評価だけではなく，生活背景や精神面からの評価も併せて行うことが望まれる。

QOL
人間のよりよい状態を，身体的・精神的ならびに社会的側面から捉えようとするものである。QOLは快適な生活そのものであり，客観的にみて同じ生活状況でも，個々人によって感じ方が異なる。

b 栄養ケア・マネジメントの過程；PDCAサイクルの意義と目的◀

◀ 35-82

●**栄養ケア・マネジメントの過程**　栄養ケア・マネジメントは，健康の保持・増進，疾病の治療のために最適な栄養ケアを提供することを目標として，対象をスクリーニング（ある基準によるふるい分け）し，栄養状態を的確に把握，その評価・判定（栄養アセスメント）のもとに栄養ケア・栄養プログラムを計画・実施し，これによる栄養状態の変化のモニタリングから，さらに評価し（計画等の評価と再栄養アセスメント），この結果をフィードバックしていく過程である（**表1－1**）。

アメリカ栄養士会が提案した栄養管理の手法である栄養ケアプロセスでは，栄養アセスメントを栄養状態の評価と栄養診断（栄養状態の判定）に分けて扱っている（**図1－1**）。

●**PDCAサイクルの意義と目的**　栄養アセスメントの手法で対象者の栄養状態を評価・判定し，そこで明らかにされた問題点を効果的に改善することが必要である。栄養ケアは主として栄養補給，栄養教育である。実施は，plan（計画），do（実施），check（検証），act（修正）で行われる。PDCAサイクル（**図1－2**）は，計画と実践を絶えずチェックし，差が生じた時点で直ちに修正を行い，対象者に適切な栄養ケアを実施できる方法でもある。

表1-1　栄養ケア・マネジメントの過程

栄養スクリーニング（リスク者の選定）↓	対象者の栄養状態のリスクを選定するために，侵襲の少ない手法で関連要因を明らかにする過程である。
栄養アセスメント↓	栄養リスク者の改善指標やその程度を評価・判定する過程である。栄養状態を直接的に評価・判定する方法（臨床診査，臨床検査，身体計測）と，間接的に評価する方法（食事調査）がある。
栄養ケア・栄養プログラム↓	1人の対象者について実行可能な栄養ケア計画（プラン）を，対象者のケアにかかわる人たちで協議し，決定した内容を文章化していく。栄養ケア・栄養プログラムは①栄養補給，②栄養教育，③多領域からの栄養ケア・栄養プログラムの3つの柱から策定する。
実施↓	計画に基づいて実施する。
モニタリング・評価↓	対象者の栄養状態と栄養ケア計画実施上の問題点（対象者の非同意，非協力，合併症，栄養補給方法の不適正，協力者の問題など）がなかったかを評価・判定する。
再度　栄養アセスメント↓	再評価により計画，実施，教育方法を検討し，修正する。
フィードバック	修正した栄養ケア・栄養プログラムの実施

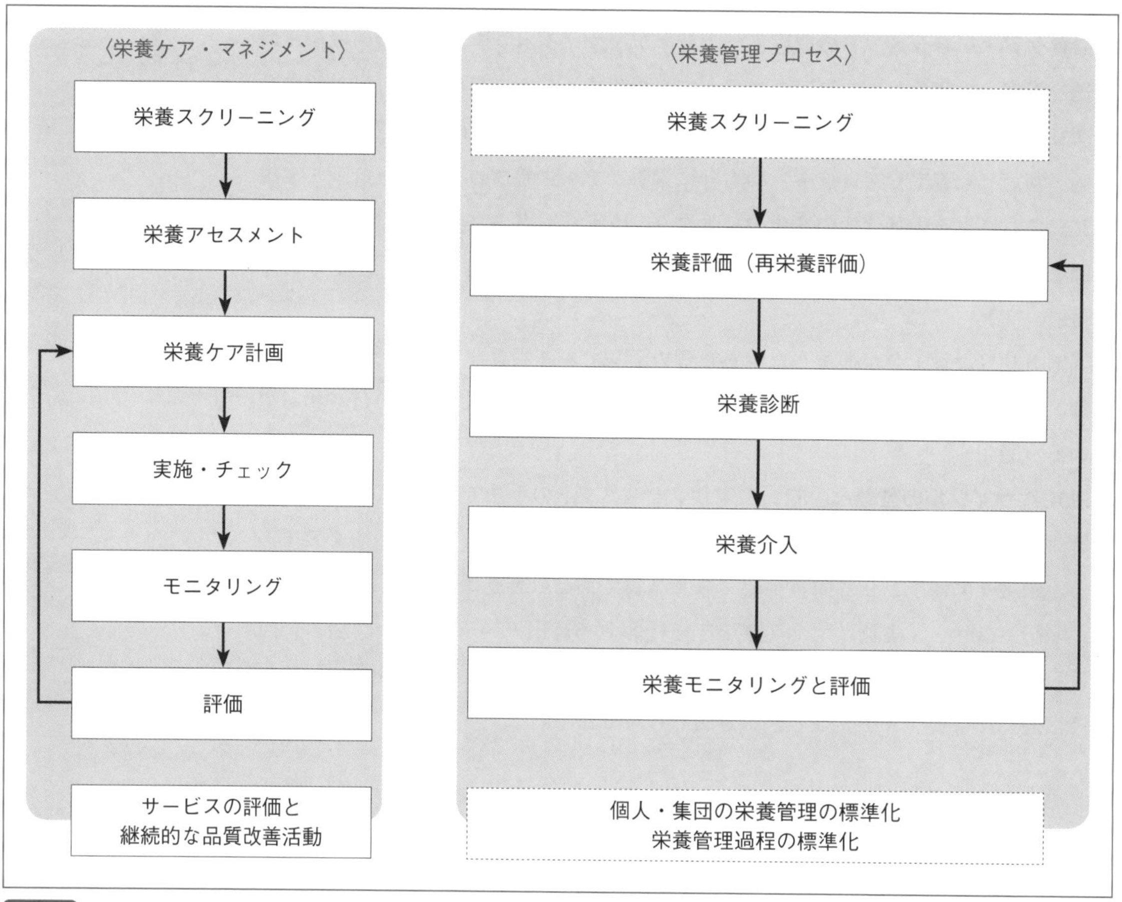

図1-1　栄養ケア・マネジメントと栄養管理プロセスの区分

資料）日本栄養士会監修：栄養管理プロセス，第一出版（2022）

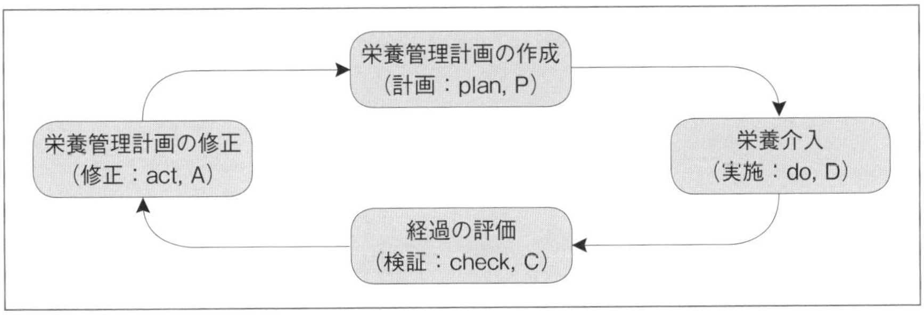

図1-2　PDCA サイクル

B 栄養アセスメント

a 栄養アセスメントの意義と目的

◀ 32-84

●**栄養アセスメント（nutritional assessment）とは**　対象とする個人や集団の栄養状態を，いろいろな栄養指標を用いることによって，客観的・総合的に把握して評価することである。

栄養療法や栄養教育により栄養介入を行う上で，まず必要となるのは，対象者の栄養状態を知ることである。したがって，リスク者の選定後，栄養アセスメントは，栄養ケア・マネジメントを実施する最初の段階として必要になる。これは，対象者の栄養治療・改善の目標を設定するために必要な手法である。栄養アセスメントから栄養治療への展開を**図 1 - 3** に示す。

●**栄養アセスメントの目的**　目的は，次の３点である。

①栄養管理によって，栄養状態の改善や維持が可能な対象者を選別すること。

②適切に栄養療法を実施するための指標とすること。

③対象者の栄養状態を定期的にチェックし，栄養療法の効果を評価すること。

栄養アセスメントでは，個人または集団の栄養状態を主観的・客観的に評価判定するために①食物・栄養関連の履歴（FH）②身体計測（AD）③生化学データ，医学検査（BD），栄養に焦点を当てた身体所見（PD）⑤既往歴（CH）の5つの項目を総合的に判断し把握する（**表 1 - 2**）。

b 栄養アセスメントの方法

1　栄養スクリーニング

栄養スクリーニングとは，対象者の栄養状態のリスクを判定するために侵襲度の低い手法にて，関連要因を明らかにする過程である。選別のためのパラメータとしては数多くの項目がある。栄養ケア・マネジメントの開始に先立ち，対象者にとって必要かつ適正なパラメータを選ぶ作業は，その後の労力や時間，医療費の軽減の点からも重要な意味をもつ。

栄養スクリーニングでリスクを有するとされた対象者には，さらに詳細な栄養状

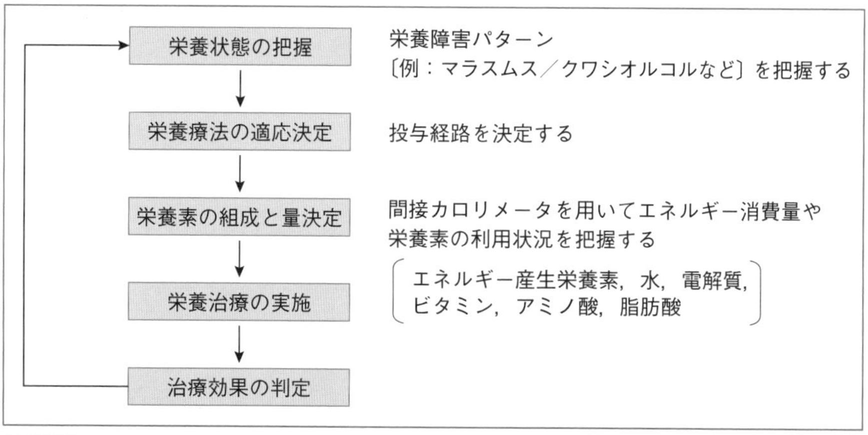

図1-3 栄養アセスメントから栄養治療への展開

表1-2 栄養アセスメントによって得られる栄養情報

FH：食物・栄養関連の履歴	・食物，エネルギー栄養素摂取量 ・食行動，食習慣，食スキルなど
AD：身体計測	・身長，体重　・体格指数　・体構成成分 ・体重の履歴　・長期の栄養障害など
BD：生化学データ，医学検査	・検査値 ・各組織，臓器の栄養状態，機能状態など
PD：栄養に焦点を当てた身体所見	・身体的外見 ・栄養障害による自他覚症状など
CH：既往歴	・個人的履歴　・家族歴など

態の評価（アセスメント）を実施する。栄養リスクがなければ，詳細な栄養アセスメントは必要としない。

スクリーニングでは，栄養状態の低下した対象者の身体的所見，喫食状況，血清アルブミン値の低下，体重減少，褥瘡の有無や生活時間などを参考にしてリスクの判定を行う。

リスクにはこのほかに，飲食物に含まれる有害物質によるリスク，摂取量と摂取の仕方によって生じるリスク，生活習慣や嗜好品によって生じるリスクがある。また，疫学的研究などから疾患を誘発する危険因子が脳卒中，冠動脈硬化，がんなどで設定されている。

スクリーニング項目の例を**表1-3**に示す。

また，スクリーニングは，健康増進上，将来に発生する可能性のあるリスクをさがし，生活習慣病の予防や，認知症，転倒などによる要介護状態を予防するためにも行う。

◀33-84
32-85

2 栄養アセスメント

栄養アセスメントは，静的栄養アセスメント，動的栄養アセスメント，予後栄養アセスメントに分類される。

主なアセスメントに使用する情報として，臨床診査，臨床検査，身体計測，食事調査，食環境などがある。対象者の栄養にかかわるいくつかの指標について，直接

表1-3 身体計測による栄養状態の評価（例）

標準体重比（% IBW）	90%以上：正常 80～90%：軽度の栄養障害 70～80%：中等度の栄養障害 70%以下：高度の栄養障害
健常時（平常時）体重比（% UBW）	85～95%：軽度の栄養障害 75～85%：中等度の栄養障害 75%以下：高度の栄養障害
体重減少率	1～2%以上/1週間 5%以上/1か月 7.5%以上/3か月 10%以上/6か月以上 これらの場合，有意の体重変化と判定
BMI	18.5未満：やせ 18.5以上25未満：普通体重 25以上30未満：肥満1度 30以上35未満：肥満2度 35以上40未満：肥満3度 40以上：肥満4度
上腕三頭筋皮下脂肪厚	標準値*と比較して 90%以上：正常 80～90%：軽度の栄養障害 60～80%：中等度の栄養障害 60%以下：高度の栄養障害
皮下脂肪厚	上腕三頭筋部と肩甲骨下部の皮下脂肪厚の合計値 成人男性40mm以上，成人女性50mm以上：肥満
ウエスト/ヒップ比	男性1.0以上，女性0.9以上：内臓脂肪型肥満

*金らの標準値：金昌雄，岡田正，井村賢治ら：栄養状態の把握と検査；身体計測，医学のあゆみ，**120**，387-395（1982）

注） 金らの標準値が発売されて30年が経過した。この間の日本人の体型の変化や60歳以上の測定対象者数増加の要求に対し，日本栄養アセスメント研究会身体計測基準値検討委員会『日本人の新身体計測基準値 JARD2001』（栄養評価と治療，**19**(suppl.)，メディカルレビュー社(2002)）が発売されている。

資料） 稲山貴代：第3章 栄養ケア・マネジメント，管理栄養士講座 改訂ライフステージ栄養学/藤田美明，池本真二編著，p. 59（2011）建帛社

的な評価方法と間接的な評価方法をあわせて用い，総合的に判定する。

●**静的栄養アセスメント（static nutritional assessment）** 個人あるいは集団の栄養状態について，ある一時点で**栄養障害の有無，その程度などを把握**しようとするものであり，摂取した栄養素の過不足や疾患特有の栄養状態を把握することができる。

・指標：身体計測，**免疫能**，**半減期**の長い臨床検査である（**表1-4**）。

●**動的栄養アセスメント（dynamic nutritional assessment）** **経時的な栄養状態の変化を評価**するもので，栄養ケア開始後の効果判定や病態の推移の観察に役立てるものである。適切な栄養補給や病状の変化によって，短期間に変動するような評価項目が用いられる。

・指標：**窒素平衡**や半減期の短い，レチノール結合たんぱく質（p. 9），プレアルブミン（トランスサイレチン，p. 9）やトランスフェリン（p. 9）といっ

免疫能
免疫応答を引き起こす能力。免疫能の低下により，重篤なウイルス感染，真菌感染，悪性腫瘍の発症をみることがある。

半減期
血液に分泌された物質が分解されて半分の量になるまでの日数。

窒素平衡
窒素の排泄量と摂取量が等しいこと。

表1-4 静的栄養指標と動的栄養指標

静的栄養指標	
1．身体計測	①身長・体重，体重変化率，%平常時体重，身長体重比，%標準体重，BMI ②皮下脂肪厚：上腕三頭筋皮下脂肪厚（TSF） ③筋：上腕筋囲（AMC），上腕筋面積（AMA；arm muscle area） ④体脂肪率 ⑤ウエスト/ヒップ比，腹囲 ⑥骨密度：DEXA 法などで測定
2．血液生化学検査	①血清総たんぱく，アルブミン，コレステロール，コリンエステラーゼ ②血中ヘモグロビン値：貧血の判定 ③クレアチニン身長係数，尿中クレアチニン：全身の筋肉量と関連 ④血中ビタミン濃度，血中微量元素濃度 ⑤末梢血中総リンパ球数 ⑥血清ヘモグロビン A1c：約 2 か月間の血糖値の平均を反映
3．皮内反応	①遅延型皮膚過敏反応：免疫力の状態を反映
動的栄養指標	
1．血液生化学検査	① rapid turnover protein（RTP。半減期の短いたんぱく質） レチノール結合たんぱく質，プレアルブミン（トランスサイレチン），トランスフェリンなど ②たんぱく代謝動態 窒素平衡，尿中 3-メチルヒスチジン：筋肉の異化を判定 ③アミノ酸代謝動態 アミノグラム，Fischer 比（分枝アミノ酸/芳香族アミノ酸） BTR（分枝アミノ酸/チロシン）
2．間接熱量測定	①安静時エネルギー消費量（REE）　②呼吸商　③糖利用率

た **RTP**（rapid turnover protein）などを用いて，たんぱく質の合成・分解速度の把握が行われる。また，エネルギー消費量や栄養素の利用状況を把握するための間接熱量測定もこれに含まれる（**表 1 - 4**）。

●**予後栄養アセスメント（prognostic nutritional assessment）**　複数の栄養指標を組み合わせて治療の効果や予後を評価する。例えば，**PNI**（prognostic nutritional index）があげられる。

RTP
アルブミンに比べると血中半減期が短く，栄養状態の変化が短期間で現れるので，rapid turnover protein（RTP）と呼ばれている。手術前後や各種病態の管理下において，たんぱく質の栄養状態を厳重に管理する際にみる。

PNI
予後栄養指数。術後の予後に対する危険度の目安として用いられる。

3 栄養アセスメントの項目

1 臨床診査

栄養障害に関連して出現する身体のさまざまな徴候や，健康・栄養状態に影響を与える因子を把握することで，栄養評価を行うものである。

●**問診**　健常時（平常時）体重とその変化，しびれ，下痢，便秘などの自覚症状の有無，既往歴，生活背景，食欲，栄養摂取状況，食物アレルギー，味覚の変化，咀嚼・嚥下の状況などの項目について聞きとりを行う。

●**自他覚症状**　栄養状態および栄養疾患に関係する自他覚症状（**表 1 - 5**）の観察は重要である。自他覚症状は，一般に疾病の症状の観察が中心となるために栄養素の欠乏による症状を見落としやすい。全体的な外観，発育度，活気，毛髪，皮膚，顔面，目，口唇，口腔粘膜，爪などの所見について，注意深く観察することが大切である。

表1-5 栄養障害に関係した自他覚症状

一般症状	〈低栄養〉 ・乳幼児および小児：食欲不振，体重増加停止，筋肉および精神的発達の遅延，活動性の低下，不眠，無感覚，慢性下痢あるいは便秘。 ・成人：食欲不振，吐き気，口唇・舌あるいは肛門の腫脹，眼球のかゆみ，倦怠，疲労，不眠症，抵抗力減退，感情的な混乱，手・足・舌の知覚異常，消化機能障害，労働後の一時浮腫。 〈過剰栄養〉 体脂肪の増加，活動性の低下，疲労，動悸，息切れ，関節痛などを訴える。
脈拍・血圧	栄養失調の際，脈拍数は減少し，1分間40以下，ときに30以下になることがある。また，血圧は収縮期および拡張期とも降下する。
毛髪	重症のたんぱく質・エネルギー栄養障害では毛が形態的に違うことが立証されている。特に毛根の径は栄養状態を反映する。
眼	角膜および上皮は栄養不良によって構造的にしばしば影響を受ける。角膜はビタミンA，ナトリウムの欠乏で，水晶体はカルシウム，ビタミンB_2およびトリプトファンの欠乏で，網膜はコリン欠乏およびビタミンA過剰で影響を受ける。
舌および口唇	鉄の欠乏により口角炎，舌炎が起こり，悪性貧血の場合，舌がすべすべとなる。ビタミンB_2の欠乏によっても口角炎が起こる。
皮膚および粘膜	角質増殖を伴った皮膚の乾燥症はビタミンA欠乏，脂漏性皮膚炎はビタミンB_2欠乏にみられ，ニコチン酸欠乏により身体の両側に対称的にいわゆるペラグラ皮膚炎が起こる。
軟骨および骨	軟骨および骨は特殊化した結合組織であり，カルシウム，リン，ビタミンD，ビタミンA，マンガンの欠乏によって影響を受ける。
浮腫	栄養性浮腫は次の3つの場合が考えられる。 ・ビタミンB_1が欠乏し，しかも食事が炭水化物に偏し，脚気状態になった場合。 ・血漿たんぱく質，特にアルブミン濃度の低下，その結果，浸透圧の降下を伴った場合。 ・エネルギー欠乏によって起こる「飢餓浮腫」と呼ばれるもの。
貧血	鉄，たんぱく質，総エネルギーの不足によって起こる。かつて農村女性に多発したが，これは良質のたんぱく質不足と過酷な労働のため。近年，都市の若年女性に貧血がみられるが，不必要な減食，節食によるものが多いといわれている。
無月経	極端な減食により低栄養状態となり，そのために生殖機能が低下し，無月経になる場合がある。

資料） 中村丁次：健康づくり指導者養成テキスト，p. 46（1999）（財）東京都健康づくり推進センターを一部改変

2 身体計測◀

◀ 36-82 34-83

人体は，栄養素とその関連成分の組み合わせから構成されている。しかも，骨格，体脂肪，筋肉などは，それぞれが組織としての機能を果たしながら，栄養素の貯蔵庫になっている。したがって，体構成成分の状態を評価すれば，栄養素の貯蔵状態を知ることができる。

体構成成分を直接測定するのは困難であるため，実際には各種身体計測によりその内容を推定することになる。一般的な身体計測の内容は，身長と体重からの各種体格指数，体脂肪率，上腕三頭筋部皮下脂肪厚（TSF；triceps skinfold thickness），上腕周囲長（AC；armcircum ference），ウエスト/ヒップ比などがある。

●**身長・体重（体格指数）** 身体計測の中で一般に用いられるのが，身長と体重である。身長と体重から対象の年齢に応じた体格指数を算出し，栄養状態や肥満の判定を行う。また，体重そのものの変化，健常時（平常時）や標準体重との比，変化率，さらにその変化の期間などにより，栄養状態を判定する。標準体重

は，身長（m）^{2}×22により算出する。

・乳幼児期の肥満判定：カウプ指数（p. 117参照）が用いられている。

・学童期の肥満判定：ローレル指数（p. 117参照）が用いられている。

・成人の肥満判定：BMI（body mass index）を用い，次式により求める。

BMI＝体重（kg）/身長（m）^{2}

BMI 18.5未満をやせ（低体重）とし，18.5以上25未満を普通体重，25以上を肥満と判定する。なお，乳幼児期・学童期においては，**身体発育曲線**（p. 116参照）が用いられる。

●**体脂肪量**　体脂肪には，皮下脂肪と内臓脂肪がある。女性は皮下脂肪型肥満，男性は内臓脂肪型肥満が多い。

①体脂肪量：皮下脂肪の測定には，皮下脂肪計（キャリパー）を用いて上腕三頭筋皮下脂肪厚（TSF）と肩甲骨下部皮下脂肪厚を測定する。内臓脂肪の測定には，CT スキャンや MRI が用いられる。

②体脂肪率：体脂肪率の算出には，皮下脂肪厚から算出する方法や，ヒューマンカウンターを用いて超音波や放射性物質を測定する方法，**生体インピーダンス法**，**水中体重秤量法**などがある。体脂肪率の測定は，除脂肪組織率や，水分やたんぱく質の貯蔵量を知るのに有効である。

生体インピーダンス法
脂肪組織は電気伝導性が低く電気抵抗が高いが，除脂肪組織は水分を多く含む組織で構成されているため電気抵抗が低い。この原理を活用し，生体に微弱な電流を流し，その電気抵抗の差から，体構成内容を算出する方法である。

水中体重秤量法
比較的正確に体脂肪量を測定でき，体脂肪測定の基準とされる方法である。水中に全身を沈めて水中で体重を測定し，体脂肪率を算出する。

●**上腕周囲長，上腕筋面積**

①上腕周囲長（AC）：筋たんぱく質量，エネルギー摂取状況を反映し，上腕三頭筋皮下脂肪厚（TSF）とともに，上腕筋囲，上腕筋面積の算出に用いられる。

②上腕筋囲（AMC），上腕筋面積（AMA）：身体のたんぱく質量の指標となる。上腕筋囲は，骨格筋量の指標にもなる。

●**ウエスト周囲長（腹囲）**　へその位置における横断面に沿った周囲長を測定する。体脂肪の分布状況，特に内臓脂肪蓄積量を推定できる。

○内臓脂肪型肥満の判定：ウエスト周囲長が男性85cm 以上，女性で90cm 以上の場合（p. 129，**表７－１**参照）。

◀ 36-82
36-83
35-82
34-82
34-83

3 臨床検査◀

栄養状態を反映する臨床検査項目を評価することにより，対象者の栄養状態を客観的に診断できる（**表１－６**）。栄養アセスメントの際には，血液生化学検査，尿生化学検査，免疫学的検査の中から栄養障害と関連の深いものを用いる。

●**血液生化学検査**　各施設により測定方法は異なり，それに基づき血液生化学検査の基準値も若干異なってくることに注意する必要がある。

①末梢血液分析：末梢血液分析により，赤血球数，ヘモグロビン濃度，ヘマトクリット値，白血球数，血小板数が測定可能である。

ヘマトクリット値
血液中に占める赤血球の体積の割合。

・赤血球数，ヘモグロビン濃度，**ヘマトクリット値**：これらの減少は，貧血が存在することを示す。

・白血球数：特殊な疾患（白血病など）を除いて，上昇している場合は，感染症や炎症を疑う。あるいは，消化管出血などの急性期にも上昇することがあ

表1-6 主な検査項目

疾　患	検査項目
低栄養	血清総たんぱく質（TP），アルブミン（Alb），トランスフェリン（Tf），プレアルブミン（トランスサイレチン），レチノール結合たんぱく質（RBP），血液尿素窒素（BUN）
糖代謝（糖尿病）	血糖値（GLU），グリコヘモグロビン（HbA1c），経口グルコース負荷試験（OGTT），1,5-AG，C-ペプチド，抗GAD抗体，インスリン（IRI），インスリン抵抗性指数（HOMA-IR）
脂質代謝（脂質異常症）	血清総コレステロール（T-Cho），LDLコレステロール，HDLコレステロール，中性脂肪（トリグリセリド，TG）
核酸代謝（高尿酸血症）	尿酸（UA）
肝疾患	ALT（アラニントランフェラーゼ），AST（アスパラギン酸トランスフェラーゼ），γ-GTP，コリンエステラーゼ（ChE），血中アンモニア，総ビリルビン（T-Bill），直接ビリルビン（D-Bill），乳酸脱水素酵素（LDH），アルカリホスファターゼ（ALP）
膵疾患	血清アミラーゼ，血清リパーゼ
心疾患	クレアチンホスホキナーゼ（CPK），乳酸脱水素酵素（LDH）
腎疾患	血液尿素窒素（BUN），血清クレアチニン値（Cr），糸球体濾過量（GFR），血清カリウム，血清リン，エリスロポエチン，A/G比（アルブミン/グロブリン比），β_2ミクログロブリン
血液疾患（貧血）	赤血球（RBC），ヘモグロビン（Hb），ヘマトクリット（Ht），血清鉄，フェリチン，総鉄結合能（TIBC），ビタミンB_{12}，葉酸，血小板数

る。低下している場合は，薬物の副作用や，高度な栄養障害が考えられる。

・血小板数：止血，凝血に重要な役割をもつ。血管壁が損傷されると，血小板はその部分に粘着し，さらに凝集して血小板塊を形成し，止血を行う。血小板粘着能の低下は各種疾患でみられるが，亢進は，糖尿病や脂質異常症など生活習慣病に関連した疾患にしばしば認められる。

②たんぱく質検査

・総たんぱく質：血清に含有されるたんぱく質の総称。高値を示す場合は，脱水症，高グロブリン血症（肝硬変，慢性肝炎，がんなどによる）が，低値を示す場合は，**低アルブミン血症**（栄養失調，急性肝炎，肝硬変，ネフローゼ症候群，急性腎炎などによる）などが疑われる。

・アルブミン（Alb）：血清たんぱく質の約60％を占め，内臓たんぱく質量をよく反映する。アルブミンの**半減期は14～21日**と長いために，静的アセスメント項目として，比較的長期間のたんぱく質の栄養状態を平均的に評価するのに適している。

・トランスフェリン（Tf）：主に肝臓で合成される糖たんぱく質で，血清鉄を運搬する。**半減期は7～10日**で，比較的短期間のたんぱく質の栄養状態を評価する。

・プレアルブミン：トランスサイレチンともいわれ，肝臓で合成される代謝回転の速いたんぱく質である。**半減期は2～3日**と短い。栄養障害時には肝臓での産生は低下し血清濃度は低値を示すが，鉄欠乏の有無によっても影響を受けて変動するので，評価には注意が必要である。

・レチノール結合たんぱく質（RBP）：肝臓で合成され，ビタミンAの輸送を

表1-7 脂質異常症診断基準

LDL-コレステロール（LDL-C）	140mg/dL 以上	高 LDL コレステロール血症
	120～139mg/dL	境界域高 LDL コレステロール血症**
HDL-コレステロール（HDL-C）	40mg/dL 未満	低 HDL コレステロール血症
トリグリセライド（TG）	150mg/dL 以上（空腹時採血*）	高トリグリセライド血症
	175mg/dL 以上（随時採血*）	
Non-HDL コレステロール（Non-HDL-C）	170mg/dL 以上	高 non-HDL コレステロール血症
	150～169mg/dL	境界域高 non-HDL コレステロール血症**

注） * 基本的に10時間以上の絶食を「空腹時」とする。ただし水やお茶などカロリーのない水分の摂取は可とする。空腹時であることが確認できない場合を「臨時」とする。
**スクリーニングで境界域高 LDL-C 血症，境界域高 non-HDL-C 血症を示した場合は，高リスク病態がないか検討し，治療の必要性を考慮する。
LDL-C は Friedewald 式（TC-HDL-C-TG/5）で計算する（ただし空腹時採血の場合のみ）。または直接法で求める。TG が400mg/dL 以上や随時採血の場合は non-HDL-C（＝TC-HDL-C）か LDL-C 直接法を使用する。ただしスクリーニングで non-HDL-C を用いる時は，高 TG 血症を伴わない場合は LDL-C との差が＋30mg/dL より小さくなる可能性を念頭においてリスクを評価する。TG の基準値は空腹時採血と随時採血により異なる。HDL-C は単独では薬物介入の対象とはならない。

資料） 日本動脈硬化学会編：動脈硬化性疾患予防ガイドライン 2022年版

担っている。**半減期は0.4～0.7日**と短く，肝臓でレチノールと結合してから血中に放出されることから，アルブミン製剤投与の影響を受けず，臓器たんぱく質の状態を鋭敏に反映する。低栄養状態，肝疾患では合成の低下によって血中レベルは低下するが，ビタミン A 欠乏時にも低下する。血中レチノール結合たんぱく質が高値を示す場合は，腎不全などがある。

③脂質検査

・血清総コレステロール：脂肪酸と結合したエステル型と，脂肪酸から離れた遊離型があり，２つを合わせて総コレステロールという。低栄養状態で低下する一方，高値では脂質異常症となり，動脈硬化の危険因子となる。高値の場合は，脂質異常症のほかにネフローゼ症候群，甲状腺機能低下症，糖尿病，脂肪肝などが疑われる。なお，脂質異常症の診断は，LDL コレステロールあるいは HDL コレステロール，トリグリセリドで行われる（**表１-７**）。

・中性脂肪（トリグリセリド，トリグリセライド，TG）：血中では主に**キロミクロン**と超低比重リポたんぱく（VLDL）中に組み込まれて運搬される。低栄養状態では低下し，高値を示す場合，脂質異常症と診断される。高値の場合は，肥満，甲状腺機能低下症，糖尿病，脂肪肝，アルコール性肝障害なども疑われる。中性脂肪は肥満，過食，炭水化物やアルコールの過剰摂取で上昇する。

④**糖質検査**：血糖，HbA1c は糖尿病の診断に用いられる（**表１-８**）。血糖値は，食後に上昇し，約１時間後にピークとなる。HbA1c は赤血球中のヘモグロビンとグルコースが結合したもので，この結合は**不可逆的**であり，ヘモグロ

キロミクロン
大部分が食事由来のトリグリセリドからなり，たんぱく質はわずか１～２％で，最も軽く大きなリポたんぱく質である。

不可逆的
反応が元に戻らないことをいう。

表1-8 空腹時血糖値[*1]および75g OGTT による判定区分と判定基準

	血糖測定時間			判定区分
	空腹時		負荷後2時間	
血糖値（静脈血漿値）	126mg/dL 以上	◀または▶	200mg/dL 以上	糖尿病型
	糖尿病型にも正常型にも属さないもの			境界型
	110mg/dL 未満	◀および▶	140mg/dL 未満	正常型[*2]

注）[*1] 血糖値は，特に記載のない場合には静脈血漿値を示す。
[*2] 正常型であっても1時間値が180mg/dL 以上の場合は180mg/dL 未満のものに比べて糖尿病に悪化する危険が高いので，境界型に準じた取り扱い（経過観察など）が必要である。また，空腹時血糖値が100～109mg/dL は正常域ではあるが，「正常高値」とする。この集団は糖尿病への移行やOGTT 時の耐糖能障害の程度からみて多様な集団であるため，OGTT を行うことが勧められる。
日本糖尿病学会「糖尿病の分類と診断基準に関する委員会報告（国際標準化対応版）」，糖尿病（7），55，492（2012）より一部改変
資料） 日本糖尿病学会編・著：糖尿病治療ガイド 2022-2023，p. 24（2022）文光堂

表1-9 尿生化学一般検査の例

項　目	基準値（試験紙法）	主な関連疾患
尿量（mL）	1,000～1,500	腎不全，尿崩症，脱水
色調	淡黄褐色	腎不全，尿崩症，脱水
比重	1.002～1.030	腎不全，尿崩症，脱水
pH	4.5～8.0	
尿たんぱく	（−）	腎疾患
尿糖	（−）	糖尿病
尿潜血	（−）	腎疾患
尿ウロビリノーゲン	（±）	肝疾患，溶血
尿ビリルビン	（−）	肝疾患（黄疸）
尿中ケトン体	（−）	糖尿病（重症），飢餓，脱水

ビンの寿命が平均120日であることから，過去1～2か月の平均血糖値を反映している。

⑤電解質・微量元素：低栄養やそれに伴う体液バランスの異常で，血清**電解質**に異常がみられ，特にナトリウムやカリウムが低下する。ただし，脱水が高度になれば高ナトリウム血症がみられる。

低栄養では，各種微量元素の低下がみられる。鉄欠乏は，食事摂取との関連が深く，貧血の原因となることが多い（**潜在性鉄欠乏状態**は，血清フェリチン値によって判定される）。亜鉛は，低栄養状態でも低下がみられる。

⑥クレアチニンクリアランス：1分間に腎臓から排泄されるクレアチニンの量，すなわち1分間に糸球体でろ過されるクレアチニンの量である。糸球体濾過量（GFR）の代用として腎機能の指標となり，数値の低下は腎機能の低下を意味する。

⑦尿酸：体内のプリン体の最終代謝産物であり，尿中に排泄される。血中の尿酸値が7.0mg/dL を超えると高尿酸血症となり，痛風の原因となる。

●尿生化学検査

○尿生化学一般検査：尿を試料として，その成分，すなわち代謝産物を分析する検査である。一般的な尿生化学検査と基準値を，**表1-9**に示した。腎臓機能

電解質
溶解すると電離する物質。体液電解質として，浸透圧の調節，酸塩基平衡の維持，水分平衡の維持，神経の刺激感受性の維持および筋肉の弾性の維持に関与する。

潜在性鉄欠乏状態
貯蔵鉄量と細胞の破壊に依存する。体内での鉄需要・喪失量と供給量とのバランスが崩れ，ヘモグロビンが少なくなって引き起こされる。

表1-10 栄養・食事調査法の分類と特徴

調査方法		特　徴	集団	個人	信頼性
24時間食事思い出し法		・簡便である ・対象者に記述や読む技術が必要ない ・食事内容は日間変動が大きいので，個人の栄養状況の判断に適さない	○	△	△
食事記録法	秤量記録法	・摂取量を的確に把握できる ・手間がかかる		○	○
	目安量記録法	・秤量記録法に比べて精度が落ちる		○	△
陰膳法		・厳密に栄養素量を把握できる ・費用と手間がかかる		○	○
食物摂取頻度調査法		・標準化が容易である ・24時間思い出し法との組み合わせで有効である ・協力を得やすい ・面接者の技術や対象者の記憶に左右される	○	○	△

のスクリーニングや糖尿病のスクリーニングとして有用である。尿量や比重は，体内の水分出納の指標となる。

・尿中尿素窒素排泄量：体内のたんぱく質代謝の指標となり，侵襲時や高たんぱく質食で高値となる。

・尿中クレアチニン排泄量：筋肉量に比例して増加する。

●**免疫学的検査**　免疫能には細胞性免疫と体液性免疫があり，栄養障害によりいずれも低下する。細胞性免疫では，末梢血総リンパ球数の低下がみられる。

皮膚遅延型過敏反応は，全体的な栄養状態を反映する指標として用いられ，一般には**ツベルクリン反応**として知られている。

皮膚遅延型過敏反応
微生物由来の抗原に対する抗原認識機能の低下を判定する方法。

ツベルクリン反応
遅延型アレルギーを利用して感染の有無を検査する方法。ツベルクリン反応の判定は48時間後に行い，9mm 以下が陰性，10mm 以上が陽性である。

4 栄養・食事調査◀

◀ 36-146
36-147
35-147

栄養・食事調査は，体内に摂取された栄養素の内容や量を知るために，食物摂取状況調査として行われる。調査方法には，24時間食事思い出し法，食事記録法，陰膳法，食物摂取頻度調査法などがあり，それぞれ利点と問題点があるので，対象の特性や調査の種類に合わせて方法を選択することが大切である（**表**1-10）。

●**食物摂取状況調査**

①24時間食事思い出し法：調査時点から24時間以内に飲食した内容を対象者に思い出してもらい，自己記録させ，その後に栄養士が修正，確認する方法。なお，自己記録しないで，問診しながら調べていく方法もある。

・長所：簡便で，対象者に記述や読む技術がなくてもできる。

・短所：対象者の記憶に依存するために，正確な把握が困難である。また，限られた期間の調査なので，通常の摂取状況を反映し，さらに記憶を正しく引き出す技術が必要になる。なお，面接者がフードモデル，実物，実物大のカラー写真，食器，計量器などを使用すると精度は高まる。

②食事記録法：現在（調査時）摂取している料理名，その食品の食品名，材料

名，それぞれの重量などを記録していく調査法。この方法には，調理前の食品ごとの重量か食べる前後の料理の重量を測定して摂取量を求める**秤量記録法**と，食品を個，本，切れ，枚など目安で記録する**目安量記録法**とがある。

・長所：思い出し法の誤差をなくすことができ，摂取した食品名と量を記録できるために，記録ミスがない限りかなり精度が高くなる。

・短所：対象者の負担が大きいので，長期間の記録は苦痛となり，記録することが誤差の原因にもなる。

③陰膳法：調査対象者の摂取した食事と同じものを買い上げ，秤量または化学的に分析し，摂取量を推定する方法。

・長所：正確に栄養素量を把握できる。

・短所：経費と手間がかかる。

④食物摂取頻度調査法：食品や食品群ごとの摂取頻度をアンケート調査で把握し，栄養素摂取量を推定する方法。

・長所：特別な日の影響を受けることが少なく，習慣的な摂取内容を知ることができ，回答も簡便で標準化が容易である。

・短所：記述や読む技術が必要となり，摂取頻度，**サービングサイズ**（ポーションサイズ），さらに食事パターンに関する知識が必要となる。また，食品リストにすべての食品を載せることができないという問題もある。

サービングサイズ
1回当たりの平均的な摂取量（1個，1杯，1切れなど）のこと。フードモデル，写真，食器，計量カップ，スプーンなどを用いて対象者と面接者の考えているサイズを統一する。

⑤食品出納法：調査開始時の在庫と調査期間中に購入した食品量から，調査終了時に残った食品量を差し引いて求め，調査日数と摂取人数で除して1日1人当たりの平均摂取量を求める方法。

⑥残食調査法：病院や福祉施設のような，特定の給食施設の利用者の摂取量を調べる方法で，食事の提供量から残食量を差し引いて摂取量を計算する。この場合，食品ごとに算定できないことから，一般には料理単位で5段階（①全部残す，②1/4（25%）摂取，③1/2（50%）摂取，④3/4（75%）摂取，⑤全量摂取）で評価する。したがって提供量も，料理単位で栄養素量を計算しておくことが必要である。

●そのほかの調査

①食歴調査：傷病者の食習慣の特徴を，経時的に調査する方法。例えば，疾患の発症前後，栄養指導前後，結婚前後，妊娠時，転職前後のように，ライフステージ別，あるいは生活変化による食事の特徴を経時的に調査する。このことにより，主たる疾患の発症や治療への食事の影響を推定することができる。また，傷病者は自分の食事の影響を客観視でき，栄養指導の動機付けにもなる。

②食行動・食習慣調査：食行動を含む行動は，そのときの状況や感情により左右される。対象者の特徴的な食行動パターンや食習慣を調査する方法。

③嗜好調査：対象者がもつ嗜好の特徴を，アンケート調査する方法。この場合，食物，食品群，料理，それぞれへの嗜好を調査する。

34-82
32-84

c アセスメント結果からの現状把握と課題の抽出

栄養アセスメントの各項目の結果から総合的に判断し，健康・栄養問題（課題）を抽出する。その際，各評価項目相互の関連性を整理・分析する必要がある。この中から最も優先して改善すべき課題を決定し，栄養計画や健康づくりの手立てを考える。

●**栄養診断**　栄養診断とは，栄養アセスメントを基に対象者の栄養状態を診断することをいう。実施内容は，①問題を完全に解決できる内容，または，②少なくとも徴候と症状を改善することができる内容である。

栄養診断の３つの領域と定義を下記に示す。

・NI（nutrition intake：摂取量）：経口摂取や静脈栄養補給法により摂取するエネルギー・栄養素・水・生物活性物質に関する問題。

・NC（nutrition clinical：臨床栄養）：栄養代謝と臨床検査，または身体状況に関する栄養の所見・問題。

・NB（nutrition behavioral/environmental：行動と生活環境）：知識，態度，信念，物理的環境，食物の入手や食の安全に関する栄養素所見・問題。

以上の３つの領域について，「エネルギー消費の亢進」，「嚥下障害」，「食物・栄養関連の知識不足」など，70項目の用語を用いて診断する。また，栄養診断の記載方法は，「**PES 報告書**」と呼ばれる文章表現を活用し，簡潔な一文で記載する。

PES 報告書
problem related to etiology as evidenced by signs and symptoms の略。「～という根拠（S）に基づき，～が原因（E）となった（関係した）栄養状態（P）であると栄養診断できる」といった書式で作成する。

d 目標達成のための個人目標の決定

栄養診断により個人または集団の栄養状態に問題があると判断された場合は，問題を解決するための栄養介入目標を設定する。栄養介入では，目標を明確にすることが重要であり，誰に対して，いつまでに，どのようなことを，どのように実施するのかを示す必要がある。

また，「日本人の食事摂取基準」に示されたエネルギーおよび栄養素の優先順位や，各種疾患ガイドラインを踏まえて栄養介入目標を設定する。目標を達成するためには，栄養補給，栄養教育，栄養カウンセリング，多領域からの連携が必要となる。

C 栄養ケア計画の実施，モニタリング，評価，フィードバック

a 栄養ケア計画の作成と実施

栄養ケアでは，４つの領域から，対象者，または集団の栄養状態の改善に取り組む。４つの領域とは，①食物・栄養の提供（ND），②栄養教育（E），③栄養カウンセリング（C），④栄養管理の調整（関係領域との調整，RC）である。これらを踏まえ，対象者のニーズに合わせて，栄養摂取，栄養に関連した知識・行動・環境状態などの栄養問題を解決（改善）する計画を立て，それを踏まえて栄養ケアを

- 栄養補給法
  - 経腸栄養法（EN）
    - 経口栄養法
    - 経管栄養法
      - 経鼻アクセス（経鼻胃，経鼻十二指腸，経鼻空腸）
      - 消化管瘻アクセス（胃瘻，空腸瘻，PTEG）
  - 静脈栄養法（PN）
    - 末梢静脈栄養法（PPN）
    - 中心静脈栄養法（TPN）

図1-4 栄養補給法

注）EN：enteral nutrition
PTEG：percutaneous trans-esophageal gastro-tubing（経皮経食道胃管挿入術）
PN：parenteral nutrition
PPN：peripheral parenteral nutrition
TPN：total parenteral nutrition

表1-11 栄養補給計画のポイント

いつ	食事時間・回数，経管・経腸栄養の場合は投与時間・回数・速度
どこで	家庭，病室，患者食堂
誰が	施設（栄養部門・薬剤部門・看護部門），家庭（母・娘・嫁・夫），ヘルパーなど
何を どれくらい	食種（一般食・特別食），食事の形態（全粥食・七分粥食・五分粥食・三分粥食・流動食・ミキサー食・刻み菜食），栄養剤（成分・半消化態）の選択。栄養量（エネルギー・たんぱく質・脂質・炭水化物・ビタミン・ミネラル・脂肪酸組成など）
どのように	栄養法の選択，食事介助の方法，在宅療法（デイサービスやショートステイ，配食サービス，地域の福祉サービスの利用など）

実施する。

1 食物・栄養の提供（ND）

栄養補給法には，消化管から栄養素を補給する方法である経腸栄養法〔経腸栄養補給法。経口栄養法（経口栄養補給法）と経管栄養法がある〕，栄養素を直接静脈から補給する静脈栄養法（静脈栄養補給法）がある（**図1-4**）。栄養補給法を決定するためには，適正体重の決定や各種疾患に適した栄養基準量の設定，経口摂取能力や消化・吸収・代謝能力に応じた補給方法の選択が重要になる（**表1-11**）。食事療法に合わせた，食品構成の作成，食事計画，食事の調製や供食などは経口栄養補給法の一つである。

2 栄養教育（E）

栄養教育において重要となる行動科学とは，人の行動を客観的に観察・分析し，その法則性を明らかにする学問であり，心理学，社会学，人類学など，さまざまな分野から成り立っている。行動科学の理論を栄養ケア・栄養プログラムの実施に取り入れることによって，対象者の**行動変容**をより効果的に促すことが期待される。その際，多くの理論の中から，対象者の有する問題や状況に応じた適切な理論を選択する，あるいはいくつかを組み合わせる必要がある。

行動変容
行動変容のための主な理論とその応用を示す。ヘルスビリーフモデル，トランスセオレティカルモデル，行動意思理論は，個人の態度と行動変容に関する理論であり，社会的認知理論は，個人間の相互関係と行動変容に関する理論である。

3 栄養カウンセリング（C）

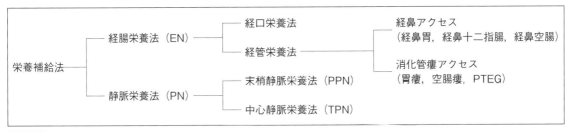

栄養カウンセリングは，対象者の情緒，態度，行動などの栄養問題に対して，カ

ウンセラーが，心理学的な技法によって対象者と共同し，栄養問題について援助していく方法である。人間の知的な面（知識）よりも，情緒面に重点を置き，指導・助言などは直接的には行わず，相手に解決の意欲が芽生えるようにすることを基本とする。

4 栄養管理の調整（RC）

栄養状態の改善には，対象者の身体的・精神的・経済的・社会的な種々の問題，医薬品の摂取状況なども大きくかかわる。そのため，管理栄養士・栄養士だけでは効果的かつ実質的な栄養ケアはできないので，多領域の専門職（医師，歯科医師，看護師，保健師，薬剤師，臨床心理士，作業療法士など）の参画が必要である。

◀35-82
32-84

b モニタリングと個人評価

1 栄養モニタリング

モニタリングとは，栄養ケア計画（プラン）に実施上の問題（対象者の非同意，合併症，栄養補給法の不適応，協力者の問題など）がなかったかを評価・判定する過程である。

●モニタリングの過程 定期的にモニタリング，すなわち再栄養アセスメントを行い，目標が達成されていなければ，栄養ケア計画を直ちに修正し，実行する。問題となった指標が改善されれば，関係者で協議し栄養ケア・マネジメントを終了する。しかし，プログラム終了以降の悪化を防ぐため，3か月あるいは6か月後のモニタリングが必要である。

●モニタリングの期間 アセスメント項目によっても異なる。モニタリング周期としては，血清アルブミン値であれば約1か月ごと，身体計測値は1週間あるいは1か月ごと，喫食率は毎日あるいは1週間ごとなど，各項目の変化の速さに応じて設定する必要がある。

2 個人評価

対象者それぞれの実態把握によって見出された問題点を整理・分析し，問題解決に向けて栄養ケア・栄養プログラムの目標を設定する。対象者のニーズに見合った具体的な改善目標（内容）とし，段階的に設定する（短期・中期・長期目標）。

各目標の設定は，達成されるべき行動の変化は何か，誰の行動を変えるのか，どの程度の変化を期待するのか，どのような方法で，いつまでに行うのか，そのためには何が必要か，なぜそれが必要かを考えて設定する。

●目標設定の前提事項

- 具体的であること。定量的評価ができること。
- ケア目標（長期目標）とケース目標（短期目標）を区分すること。
- 最優先項目を設定すること：何を最終目標（goal）として，何を各段階の目標〔個別目標（短期目標）〕とするのか，問題の大きさの順と，実現可能な順の両者から検討し，実現可能性が高く，しかも優先的に解決すべき問題の順序を確認することが必要。

・評価の時期を決めておくこと。

●最終目標

・ライフステージにおけるQOLの向上。

・健康な胎児，無事な出産。

・成長促進，生活習慣病予防，老化の予防。

・健康寿命の延伸。

・スポーツ選手では競技パフォーマンス能力の向上。

・入院患者の場合は，病気回復，再発予防，健康維持・増進。病院・施設側からみたケアマネジメントの最終目標は，スムーズな退院対処であり，地域の在宅側からみたケアマネジメントでは，1日でも長く地域で生活を継続できることである。

1　短期目標の設定

対象者が最も設定しやすい目標で，身体所見，食行動，食習慣，食知識，生活習慣の改善といった項目がある。数週間から1か月，長くても3か月以内に効果が得られるようにする。

短期目標（小目標）は行動目標ともいい，対象者の現段階での能力に合った，短期間で達成できる，いくつかのはっきりした実行可能な項目を設定する。次に，短期目標を達成するための細かいケア内容を計画する。具体的で実行容易な目標は，対象者に改善意欲や達成感，満足感を与え，中期目標・長期目標の達成へと導く。

2　中期目標の設定

短期目標が達成された後，合併症の予防や進行を抑制し，正常な状態を一定期間維持することを目標として設定する。

3　長期目標の設定

問題解決に向けて最終目標となる総括的な大目標であり，到達目標（goal）である。対象者が栄養ケア（栄養補給・栄養教育）を受けることにより，健康上の問題点が解決される。そして，健康増進へ向けて健康行動が習慣化することにより健康度が改善され，QOLの向上につながる。

このように，生活習慣の変容によって長年にわたり良好な状態を継続し，健康寿命を延伸することを目標として考え，設定する。

C　マネジメントの評価

1　評価の種類

栄養評価は，栄養ケア・栄養プログラムに実施上の問題点がなかったかどうかを検討し，その有効性，効果，効率，修正点を明らかにする過程である。

●栄養評価の視点　下記のような，さまざまな視点から行う必要がある。

①臨床的視点：臨床症状や病態の改善および栄養状態の改善。

②教育的視点：知識の習得，意識の変容，行動の変容。

③教育方法・教材の視点：教育プログラムや進め方，教材の種類・内容など。

④QOL の視点：生活の満足感（QOL の向上）。

⑤医療経済的視点：労働生産性の向上および医療費節約の程度など。

●**栄養評価の段階**　経過（過程）評価・形成評価，影響評価・結果評価（アウトカム），総合的評価，経済評価，モニタリングの５段階に分けられる。

1 経過（過程）評価・形成評価

経過評価は，方法，媒体，活動が効果的で経過目標が達成されたかなど，栄養ケア・栄養プログラム計画を質的にコントロールすることを目的に行う。計画されたプログラムがどのように実行されたかを評価するもので，プログラムの実施途中（１時間～１週間）で行われる。経過目標の達成度を評価する場合は，１週間～６か月くらいの継続的な変化に対して評価を行う。

経過目標として，行動の動機付けに関連する知識や態度，価値観などの前提要因，行動の継続を左右する周囲の人々による支援などの強化要因，行動変容や環境変化に影響を及ぼす技能や資源，規則などの実現要因が設定される。

経過評価の資料として，タイムスケジュールと実施状況，仕事内容，経費などの記録をとっておくことも必要である。

実施過程に問題点があれば，途中でプログラムを改変し，最大限に有効な結果を導くように計画し直すことになる。このようにプログラムの実施途中に行われる評価は，形成評価ともいわれる。

2 影響評価・結果評価（アウトカム）

●**影響評価（短期目標）**　健康・栄養状態に影響を及ぼすような活動や行動に変容が観察されたか，短期目標が達成されたかどうかを評価する。具体的には，対象者の知識や態度，信念，行動，技術，行動変容のステージ，環境のような項目を評価する。

●**結果評価（アウトカム）（中・長期目標）**　活動や行動の適応によって，栄養状態や健康状態が改善されたか，結果目標が達成されたかの有効性を評価する（結果目標の達成度評価）。その期間は１年から10年ぐらいの観察が必要である。この評価は，系統的に栄養ケア・マネジメントの各構成要素における**アウトカム**指標の測定を定量化し，評価とプログラムの改変，実行を繰り返すことによって，適正なアウトカムの達成に向け，栄養ケア・マネジメントの向上を図るものである。

アウトカム
outcome。成果のこと。結果評価はアウトカム評価ともいわれ，活動や行動の適応によって健康状態（QOL，栄養状態）が改善するか，結果目標が達成されたかを評価する。

3 総合的評価

総合的評価は，栄養プログラム計画の実施によって，行動変容ができ，QOL が望ましい方向にどの程度変化したかを判定する。投入された物的・人的・財的資源の妥当性も併せて評価する。

4 経済評価

経済評価は，経済的側面から結果を評価し，貴重な財源が最も効率的に活用されるようなプログラムへの改善を図るために実施される。経済的側面から評価するには，費用効果分析，費用便益分析，費用効用分析を行う必要がある。

●**費用効果分析**　複数の栄養プログラムの効果と費用との関連で捉え，一定の効果を得るために必要な費用を算出する。

●**費用便益分析**　一定の便益を得るために必要な費用を算出する。便益とは，栄養プログラムの成果を金銭に換算して表したものである。

●**費用効用分析**　一定の効用を得るために必要な費用を算出する。

費用効果分析における効果が，血圧や体重変化など，客観的で測定が比較的容易であるのに対し，費用効用分析における効用は総合的な健康指標として QALY (quality adjusted life years)，質を調整した生存率であるなど，主観的で測定が比較的困難な場合が多い。

2 評価のデザイン

科学的に正しい評価を行うためには，評価データの収集に際し，妥当性と信頼性が高い評価デザインを選ぶ。評価デザインには多くの種類がある（**表１-12**）。

1 ランダム化比較対照試験（RCT；randomized controlled trial）

ランダム化比較対照試験では，対象者を乱数表やくじ引きなどの手段を使い，ランダム（無作為）に２群に分けて試験を行う。１つの群を介入群とし，効果を確かめたい治療や予防計画を行い，対照群は，従来の治療や予防を行うことで比較する試験である。

・長所：栄養と疾病についての研究デザインの中では，最も信頼性が高いと考えられている。

・短所：時間，費用や手間がかかる。

2 コホート研究の応用

コホート研究は疫学的研究法の一つであり，対象とする疾病に罹患していない集団を，仮説である要因に**曝露**（ばくろ）される群と曝露されない群とに分け，疾病の発症状況を将来に向かって追跡調査する方法である。

曝露
疾病の要因と疑われているものの作用を受けることをいう。

●**前向きコホート研究（前向き研究）**　生活習慣などを調査し，将来生じる病気などとの因果関係を明らかにする方法である。

・長所：信頼度の高い情報が得られ，多くの要因について検討することができ，相対的危険度を求めることができる。

・短所：研究が長期間なので費用や手間がかかる。

●**後ろ向きコホート研究**　すでに結果が出たことについて，事後にその状況を調査する。さらにその集団を追跡調査し，疾病との因果関係を確認する。

3 介入前後の比較

対照群を設けず，介入の前後の変化を調べて因果関係を比較する。

4 症例対照研究の応用

症例対照研究は，後ろ向き研究ともいう。有病者（患者）と病気でない対照者について，疾病発生への関与が疑われる要因の過去における有無やレベルを両群で比較する方法である。

・長所：時間と費用がかからない。

表1-12 観察研究の評価デザインのまとめ

	前向きコホート研究	後ろ向きコホート研究	症例対照研究	コホート内症例対照研究	断面研究	地域相関研究	時系列研究
概要	健康人の日常的な食生活を質問票などで調査する。食品・栄養素の摂取量が多い集団と少ない集団で，その後の疾病の罹患率や死亡率を比較する。	環境ホルモンやダイオキシンなど，特定の要因に高度に曝露した集団（産業施設労働者など）を対象とする。その集団の疾病頻度を，性別や年齢分布が等しい一般集団での期待値と比較する。	疾病に罹患した患者（症例）と健康人（対照）を選ぶ。過去の日常的な食生活を質問票などで調査し，症例と対照で比較する。	コホート研究の参加者から血液などの生体試料を採取し，凍結保存しておく。その後，疾病に罹患した者（症例）と健康人（対照）の生体試料を分析し，比較する。	疾病の有無と曝露因子を同時に調査する。	国や地域などの集団を対象に，食品・栄養素の消費量・摂取量と，疾病の罹患率・死亡率との関連を調査する。	国や地域などの集団を対象に，食品・栄養素の消費量・摂取量の経時的変化と，疾病の罹患率・死亡率の変化との関連を調査する。
研究の単位	個人	個人	個人	個人	個人	集団	集団
対象者数の目安	数万人～数十万人	数百人～数千人	数百人	百人～数百人	数百人～数千人	数集団～数十集団	1集団～数集団
疾病頻度の指標	罹患率・死亡率	罹患率・死亡率	疾病頻度は測定できない	疾病頻度は測定できない	有病率	罹患率・死亡率	罹患率・死亡率
関連性の指標	相対危険度	罹患数や死亡数の実測値と期待値の比	オッズ比	オッズ比	オッズ比	相関係数・回帰係数	食生活の経時的変化と罹患率や死亡率の変化の比較
長所	思い出しバイアスの影響を受けない。栄養と疾病の時間的前後関係を正しく評価できる。	思い出しバイアスの影響を受けない。栄養と疾病の時間的前後関係を正しく評価できる。	比較的簡単に調査ができる。追跡調査が不要。	コホート研究の一部の参加者の生体試料を分析するのみでよい。疾病に罹患する前に生体試料を採取するので，栄養と疾病の時間的前後関係を，正しく評価できる。	比較的簡単に調査ができる。追跡調査が不要。	比較的簡単に調査ができる。追跡調査が不要。	比較的簡単に調査ができる。追跡調査が不要。
短所	費用と手間がかかる。数年～十数年の追跡調査が必要。交絡因子の影響を完全には制御できない。	数年～十数年の追跡調査が必要。個人の曝露量を定量的に評価できないことが多い。交絡因子の影響を十分に制御できない。	思い出しバイアスの影響を受ける。症例と比較可能な対照を選択することが困難な場合がある。交絡因子の影響を完全には制御できない。	費用と手間がかかる。数年～十数年の追跡調査が必要。交絡因子の影響を完全には制御できない。	疾病の有無と曝露因子を同時に調べるので，両者の時間的前後関係を正しく評価できない。交絡因子の影響を完全には制御できない。	疾病の罹患率・死亡率と曝露因子を同時に調べるので両者の時間的前後関係を正しく評価できない。交絡因子の影響を受けやすい。集団の結果を個人に適用できるとは限らない。	交絡因子の影響を受けやすい。集団の結果を個人に適用できるとは限らない。

資料） 坪野吉孝：EBN 入門，p. 26（2000）第一出版

・短所：症例と比較可能な対照者を選択することが困難な場合があり，信頼度の高い過去の情報が得にくい。**思い出しバイアス**の影響を受け，**交絡因子**の影響を完全には制御できない。

思い出しバイアス
バイアス（偏り）は，評価にあたって生じる系統的な誤差または差異をいう。過去のことを思い出してもらう調査のときに，あいまいな記憶により生じる。

交絡因子
研究対象としている因子への曝露が，結果に影響を与える別の因子への曝露と関連することによって，観察値の偏りを生じること。曝露要因と統計的に関連しているが，曝露の結果ではないような因子をいう。

3 評価結果のフィードバック

1 アセスメント，計画，実施へのフィードバック

栄養ケアを実施していく過程で定期的に評価を加え，栄養アセスメントの結果や計画と比較し，目標に対して結果にずれが生じていないかをチェックする。修正が必要であれば，栄養ケア・栄養プログラムの計画，実施へフィードバックする。栄養リスクが完全に改善されるまで plan-do-check-act を繰り返し，より高い QOL を求められるようフィードバックしなければならない。

2 栄養ケア・栄養プログラムの見直し◀

◀35-82

評価結果をフィードバックし，期待する目標からずれている場合には，栄養ケア・栄養プログラムの見直しを行い，どこがいけなかったかを検討し，修正していく。

3 栄養ケア・栄養プログラムの標準化

栄養ケア・栄養プログラムの標準化とは，誰が栄養ケア・栄養プログラムを作成，実施しても同じように評価できるマニュアル構築のことである。

栄養ケア・栄養プログラムの評価結果から見直しを重ねることにより，栄養プログラムの標準化が可能となる。標準化とは，実施した栄養ケア・栄養プログラムが適切なものとして認識された場合，その組織独自の評価モデルをつくることである。標準化の目標は，個々人の QOL を向上させることである。したがって，標準化を行うことは，栄養ケア・栄養プログラムの有効性や効率性について，臨床栄養的視点，医療経済的視点から評価し，その質的コントロールを行いながら，より効率的なものへとシステム化することといえる。

4 栄養マネジメントの記録（報告書）◀

適切な栄養ケア・マネジメントを行うには，具体的な目標の設定，それに沿った評価とフィードバックなどが重要で，そのためには経過記録が必要である。栄養状態の評価，栄養教育の内容・評価，今後の教育計画，栄養補給計画等の方針が，誰でも理解できるよう共通の言語を用い，統一された形式で書かれる。

記録法には多くの形式が存在するが，問題志向型（POS）システムが多く用いられ，問題志向型診療記録（POMR）が採用されていることが多い。POMR の経過記録には，叙述的記録である SOAP 形式が用いられ，主観的情報（S：subjective），客観的情報（O：objective），評価・考察（A：assessment），計画（P：plan）に分けて記録される。

Check 1 栄養ケア・マネジメント

問題 次の記述について，○か×かを答えよ。

栄養アセスメント

1 栄養スクリーニングは侵襲性が高い方法を用いる。
2 尿中クレアチニン排泄量は，体脂肪量を反映する。
3 内臓脂肪蓄積量は，血清 LDL コレステロール値によって推定する。
4 トランスサイレチンは，動的栄養アセスメントの指標である。
5 骨格筋量は，血清アルブミン値によって判断する。
6 血清ヘモグロビン A1c は，過去 1 週間の平均的な血糖値を反映する。
7 痛風では，血清尿酸値が低下する。
8 クレアチニンクリアランスは，腎機能の異常を判断する。

検証

9 検証は plan-do-check-act の d に該当する。
10 結果評価だけでなく，実施段階における経過評価，影響評価も重要とされる。
11 モニタリングは，すべてのアセスメント項目について，1 か月ごとに実施する。
12 ランダム化比較対照試験は，対象とする疾病に罹患していない集団について，曝露群と非曝露群とに分け，疾病の発症状況を将来に向かって追跡調査するものである。

解説

1 × 栄養スクリーニングは侵襲性の低い方法を用い，対象者の栄養状態のリスクを判定し，抽出する。
2 × 尿中クレアチニン排泄量は，筋肉量に比例して増加する。クレアチニンは，骨格筋内にあるクレアチニンが分解されたものである。
3 × 内臓脂肪蓄積量は，ウエスト周囲長（腹囲）から推計する。血清 LDL コレステロール値は，脂質異常症の診断に用いられる。
4 ○
5 × 骨格筋量は，上腕筋囲や，クレアチニン身長係数によって判断する。血清アルブミン値は内臓たんぱく質量を反映し，静的アセスメントに用いられる。
6 × ヘモグロビン A1c（HbA1c）は，過去 1 ～ 2 か月の平均的な血糖値を反映する。
7 × 痛風では，血清尿酸値が上昇しており，関節に尿酸結晶が沈着し激痛を発する。
8 ○

---

9 × 検証は c（check）にあたる。plan は計画，do は実施，act は改善にあたる。
10 ○
11 × 各項目の変化の仕方が異なるため，それぞれに合わせた期間とする。例えば，血清アルブミン値は約 1 か月ごと，身体計測値は 1 週間か 1 か月ごと，喫食率は毎日か 1 週間ごとにモニタリングする。
12 × ランダム化比較対照試験は，対象者をランダムに 2 群に分け，対象となる治療や予防計画について介入群と対照群を設け，比較する試験である。対象とする疾病に罹患していない集団について，曝露群と非曝露群とに分け，疾病の発症状況を将来に向かって追跡調査する研究はコホート研究である。

2 食事摂取基準の基礎的理解

A 食事摂取基準の意義

a 食事摂取基準の目的

「日本人の食事摂取基準（2020年版）」は，健康な個人および集団を対象として，国民の健康の保持・増進，生活習慣病の予防を目指し，エネルギーおよび各栄養素の摂取量の基準を示すものである。

平成25（2013）年度の開始事業，「健康日本21（第二次）」の基本的方向が，主要な生活習慣病の発症予防と重症化予防の徹底を図るともに，社会生活を営むために必要な機能の維持および向上を図ること等とされたことから，健康の保持・増進，生活習慣病の発症予防および重症化予防に加え，高齢者の低栄養予防やフレイル予防も視野に入れて策定されている。このため，関連する各種疾患ガイドラインとも調和が図られている。

b 科学的根拠に基づいた策定

「日本人の食事摂取基準（2020年版）」は，科学的根拠に基づく策定を行うことを基本とし，現時点で根拠は十分ではないが重要な課題については，今後，実践や研究を推進していくことで，根拠の集積を図る必要があることから，研究課題の整理も行われている。

B 食事摂取基準策定の基礎理論◀

◀ 35-85
34-84
33-86

「日本人の食事摂取基準（2020年版）」では，エネルギーについて 1 種類，栄養素について 5 種類の指標が食事摂取基準（DRIs；dietary reference intakes）として，それぞれ科学的根拠に基づいて設定されている。

〈エネルギーについて〉

エネルギー収支バランスの維持を示す指標として，BMI が用いられている。

〈栄養素について〉

- **推定平均必要量**（EAR；estimated average requirement）
- **推奨量**（RDA；recommended dietary allowance）
- **目安量**（AI；adequate intake）
- **耐容上限量**（UL；tolerable upper intake level）
- **目標量**（DG；tentative dietary goal for preventing life-style related diseases）

（なお，生活習慣病の重症化予防およびフレイル予防を目的として摂取量の基準を設定する必要のある栄養素については，発症予防を目的とした量（目標量）とは区別して数値が示されている。）

表2-1 栄養素の指標の概念と特徴

指　標		推定平均必要量(EAR) 推奨量（RDA） 〔目安量（AI）〕	耐容上限量（UL）	目標量（DG）
値の算定根拠となる研究の特徴	値の算定根拠となる主な研究方法	実験研究，疫学研究（介入研究を含む）	症例報告	疫学研究（介入研究を含む）
	対象とする健康障害に関する今までの報告数	極めて少ない～多い	極めて少ない～少ない	多い
値を考慮するポイント	算定された値を考慮する必要性	可能な限り考慮する（回避したい程度によって異なる）	必ず考慮する	関連するさまざまな要因を検討して考慮する
	対象とする健康障害における特定の栄養素の重要度	重要	重要	他に関連する環境要因が多数あるため一定ではない
	健康障害が生じるまでの典型的な摂取期間	数か月間	数か月間	数年～数十年間
	算定された値を考慮した場合に対象とする健康障害が生じる可能性	推奨量付近，目安量付近であれば，可能性は低い	耐容上限量未満であれば，可能性はほとんどないが，完全には否定できない	ある（他の関連要因によっても生じるため）

注）栄養素の5種類の指標の概念とその特徴を値の算定根拠となる研究の特徴，値を考慮するポイントおよび摂取源と健康障害との関係という観点から整理し，それぞれ表にまとめた。
資料）厚生労働省：日本人の食事摂取基準（2020年版）

これら5種類の指標の概念と特徴は，**表2-1**の通りである。

●年齢区分　0～5か月，6～11か月（エネルギー，たんぱく質では6～8か月，9～11か月），1～2歳，3～5歳，6～7歳，8～9歳，10～11歳，12～14歳，15～17歳，18～29歳，30～49歳，50～64歳，65～74歳，75歳以上で示されている。

1歳以上に対しては，栄養素に関する5つの指標が，35種類の栄養素とエネルギー産生栄養素バランスに対して策定されている。乳児（0～11か月）に対しては，飽和脂肪酸，炭水化物，食物繊維を除く30種類の栄養素について目安量が策定されている（6～11か月の鉄の食事摂取基準は，目安量ではなく推定平均必要量と推奨量が策定されている）。

●参照体位　**表2-2**のように示されている。

a エネルギー摂取の過不足からの回避を目的とした指標の特徴

エネルギーの指標の概要を述べる。

推定エネルギー必要量は，「日本人の食事摂取基準（2010年版）」までエネルギーの指標とされていた。2020年版では，エネルギー必要量の概念が重要であること，目標とするBMIの提示が成人に限られていること，エネルギー必要量に依存することが知られている栄養素の推定平均必要量の算出に当たって，エネルギー必要量の概数が必要となることなどから，参考表として示されている。

表2-2　参照体位（参照身長，参照体重）

年齢等	男　性		女　性*	
	参照身長（cm）	参照体重（kg）	参照身長（cm）	参照体重（kg）
0～5（月）	61.5	6.3	60.1	5.9
6～11（月）	71.6	8.8	70.2	8.1
6～8（月）	69.8	8.4	68.3	7.8
9～11（月）	73.2	9.1	71.9	8.4
1～2（歳）	85.8	11.5	84.6	11.0
3～5（歳）	103.6	16.5	103.2	16.1
6～7（歳）	119.5	22.2	118.3	21.9
8～9（歳）	130.4	28.0	130.4	27.4
10～11（歳）	142.0	35.6	144.0	36.3
12～14（歳）	160.5	49.0	155.1	47.5
15～17（歳）	170.1	59.7	157.7	51.9
18～29（歳）	171.0	64.5	158.0	50.3
30～49（歳）	171.0	68.1	158.0	53.0
50～64（歳）	169.0	68.0	155.8	53.8
65～74（歳）	165.2	65.0	152.0	52.1
75以上（歳）	160.8	59.6	148.0	48.8

注）0～17歳は，日本小児内分泌学会・日本成長学会合同標準値委員会による小児の体格評価に用いる身長，体重の標準値を基に，年齢区分に応じて，当該月齢および年齢区分の中央時点における中央値を引用した。ただし，公表数値が年齢区分と合致しない場合は，同様の方法で算出した値を用いた。18歳以上は，平成28年国民健康・栄養調査における当該の性および年齢区分における身長・体重の中央値を用いた。

*妊婦，授乳婦を除く。

資料）厚生労働省：日本人の食事摂取基準（2020年版）

推定エネルギー必要量は，二重標識水法で得られた測定値を基に，性・年齢階級および**身体活動レベル**（PAL；physical activity level）別に示されている。

b 栄養素の摂取不足からの回避を目的とした指標の特徴◀

◀36-150
35-84
35-150
34-84
33-86

栄養素の摂取不足の回避を目的とした指標は，推定平均必要量，推奨量，目安量の３つである（**図２-１**）。

●**推定平均必要量**　ある対象集団において測定された必要量の分布に基づき，母集団（例えば，30～49歳の男性）における必要量の平均値の推定値を示す指標である。すなわち，当該集団に属する50％の人が必要量を満たす（同時に，50％の人が必要量を満たさない）と推定される摂取量である。

●**推奨量**　ある対象集団において測定された必要量の分布に基づき，母集団に属するほとんどの人（97～98％）が充足している量である。

推奨量＝推定平均必要量＋個人間変動の標準偏差の２倍

“変動係数＝標準偏差/平均値”の関係から，次式で表すこともできる。

推奨量＝推定平均必要量×（１＋変動係数の２倍）

変動係数と推奨量算定係数（１＋変動係数の２倍）の一覧を，**表２-３**に示した。

●**目安量**　推定平均必要量・推奨量を算定するのに十分な科学的根拠が得られない場合に設定される。特定の集団における，ある一定の栄養状態を維持するのに十分な量である。実際には，特定の集団において不足状態を示す人がほとんど観

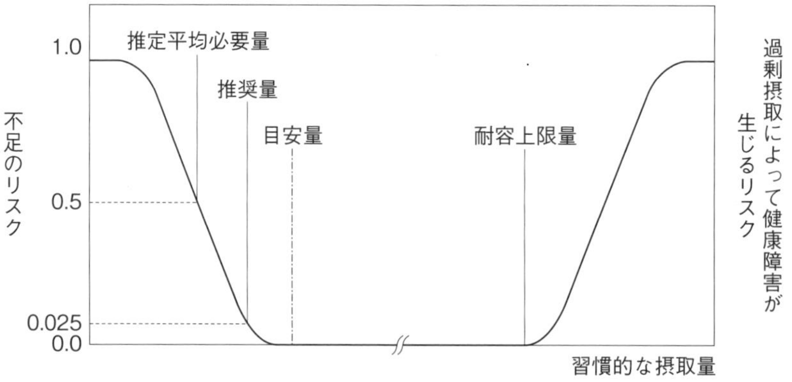

縦軸は，個人の場合は不足または過剰によって健康障害が生じる確率を，集団の場合は不足状態にある者または過剰摂取によって健康障害を生じる者の割合を示す。

不足の確率が推定平均必要量では0.5（50%）あり，推奨量では0.02～0.03（中間値として0.025）（2～3%または2.5%）あることを示す。耐容上限量以上を摂取した場合には過剰摂取による健康障害が生じる潜在的なリスクが存在することを示す。そして，推奨量と耐容上限量との間の摂取量では，不足のリスク，過剰摂取による健康障害が生じるリスクともに0（ゼロ）に近いことを示す。

目安量については，推定平均必要量ならびに推奨量と一定の関係をもたない。しかし，推奨量と目安量を同時に算定することが可能であれば，目安量は推奨量よりも大きい（図では右方）と考えられるため，参考として付記した。

目標量は，ここに示す概念や方法とは異なる性質のものであることから，ここには図示できない。

図2-1　食事摂取基準の各指標（推定平均必要量，推奨量，目安量，耐容上限量）を理解するための概念図

資料）厚生労働省：日本人の食事摂取基準（2020年版）

表2-3　推定平均必要量から推奨量を算定するために用いられた変動係数と推奨量算定係数の一覧

変動係数	推奨量算定係数	栄養素
10　%	1.2	ビタミン B_1，ビタミン B_2，ナイアシン，ビタミン B_6，ビタミン B_{12}，葉酸，ビタミンC，カルシウム，マグネシウム，鉄（6歳以上），亜鉛，銅，セレン
12.5%	1.25	たんぱく質
15　%	1.3	モリブデン
20　%	1.4	ビタミンA，鉄（6か月～5歳），ヨウ素

資料）厚生労働省：日本人の食事摂取基準（2020年版）

察されない量として与えられ，基本的には健康な多数の人を対象として栄養素摂取量を観察した疫学的研究により得られる。

c 栄養素の過剰摂取からの回避を目的とした指標の特徴

栄養素の過剰摂取による健康障害の回避を目的とした指標は，**耐容上限量**である。これを超えて摂取すると，過剰摂取によって生じる潜在的な健康障害のリスクが高まると考えられる（**図2-1**）。

d 生活習慣病の予防を目的とした指標の特徴

生活習慣病の予防を目的として，現在の日本人が当面の目標とすべき摂取量として，**目標量**が算定されている。

表2-4 研究結果の統合方法に関する基本的方針

研究の質	日本人を対象とした研究の有無	統合の基本的な考え方
比較的，均一な場合	日本人を対象とした研究が存在する場合	日本人を対象とした研究結果を優先して用いる
	日本人を対象とした研究が存在しない場合	全体の平均値を用いる
研究によって大きく異なる場合	日本人を対象とした質の高い研究が存在する場合	日本人を対象とした研究結果を優先して用いる
	日本人を対象とした研究が存在するが，全体の中で，相対的に質が低い場合	質の高い研究を選び，その平均値を用いる
	日本人を対象とした研究が存在しない場合	

資料） 厚生労働省：日本人の食事摂取基準（2020年版）

e 策定における基本的留意事項

次の 6 つの項目が，策定における留意事項としてあげられている。

①摂取源

②摂取期間

③行動学的・栄養生理学的な視点

④調査研究の取扱い：研究結果の統合方法については，**表 2－4** の方針に沿って行っている。

⑤外挿方法

⑥値の丸め方

C 食事摂取基準活用の基礎理論

食事改善を目的として食事摂取基準を活用する場合の基本的事項を，**表 2－5** および**表 2－6** に示した。

a 食事調査などによるアセスメントの留意事項

エネルギーならびに各栄養素の摂取状況のアセスメントは，食事調査によって得られる摂取量と食事摂取基準の各指標で示されている値を比較することによって行うことができる。ただし，エネルギー摂取量の過不足の評価には，BMI または体重変化量が用いられる。

食事調査によって得られる摂取量には，必ず測定誤差が伴う。過小申告・過大申告と日間変動に対しては，特に留意が必要である。

b 活用における基本的留意事項

1 指標別にみた活用上の留意点

活用の目的と栄養素の種類によって各指標の活用方法は異なる。そのため，活用の目的，指標の定義，栄養素の特性を十分に理解することが重要である。

表2-5 個人の食事改善を目的として食事摂取基準を活用する場合の基本的事項

目的	用いる指標	食事摂取状況のアセスメント	食事改善の計画と実施
エネルギー摂取の過不足の評価	体重変化量 BMI	• 体重変化量を測定 • 測定されたBMIが，目標とするBMIの範囲を下回っていれば「不足」，上回っていれば「過剰」のおそれがないか，他の要因も含め，総合的に判断	• BMIが目標とする範囲内に留まること，またはその方向に体重が改善することを目的として立案 （留意点）おおむね4週間ごとに体重を計測記録し，16週間以上フォローを行う
栄養素の摂取不足の評価	推定平均必要量 推奨量 目安量	• 測定された摂取量と推定平均必要量および推奨量から不足の可能性とその確率を推定 • 目安量を用いる場合は，測定された摂取量と目安量を比較し，不足していないことを確認	• 推奨量よりも摂取量が少ない場合は，推奨量を目指す計画を立案 • 摂取量が目安量付近かそれ以上であれば，その量を維持する計画を立案 （留意点）測定された摂取量が目安量を下回っている場合は，不足の有無やその程度を判断できない
栄養素の過剰摂取の評価	耐容上限量	• 測定された摂取量と耐容上限量から過剰摂取の可能性の有無を推定	• 耐容上限量を超えて摂取している場合は耐容上限量未満になるための計画を立案 （留意点）耐容上限量を超えた摂取は避けるべきであり，それを超えて摂取していることが明らかになった場合は，問題を解決するために速やかに計画を修正，実施
生活習慣病の発症予防を目的とした評価	目標量	• 測定された摂取量と目標量を比較。ただし，発症予防を目的としている生活習慣病が関連する他の栄養関連因子および非栄養性の関連因子の存在とその程度も測定し，これらを総合的に考慮した上で評価	• 摂取量が目標量の範囲内に入ることを目的とした計画を立案 （留意点）発症予防を目的としている生活習慣病が関連する他の栄養関連因子および非栄養性の関連因子の存在と程度を明らかにし，これらを総合的に考慮した上で，対象とする栄養素の摂取量の改善の程度を判断。また，生活習慣病の特徴から考えて，長い年月にわたって実施可能な改善計画の立案と実施が望ましい

資料）厚生労働省：日本人の食事摂取基準（2020年版）

また，指標の特性や示された数値の信頼度，栄養素の特性，対象者や対象集団の健康状態や食事摂取状況によって優先的に考慮する栄養素が異なるため，これらの特性や状況を総合的に把握したうえでの判断が求められる。

2 目的に応じた活用上の留意点

●個人の食事改善を目的とした活用　食事摂取基準を活用し，食事摂取状況のアセスメントを行い，個人の摂取量から，摂取不足や過剰摂取の可能性等を推定する。その結果に基づいて，食事摂取基準を活用し，摂取不足や過剰摂取を防ぎ，生活習慣病の発症予防のための適切なエネルギーや栄養素の摂取量について目標とする値を提案し，食事改善の計画，実施につなげる。

●集団の食事改善を目的にした活用　食事摂取基準を適用し，食事摂取状況のアセスメントを行い，集団の摂取量の分布から摂取不足や過剰摂取の可能性がある人の割合等を推定する。その結果に基づいて食事摂取基準を適用し，摂取不足や過剰摂取を防ぎ，生活習慣病の予防のための適切なエネルギーや栄養素の摂取量について目標とする値を提案し，食事改善の計画，実施につなげる。

表2-6　集団の食事改善を目的として食事摂取基準を活用する場合の基本的事項

目　的	用いる指標	食事摂取状況のアセスメント	食事改善の計画と実施
エネルギー摂取の過不足の評価	体重変化量 BMI	• 体重変化量を測定 • 測定された BMI の分布から，BMI が目標とする BMI の範囲を下回っている，あるいは上回っている者の割合を算出	• BMI が目標とする範囲内に留まっている者の割合を増やすことを目的として計画を立案 （留意点）一定期間をおいて 2 回以上の評価を行い，その結果に基づいて計画を変更し，実施
栄養素の摂取不足の評価	推定平均必要量 目安量	• 測定された摂取量の分布と推定平均必要量から，推定平均必要量を下回る者の割合を算出 • 目安量を用いる場合は，摂取量の中央値と目安量を比較し，不足していないことを確認	• 推定平均必要量では，推定平均必要量を下回って摂取している者の集団内における割合をできるだけ少なくするための計画を立案 • 目安量では，摂取量の中央値が目安量付近かそれ以上であれば，その量を維持するための計画を立案 （留意点）摂取量の中央値が目安量を下回っている場合，不足状態にあるかどうかは判断できない
栄養素の過剰摂取の評価	耐容上限量	• 測定された摂取量の分布と耐容上限量から，過剰摂取の可能性を有する者の割合を算出	• 集団全員の摂取量が耐容上限量未満になるための計画を立案 （留意点）耐容上限量を超えた摂取は避けるべきであり，超えて摂取している者がいることが明らかになった場合は，問題を解決するために速やかに計画を修正，実施
生活習慣病の発症予防を目的とした評価	目標量	• 測定された摂取量の分布と目標量から，目標量の範囲を逸脱する者の割合を算出する。ただし，発症予防を目的としている生活習慣病が関連する他の栄養関連因子および非栄養性の関連因子の存在と程度も測定し，これらを総合的に考慮した上で評価	• 摂取量が目標量の範囲に入る者または近づく者の割合を増やすことを目的とした計画を立案 （留意点）発症予防を目的としている生活習慣病が関連する他の栄養関連因子および非栄養性の関連因子の存在とその程度を明らかにし，これらを総合的に考慮した上で，対象とする栄養素の摂取量の改善の程度を判断。また，生活習慣病の特徴から考え，長い年月にわたって実施可能な改善計画の立案と実施が望ましい

資料）厚生労働省：日本人の食事摂取基準（2020年版）

c 個人の食事改善を目的とした評価・計画と実施

個人を対象とした食事改善を目的として食事摂取基準を用いる場合の基本的事項は，**表 2 - 5** の通りである。

d 集団の食事改善を目的とした評価・計画と実施◀1

◀1 36-150　35-150

集団を対象とした食事改善を目的として食事摂取基準を用いる場合の基本的事項は，**表 2 - 6** の通りである。

D エネルギー・栄養素別食事摂取基準

推定エネルギー必要量（参考表）・栄養素の食事摂取基準は p. 185～190参照。

a エネルギー◀2

◀2 36-91　35-83　35-87　34-92　33-87　33-96　32-86　32-93

推定エネルギー必要量は，次式により求められる。性・年齢階級別の基礎代謝量を**表 2 - 7**，年齢階級別の身体活動レベルを**表 2 - 8** に示した。

推定エネルギー必要量（kcal/日）＝基礎代謝量（kcal/日）×身体活動レベル

表2-7 参照体重における基礎代謝量

年齢（歳）	男性			女性		
	基礎代謝基準値（kcal/kg体重/日）	参照体重（kg）	基礎代謝量（kcal/日）	基礎代謝基準値（kcal/kg体重/日）	参照体重（kg）	基礎代謝量（kcal/日）
1～2	61.0	11.5	700	59.7	11.0	660
3～5	54.8	16.5	900	52.2	16.1	840
6～7	44.3	22.2	980	41.9	21.9	920
8～9	40.8	28.0	1,140	38.3	27.4	1,050
10～11	37.4	35.6	1,330	34.8	36.3	1,260
12～14	31.0	49.0	1,520	29.6	47.5	1,410
15～17	27.0	59.7	1,610	25.3	51.9	1,310
18～29	23.7	64.5	1,530	22.1	50.3	1,110
30～49	22.5	68.1	1,530	21.9	53.0	1,160
50～64	21.8	68.0	1,480	20.7	53.8	1,110
65～74	21.6	65.0	1,400	20.7	52.1	1,080
75以上	21.5	59.6	1,280	20.7	48.8	1,010

資料）厚生労働省：日本人の食事摂取基準（2020年版）

表2-8 年齢階級別にみた身体活動レベルの群分け（男女共通）

身体活動レベル / 年齢（歳）	レベルⅠ（低い）	レベルⅡ（ふつう）	レベルⅢ（高い）
1～2	—	1.35	—
3～5	—	1.45	—
6～7	1.35	1.55	1.75
8～9	1.40	1.60	1.80
10～11	1.45	1.65	1.85
12～14	1.50	1.70	1.90
15～17	1.55	1.75	1.95
18～29	1.50	1.75	2.00
30～49	1.50	1.75	2.00
50～64	1.50	1.75	2.00
65～74	1.45	1.70	1.95
75以上	1.40	1.65	—

資料）厚生労働省：日本人の食事摂取基準（2020年版）

Column　メッツ値とAfとRMR

●**メッツ値**：メッツ値(metabolic equivalent)は，諸外国では従来から使われていた作業強度であるが，わが国では「健康づくりのための運動指針2006（エクササイズガイド2006）」，「健康づくりのための身体活動基準2013」（p. 163）の中で用いられ，食事摂取基準では2010年版から取り入れられるようになった。ここでの作業代謝量は，安静代謝量を含む総代謝量を指す。

メッツ値＝作業代謝量/安静代謝量

●**Af**：アクティビティファクター（activity factor）は，食事摂取基準（2005年版）まで使われた作業強度。

アクティビティファクター（作業強度，Af）＝作業代謝量/基礎代謝量

●**RMR**：エネルギー代謝率（relative metabolic rate）は，「第五次改定日本人の栄養所要量」（1994年）まで用いられていた作業強度。

エネルギー代謝率（RMR）＝（作業代謝量－安静代謝量）/基礎代謝量

●**メッツ値とAfとの関係**：絶食時の座位安静代謝量は，仰臥位で測定する基礎代謝量よりおよそ10%大きいため，次の関係式が成り立つ。

メッツ値×1.1≒Af

b エネルギー摂取量の過不足の評価方法；成人の目標とするBMI ◀1

◀1 36-150
33-86

健康の保持・増進，生活習慣病予防の観点からは，エネルギー摂取量が必要量を過不足なく充足するだけでは不十分なことから，エネルギーの摂取量と消費量のバランスの維持を示す指標としてBMIが採用されている。目標とするBMIの範囲を**表2-9**に示す。

c たんぱく質

たんぱく質必要量算定方法は，①食事調査に基づく摂取量を用いる方法，②要因加算法，③エネルギー比を用いる方法，④窒素出納法などが用いられてきた。

「日本人の食事摂取基準（2020年版）」では，従来と同様に**窒素出納法**に基づき推定平均必要量・推奨量が策定されている。すなわち成人の場合には，良質たんぱく質のたんぱく質維持必要量（0.66g/kg体重/日）を日常食混合たんぱく質の利用効率90%で除した数値を，推定平均必要量としている。

また，個人間変動係数として12.5%が設定され，推奨量は次式で求められる。

推奨量＝推定平均必要量×1.25

d 炭水化物 ◀2

◀2 33-87

炭水化物の食事摂取基準（目標量）は，1歳以上で男女とも50～65%エネルギーとなっている。また，食物繊維の食事摂取基準（目標量）は，3歳以上で設定されている。なお，アルコールは人にとって必須の栄養素ではないことから，食事摂取基準の中では過剰摂取による健康障害への注意喚起を行うに留め，指標は算定されていない。

e 脂質

脂質の食事摂取基準は，脂質（脂肪エネルギー比率），飽和脂肪酸，*n*-6系脂肪

表2-9 目標とするBMIの範囲（18歳以上）

年齢（歳）	目標とするBMI（kg/m^2）
18～49	18.5～24.9
50～64	20.0～24.9
65～74*	21.5～24.9
75以上*	21.5～24.9

注）男女共通。あくまでも参考として使用すべきである。
観察疫学研究において報告された総死亡率が最も低かったBMIを基に，疾患別の発症率とBMIの関連，死因とBMIとの関連，喫煙や疾患の合併によるBMIや死亡リスクへの影響，日本人のBMIの実態に配慮し，総合的に判断し目標とする範囲を設定。
*高齢者では，フレイルの予防および生活習慣病の発症予防の両者に配慮する必要があることも踏まえ，当面目標とするBMIの範囲を21.5～24.9kg/m^2とした。

資料）厚生労働省：日本人の食事摂取基準（2020年版）

酸，n-３系脂肪酸について策定されている。脂質と飽和脂肪酸においては目標量が％エネルギーで，n-６系および n-３系脂肪酸では目安量が g/日で，それぞれ摂取基準が設定されている。

f エネルギー産生栄養素バランス

エネルギー産生栄養素バランスは，エネルギーを産生する栄養素（たんぱく質，脂質，炭水化物）と，これらの構成成分が総エネルギー摂取量に占めるべき割合をいい，構成比率が指標とされている。エネルギーを産生する栄養素ならびにこれら栄養素の構成成分である各種栄養素の摂取不足の回避と，生活習慣病の発症予防とその重症化予防を目的として定められている。実質的には，前者を満たした上で後者を主な目的とするものであるため，その指標は目標量とするのが適当である。

エネルギー産生栄養素バランスを定めるには，初めにたんぱく質の量，次に脂質の量を定め，その残余を炭水化物とするのが適切と考えられている。その目標量は，男女共通で１歳以上すべての年齢階級で，たんぱく質13～20％エネルギー（50～64歳は14～20％，65歳以上は15～20％），脂質20～30％エネルギー，炭水化物50～65％エネルギーとなっている。

◀1 34-86

g ビタミン[1]

ビタミンの食事摂取基準の考え方を，**表２-10**に示した。脂溶性ビタミン４項目，水溶性ビタミン９項目で策定されている。

◀2 36-85

h ミネラル[1,2]

ミネラル（無機質）の食事摂取基準の考え方を，**表２-11**に示した。多量ミネラル５項目，微量ミネラル８項目で策定されている。

E ライフステージ別食事摂取基準

a 妊婦・授乳婦

◀3 34-89

1 妊娠期[3]

妊婦では，胎児への移行蓄積量を付加する必要があるという考えに基づき，付加量が設定されている（p. 185～190参照）。付加量は，エネルギー，たんぱく質，ビタミンでは A，B_1，B_2，B_6，B_{12}，葉酸，C，ミネラルではマグネシウム，鉄，亜鉛，銅，ヨウ素，セレンで設定されている。なお，ナイアシンは，妊婦ではトリプトファン-ニコチンアミド転換率が，非妊娠時に比べ増大することから付加量を設定していない。

妊婦における目安量は，n-６系脂肪酸，n-３系脂肪酸，ビタミンではD，E，K，パントテン酸，ビオチンで，ミネラルではカリウム，リン，マンガン，クロムで設定されている。

表2-10 ビタミンの食事摂取基準の考え方（成人）

	化学名・相当量	推定平均必要量（EAR）	推奨量（RDA） 目安量（AI）
脂溶性ビタミン			
ビタミンA	レチノイド レチノール活性当量（μgRAE） ＝レチノール（μg） ＋β-カロテン（μg）×1/12 ＋α-カロテン（μg）×1/24 ＋β-クリプトキサンチン（μg）×1/24 ＋その他のプロビタミンAカロテノイド（μg）×1/24	設定指標：肝臓内ビタミンA貯蔵量を20μg/gに維持するために必要な量。 9.3μgRAE/kg体重/日	【RDA】 ＝EAR×1.4 男性：850～900μgRAE/日 女性：650～700μgRAE/日
ビタミンD	ビタミンD （D_2とD_3を区別せず）	—	【AI】 設定指標：全国4地域における16日間食事記録法を用いた調査結果。 8.5μg/日
ビタミンE	α-トコフェロール	—	【AI】 設定指標：国民健康・栄養調査結果。 18～29歳では， 男性:6.5mg/日，女性:6.0mg/日
ビタミンK	フィロキノン，メナキノン-4，メナキノン-7	—	【AI】 設定指標：国民健康・栄養調査結果と日本人のビタミンK摂取量の調査結果。 150μg/日
水溶性ビタミン			
ビタミンB_1	チアミン塩化物塩酸塩	設定指標：ビタミンB_1摂取量と尿中ビタミンB_1排泄量との関係式における変曲点。 0.45mg/1,000kcal	【RDA】 ＝EAR×1.2 ＝0.54mg/1,000kcal 18～49歳では， 男性：1.4mg/日，女性：1.1mg/日
ビタミンB_2	リボフラビン	設定指標：ビタミンB_2摂取量と尿中ビタミンB_2排泄量との関係式における変曲点。 0.50mg/1,000kcal	【RDA】 ＝EAR×1.2 ＝0.60mg/1,000kcal 18～49歳では， 男性：1.6mg/日，女性：1.2mg/日
ナイアシン	ニコチン酸，ニコチンアミド ナイアシン当量（mgNE） ＝ナイアシン（mg） ＋1/60トリプトファン（mg）	設定指標：ペラグラ発症予防レベルの尿中ナイアシン代謝産物排泄量。 4.8mgNE/1,000kcal	【RDA】 ＝EAR×1.2 ＝5.8mgNE/1,000kcal 18～29歳では， 男性：15mgNE/日 女性：11mgNE/日

	化学名・相当量	推定平均必要量（EAR）	推奨量（RDA） 目安量（AI）
ビタミン B_6	ピリドキシン，ピリドキサール，ピリドキサミン	設定指標：血漿 PLP（ピリドキサール5′-リン酸）濃度を30nmol/L に維持する摂取量。 0.019mg/g たんぱく質	【RDA】 ＝EAR×1.2 ＝0.023mg/g たんぱく質 男性：1.4mg/日 女性：1.1mg/日
ビタミン B_{12}	シアノコバラミン	設定指標：ビタミン B_{12} 筋肉内注射の結果から算定された悪性貧血患者の必要量（1.5 μg/日）－悪性貧血患者の胆汁中ビタミン B_{12} 排泄量（0.5 μg/日）＝健康人の必要量1.0 μg/日。さらに吸収率で補正（EAR を2.0μg/日）。	【RDA】 ＝EAR×1.2 ＝2.4μg/日
葉酸	プテロイルモノグルタミン酸	設定指標：赤血球中葉酸濃度を305nmol/L 以上に維持する摂取量。 200μg/日	【RDA】 ＝EAR×1.2 ＝240μg/日
パントテン酸	パントテン酸	―	【AI】 設定指標：国民健康・栄養調査結果。 18～49歳では， 男性：5 mg/日，女性：5 mg/日
ビオチン	ビオチン	―	【AI】 設定指標：食事調査結果。 50μg/日
ビタミンC	アスコルビン酸	設定指標：心臓血管系の疾病予防と抗酸化作用が期待できる血漿ビタミン C 濃度（50 μmol/L）を維持する摂取量。85mg/日	【RDA】 ＝EAR×1.2 ≒100mg/日

なお，分娩時には子宮筋収縮，骨格筋の緊張，運動などにより，エネルギー消費が一時的に上昇する。分娩が長引く場合には，消化・吸収の良い炭水化物を主体とした食事を軽く与える。陣痛発作時に子宮筋が収縮し，血液量が低下し，酸素の供給が減るので，胎児は解糖系によりエネルギーを得て肝臓グリコーゲンを消失する。母体の血糖値は，分娩の進行とともに上昇する。

◀33-90

2 授乳期◀

授乳婦では，付加量は，エネルギー，たんぱく質，ビタミンでは A，B_1，B_2，ナイアシン，B_6，B_{12}，葉酸，C，ミネラルでは鉄，亜鉛，銅，ヨウ素，セレン，モリブデンで設定されている（p. 185～190参照）。

授乳婦における目安量は，*n*-6系脂肪酸，*n*-3系脂肪酸，ビタミンでは D，E，K，パントテン酸，ビオチン，ミネラルではカリウム，リン，マンガン，クロムで設定されている。

表2-11 ミネラルの食事摂取基準の考え方（成人）

	推定平均必要量（EAR）	推奨量（RDA） 目安量（AI） 目標量（DG）
多量ミネラル		
ナトリウム（Na）	設定指標：不可避損失量（便＋尿＋皮膚，そのほか）。 600mg（食塩相当量1.5g）/日	【RDA】 算定せず。 【DG】 設定指標：WHOのガイドラインで推奨している5g/日未満（食塩相当量）と国民健康・栄養調査結果の中間値。 男性：7.5g/日未満，女性：6.5g/日未満
カリウム（K）	—	【AI】 設定指標：国民健康・栄養調査結果。 男性：2,500mg/日，女性：2,000mg/日 【DG】 設定指標：WHOにより高血圧予防の観点から推奨されている量（3,510mg/日）と国民健康・栄養調査結果の中間値。 男性：3,000mg/日以上，女性：2,600mg/日以上
カルシウム（Ca）	設定指標：〈要因加算法〉（体内Ca蓄積量＋尿中Ca排泄量＋経皮的Ca損失量）/見かけの吸収率 18～29歳では， 男性：650mg，女性：550mg	【RDA】 ＝EAR×1.2 18～29歳では， 男性：800mg/日，女性：650mg/日
マグネシウム（Mg）	設定指標：出納試験結果によるMg平衡維持量。 4.5mg/kg体重/日	【RDA】 ＝EAR×1.2 18～29歳では， 男性：340mg/日，女性：270mg/日
リン（P）	—	【AI】 設定指標：国民健康・栄養調査結果。 男性：1,000mg/日，女性：800mg/日
微量ミネラル		
鉄（Fe）	18～29歳では， 男性： 基本的鉄損失/吸収率（0.15） 6.5mg/日 月経のない女性： 基本的鉄損失/吸収率（0.15） 5.5mg/日 月経のある女性： （基本的鉄損失＋月経血による鉄損失）/吸収率（0.15） 18～29歳では， 8.5mg/日	【RDA】 ＝EAR×1.2 18～29歳では， 男性：7.5mg/日 月経のない女性：6.5mg/日 月経のある女性：10.5mg/日
亜鉛（Zn）	設定指標：Znの真の吸収量と摂取量との関係。 男性：9mg/日，女性：7mg/日	【RDA】 ＝EAR×1.2 男性：11mg/日，女性：8mg/日

	推定平均必要量（EAR）	推奨量（RDA） 目安量（AI） 目標量（DG）
銅（Cu）	設定指標：Cu 摂取量と血漿・血清のCu 濃度等との関連。 0.8mg/日（体重76.0kg）	【RDA】 ＝EAR×1.2 男性：0.9mg/日，女性：0.7mg/日
マンガン（Mn）	－	【AI】 設定指標：日本人対象の食事調査結果。 男性：4.0mg/日，女性：3.5mg/日
ヨウ素（I）	設定指標：甲状腺への１日当たり蓄積量。 95μg/日	【RDA】 ＝EAR×1.4 130μg/日
セレン（Se）	設定指標：血漿グルタチオンペルオキシダーゼ活性値が飽和値の２/３となるときの摂取量。 24.2μg/日（体重60kg）	【RDA】 ＝EAR×1.2 男性：30μg/日，女性：25μg/日
クロム（Cr）	－	【AI】 設定指標：食品成分表を用いた日本人のCr 摂取量。 10μg/日
モリブデン（Mo）	設定指標：外国の一論文のデータをもとに，参照値として。 25μg/日（体重76.4kg）	【RDA】 ＝EAR×1.3 男性：30μg/日，女性：25μg/日

b 乳児

乳児期においては，成長に伴う必要量を考慮しなければならない。さらに「日本人の食事摂取基準（2020年版）」では，母乳栄養を考慮して設定している（p. 185～190参照）。

● **0～5か月**　推定エネルギー必要量に加えて，目安量が，たんぱく質，脂質（飽和脂肪酸を除く），ビタミン，ミネラルで設定されている。その量は，多くの場合に母乳中濃度と哺乳量（0.78L/日）との積で決められている。

● **6～11か月**　推定エネルギー必要量に加えて，０～５か月と同じ項目で目安量が設定されている（鉄のみ，推定平均必要量と推奨量）。その量は，０～５か月の乳児や１～２歳の小児の値などから外挿されたり，母乳中の栄養素濃度と哺乳量（６～８か月：0.60L/日，９～11か月：0.45L/日，６～11か月：0.53L/日）との積および離乳食からの摂取分が考慮されたりとさまざまである。

なお，エネルギー，たんぱく質では，成長に合わせてより詳細な区分設定が必要と考えられたため，６～８か月，９～11か月で策定された。

また，平成12（2004）年に厚生労働省が示した，授乳期から思春期にいたる「食からはじまる健やかガイド」では，離乳期の「安心と安らぎの中で食べる意欲の基礎づくり」が強調されている。これは，児の食べ方が，食事を支える大人の心理状態の影響を受けるためである。乳児をもつ母親は，育児に関し，不安感，孤立感，育児疲れがつのる場合があるが，母子保健事業の一環である母親教室・保健相談や，地域の子育て支援を積極的に利用すべきである。食事の時間的，精神的ゆとりと，親と児の双方が気持ち良く楽しいと感じられる雰囲気の食環境が大切である。

C 小児

35-87
33-87
32-93

1 幼児期

幼児期では，乳児期と同様に成長・発達に必要なエネルギー・栄養素量を考慮しなければならない。「日本人の食事摂取基準（2020年版）」では，エネルギーは身体活動に必要な量に，たんぱく質は体重維持に必要な量に，それぞれ加えられている（p. 185～190参照）。

幼児期の推定エネルギー必要量は，身体活動レベルの個人差が小さいと考えられることから，Ⅱ（ふつう）の１区分で，１～２歳男子950kcal/日，女子900kcal/日，３～５歳男子1,300kcal/日，女子1,250kcal/日である。たんぱく質推奨量は，男女ともに，１～２歳で20g/日，３～５歳で25g/日である。総脂質は，目標量でエネルギー比率20～30%である。

2 学童期，思春期

学童期，思春期は，急速な発育や活動量の増加などのため，多くの栄養素を必要とする（p. 185～190参照）。また，生涯の体づくりのための大切な時期であり，成長・発達と健康維持のため適切な食生活を送ることが重要である。小・中学校の給食においては，この点を考慮し学校給食実施基準（平成21年文部科学省，最終改正：令和３年）の「児童又は生徒一人当たりの学校給食摂取基準」等に基づいて必要な栄養素等の過不足がないよう管理されている（**表２-12**）。

1 エネルギー

学童期では，身長，体重，各体組成の発育が著しい。思春期男子では筋肉量の増加や激しい運動によるエネルギーの損失，女子では胸部・臀部・大腿部への脂肪の蓄積などがみられ，推定エネルギー必要量は一生で最大となる。この時期に対応したエネルギーの摂取基準は，次のような算出式で求められる。

推定エネルギー必要量（EER）（kcal/日）
＝基礎代謝量（kcal/日）×身体活動レベル＋エネルギー蓄積量（kcal/日）

※基礎代謝量は**表２-７**（p. 30），身体活動レベルは**表２-８**（p. 30），エネルギー蓄積量は**表２-13**（p. 38）参照。
※エネルギー蓄積量は，成長に伴う組織増加分のエネルギーである。

・成長の個人差への配慮，適切な身体活動レベルの選択が大切である。
・十分な運動によって体たんぱく質の合成を促進する。
・摂取エネルギー量と消費エネルギー量のバランスを適正に保つ。

2 炭水化物

近年，やせ願望や欠食，米離れが進み，穀類エネルギーが減少傾向にある。穀類は炭水化物の給源であり，脳のエネルギー源となるとともに，血糖の恒常性維持の

表2-12 幼児，児童，または生徒１人１回当たりの学校給食摂取基準

区　分	児童（６～７歳）の場合	児童（８～９歳）の場合	児童（10～11歳）の場合	児童（12～14歳）の場合	夜間課程を置く高等学校の生徒の場合	特別支援学校	
						幼児の場合	生徒の場合
エネルギー（kcal）	530	650	780	830	860	490	860
たんぱく質（%）	学校給食による摂取エネルギー全体の13%～20%						
脂質（%）	学校給食による摂取エネルギー全体の20%～30%						
ナトリウム（食塩相当量）(g)	1.5未満	2未満	2未満	2.5未満	2.5未満	1.5未満	2.5未満
カルシウム（mg）	290	350	360	450	360	290	360
マグネシウム（mg）	40	50	70	120	130	30	130
鉄（mg）	2	3	3.5	4.5	4	2	4
ビタミンA（μgRAE）	160	200	240	300	310	190	310
ビタミンB_1（mg）	0.3	0.4	0.5	0.5	0.5	0.3	0.5
ビタミンB_2（mg）	0.4	0.4	0.5	0.6	0.6	0.3	0.6
ビタミンC（mg）	20	25	30	35	35	15	35
食物繊維（g）	4以上	4.5以上	5以上	7以上	7.5以上	3以上	7.5以上

注１）表に掲げるもののほか，次に掲げるものについても示した摂取について配慮すること。
亜鉛：児童（６歳～７歳）2 mg，児童（８歳～９歳）2 mg，児童（10歳～11歳）2 mg，生徒（12歳～14歳）3 mg
注２）この摂取基準は，全国的な平均値を示したものであるから，適用に当たっては，個々の健康及び生活活動等の実態並びに地域の実情等に十分配慮し，弾力的に運用すること。
注３）献立の作成に当たっては，多様な食品を適切に組み合わせるよう配慮すること。
資料）文部科学省：学校給食実施基準（平成21年３月31日文部科学省告示第61号，最終改正：令和３年２月12日文部科学省告示第10号），夜間学校給食実施基準（平成21年３月31日文部科学省告示第62号，最終改正：令和３年２月12日文部科学省告示第12号），特別支援学校の幼稚部及び高等部における学校給食実施基準（平成21年３月31日文部科学省告示第63号，最終改正：令和３年２月12日文部科学省告示第11号）

表2-13 成長に伴う組織増加分のエネルギー（エネルギー蓄積量）[男子，（　）内は女子]

年　齢（歳）	参照体重（kg）	体重増加量（kg/年）	エネルギー密度（kcal/g）	エネルギー蓄積量（kcal/日）
１～２	11.5（11.0）	2.1（2.2）	3.5（2.4）	20（15）
３～５	16.5（16.1）	2.1（2.2）	1.5（2.0）	10（10）
６～７	22.2（21.9）	2.6（2.5）	2.1（2.8）	15（20）
８～９	28.0（27.4）	3.4（3.6）	2.5（3.2）	25（30）
10～11	35.6（36.3）	4.6（4.5）	3.0（2.6）	40（30）
12～14	49.0（47.5）	4.5（3.0）	1.5（3.0）	20（25）
15～17	59.7（51.9）	2.0（0.6）	1.9（4.7）	10（10）

資料）厚生労働省：日本人の食事摂取基準（2020年版）

上でも大切である。炭水化物の食事摂取基準は目標量で示され，総エネルギーの50～65%である。

3 たんぱく質

成長期では**身体の急激な発育**や神経諸器官の発達，ホルモン，酵素，免疫体の合成などに欠くことができない。食事摂取基準は，維持必要量に成長に伴う蓄積量を加算したものとなっている。

4 脂質

効率の良いエネルギー源となるばかりでなく，身体構成成分として重要である。なかでも**必須脂肪酸**は，成長やホルモン産生のために欠かせない。

食事摂取基準は生活習慣病予防の観点から目標量で示され，総脂質について，乳児を除いてエネルギー比率で20～30%とされている。n-6系およびn-3系脂肪酸は，乳幼児，学童，思春期とも目安量（g/日）で示されている。

5 ビタミン

- **ビタミンA**　上皮，視覚機能などに関与し，思春期には視力低下予防のために必要である。過剰症が認められ，耐容上限量が設定されている。
- **ビタミンD**　小腸でのカルシウム，リンの吸収を促進させ，骨形成に寄与する。食事摂取基準は目安量で表され，耐容上限量が設定されている。
- **ビタミンB_1・B_2，ナイアシン**　摂取エネルギー量の増加により，エネルギー代謝の補酵素としての必要量が高まる。消費量が多くなるため，食生活が何らかの理由で偏ると確実に不足する。

6 ミネラル[1]

◀1 33-94

意識的に日々の食事に取り入れなければ，成長期では不足を来す。

- **カルシウム**　成長に伴う体内カルシウム蓄積量は，小児期，特に思春期の12～14歳で最大となる。これは性ホルモンが骨へのカルシウム蓄積を促すことによる。運動によっても骨量は増加する。思春期初期では，乳児期，妊娠後期とともに，見かけのカルシウム吸収率が高値となることが知られており，食事摂取基準はこの点を踏まえて設定されている。
- **鉄**　思春期における筋肉や血液量の増加，月経の開始を加味し，食事摂取基準が設定されている。鉄を多く含む食品は**表6-6**（p. 121）参照。

d 成人

成人期の年齢区分は「日本人の食事摂取基準（2020年版）」では，18～29歳，30～49歳，50～64歳の3区分に相当する。身体活動レベルは，男女とも，レベルⅠ（低い）は1.50，レベルⅡ（ふつう）は1.75，レベルⅢ（高い）は2.00とされている。

1 エネルギー[2]

◀2 35-83

エネルギーの摂取量および消費量のバランス（エネルギー収支バランス）の維持を示す指標として，BMIが採用されている（p. 31，**表2-9**参照）。

1日当たりの推定エネルギー必要量は，基礎代謝量に対する身体活動レベルの倍率で示される。

推定エネルギー必要量（kcal/日）＝基礎代謝量（kcal/日）×身体活動レベル

2 たんぱく質

18歳以上のたんぱく質の推奨量は，男性では65g/日，女性50g/日である。

3 脂質

脂肪の目標量（%エネルギー）は，男女とも18～29歳，30～49歳，50～64歳のすべての年代において20～30%である。飽和脂肪酸の目標量（%エネルギー）は，男女ともすべての年代において７%以下である。

4 炭水化物

炭水化物はエネルギー源としての役割から，食物繊維は生活習慣病の発症予防と重症化予防の点から指標の設定と数値の算定が行われている。炭水化物の目標量（%エネルギー）は50～65%である。食物繊維の目標量は，すべての年代において男性21g/日以上，女性18g/日以上である。

5 エネルギー産生栄養素バランス

エネルギー産生栄養素バランスの目標量（%エネルギー）は男女ともすべての年代において，たんぱく質13～20%（50～64歳は14～20%，65歳以上は15～20%），脂質20～30%，飽和脂肪酸７%以下，炭水化物50～65%である。

6 ビタミン

ビタミンは欠食，偏食，少食などの食生活の乱れ，または運動量の過重負荷などがなければ，現在の日本人の食事摂取からの過不足は生じない。

●**ビタミンA**　推定平均必要量の参照値である9.3μgRAE/kg 体重/日と参照体重から概算すると，男性のビタミンA推定平均必要量は600～650μgRAE/日，女性は450～500μgRAE/日となる。推奨量は，個人間の変動係数を20%と見積もり，推定平均必要量に推奨量算定係数1.4を乗じ，成人男性は，850～900μgRAE/日，成人女性は650～700μgRAE/日となる。

●**ビタミン B_{12}**　ビタミン B_{12}については，生活習慣病との関係として，発症予防との関連が示されている。50歳以上の多くの中高齢者は，萎縮性胃炎（p. 57参照）などで胃酸分泌が低下し，食品中に含まれるたんぱく質と結合したビタミン B_{12}の吸収率が減少する。加齢に伴う体内ビタミン B_{12}貯蔵量の減少に備えるためには，若年成人からビタミン B_{12}を6～10μg/日程度摂取することで体内ビタミン B_{12}貯蔵量を増大させ，高濃度に維持させておくことが必要である。

7 ミネラル

●**ナトリウム**　ナトリウムの過剰摂取による生活習慣病のリスク上昇，重症化を予防するため，食塩相当量の目標量は男性7.5g/日未満，女性6.5g/日未満とされている。

●**カリウム**　高血圧予防のための望ましい摂取量（目標量）は，男性3,000mg/日以上，女性2,600mg/日以上としている。

●**カルシウム**　男性の推奨量は18～29歳で800mg/日，30～64歳で750mg/日，女性では18～64歳で650mg/日となっている。

カルシウム過剰摂取によって起こる障害として，高カルシウム血症，高カルシウム尿症，軟組織の石灰化，泌尿器系結石，前立腺がん，鉄や亜鉛の吸収障害，便秘などがあげられる。18歳以上の成人について2,500mg/日を耐容上限量としている。

●**鉄**　鉄の推奨量は，成人男性で7.5mg/日，女性では月経のある18～49歳で10.5mg/日，50～64歳で11.0mg/日（月経のない場合は，18～64歳で6.5mg/日）となっている。

成人では，鉄の長期摂取による慢性的な鉄沈着症が重大である。したがって，耐容上限量は，15歳以上の男性で50mg/日，女性で40mg/日とされている。

●**そのほかのミネラル**　リン，マグネシウム，銅，ヨウ素，マンガン，セレン，亜鉛等も人体の生命活動に重要な働きをしているが，その過不足は自覚できない。多種類の食品を摂取することで微量ミネラルの過不足を予防できる。

e 高齢者◀

◀ 33-96

65～74歳では，推定エネルギー必要量が，身体活動レベルⅠ（1.45），Ⅱ（1.70），Ⅲ（1.95）の３区分，75歳以上ではⅠ（1.40），Ⅱ（1.65）の２区分で，それぞれ成人期（18～64歳）に比べてやや低めに設定されている。

高齢者においては，身体的にも消化・吸収能についても個人差が大きい。また，何らかの疾患がある場合も多いのでエネルギー摂取量は個人対応をするとよい。

フレイルおよびサルコペニアの発症予防を目的とした場合，少なくとも1.0g/kg体重/日以上のたんぱく質を摂取することが望ましいと考えられる。

Check 2 食事摂取基準の基礎的理解

問題 次の記述について，○か×かを答えよ。

日本人の食事摂取基準（2020年版）

1 推定平均必要量は，ほとんどの人が栄養素の必要量を満たす摂取量である。
2 推奨量算定係数は，「1＋変動係数」で示すことができる。
3 目標量は，生活習慣病予防を目的とする指標である。
4 目安量は，過剰摂取からの回避を目的とする指標である。
5 食事摂取基準は，健康食品やサプリメントを対象としない。
6 食事摂取基準は，習慣的な摂取量の基準を「1日当たり」を単位として示している。
7 推定平均必要量の外挿では，体表面積を用いる方法が採用されている。
8 食事調査では，エネルギー摂取量については過大申告が起こりやすい。
9 食事調査では，調査日数が短いほど摂取量の分布曲線の幅は狭くなる。
10 エネルギー管理については，BMIよりも体重の方が鋭敏な指標である。
11 身体活動レベルは，1歳以上のすべての年齢区分でⅠ～Ⅲで設定されている。
12 たんぱく質の推定平均必要量は，要因加算法により算定されている。
13 カルシウムの推定平均必要量は，平衡維持量をもとに算定されている。
14 ビタミンB_6の推定平均必要量は，たんぱく質摂取量当たりで算定されている。
15 食物繊維の項目と数値は，健康の保持・増進と生活習慣病の重症化予防の観点で設定されている。
16 18歳以上のナトリウム（食塩相当量）の目標量は，男女とも7.0g/日未満である。
17 カルシウムでは耐容上限量は設けられていない。
18 基礎代謝基準値は，幼児期に比べ学童期で低い。

解説

1 ×　2 ×　3 ○　4 ×

栄養素の指標は，摂取不足からの回避を目的とする３種類の指標（推定平均必要量，推奨量，目安量），過剰摂取による健康障害の回避を目的とする指標（耐容上限量），生活習慣病の予防を目的とする指標（目標量）の計５種類の指標から構成される。

推定平均必要量は，50％の人が栄養素の必要量を満たすと推定される指標である。

推奨量＝推定平均必要量×（１＋２×変動係数）＝推定平均必要量×推奨量算定係数

5 × 食事摂取基準は，食事として経口摂取される通常の食品に含まれるエネルギーと栄養素を対象としている。耐容上限量については，いわゆる健康食品やサプリメント由来のエネルギーと栄養素も含み，耐容上限量以外の指標については，通常の食品からの摂取を基本としている。

6 ○

7 × 推定平均必要量の外挿では，体重比の0.75乗を用いる方法が採用されている。

8 ×　9 ×

エネルギーならびに各栄養素の摂取状況のアセスメントは，食事調査によって得られる摂取量と食事摂取基準の各指標で示されている値を比較することによって行うことができる。食事調査の測定誤差で特に留意を要するのは，過小申告・過大申告と日間変動の２つである。エネルギー摂取量については過小申告が起こりやすく，調査日数が短いほど摂取量の分布曲線の幅は広くなる。

10 ○

11 × 身体活動レベルは，１～２歳と３～５歳ではレベルⅡのみが設定されている。また，18～64歳ではレベルⅠ：1.50，レベルⅡ：1.75，レベルⅢ：2.00に設定され，75歳以上ではレベルⅠとⅡが設定されている。

12 ×　13 ×

たんぱく質の推定平均必要量・推奨量は，窒素平衡維持量をもとに算定されている。カルシウムや鉄では，推定平均必要量・推奨量が要因加算法により算定されている。

14 ○

15 ○

16 × 食塩相当量の目標量は男女で異なり，18歳以上では男性7.5g/日未満，女性6.5g/日未満となっている。

17 × カルシウムの過剰摂取によって泌尿器系結石等がみられるため，18歳以上で，耐容上限量が2,500mg/日と設定されている。

18 × 基礎代謝基準値は，１～２歳で最も大きく年齢が増すにつれて小さくなる。

3 成長，発達，加齢

A 成長，発達，加齢の概念

a ライフサイクル

ヒトのライフサイクルは受精から始まり，胎児期を経て出生し，成長・発達により成人期に達する。その後，加齢により高齢期に至り，最終的に死に至る。この受精から死に至るまでの過程をライフサイクルという。ヒトの体は，ライフサイクルに応じて絶えず変化し続けているため，各ライフステージにおける健康の維持・増進のためには，ライフサイクルの中で生じるさまざまな身体的変化，精神的変化，社会的変化を理解することが重要である。

ヒトの一生を区分すると，**表3－1**のようになる。

b 成長◀／c 発達◀

◀ 35-88
34-87
33-88

卵子と精子が受精し，生じた受精卵からヒトの生命現象は始まる。つまり，体のすべての細胞は1つの受精卵に由来しているといえる。発生初期に胎芽は細胞分裂と増殖を繰り返し，内胚葉，中胚葉，外胚葉の形成を行い，**原腸陥入**により消化管が発生，中胚葉から血管，筋肉が発生，外胚葉由来の神経管から中枢神経が発生してくる。各臓器の細胞には機能分化が備わっており，胎児期には器官形成が行われるようになる。

原腸陥入
発生の段階で，細胞が陥入し原腸が形成されること。

ほとんどの臓器の形態形成は，出生時にはすでに完了している。

●**成長とは**　生物学では生体の量の増加を指し，発育と同じ意味で用いられる。

●**発達とは**　運動能力や免疫機能を含む身体の機能面，および各臓器器官・組織

表3-1 ヒトの生涯の時期的区分

1．出生前期	(1) 細胞期	受精～胚葉になるまで
	(2) 胎芽期	8週未満
	(3) 胎児期	8週以後～出生
2．小児期	(1) 新生児期	0～1か月未満
	(2) 乳児期	1か月～1歳未満
	(3) 幼児期	1～6歳未満
	(4) 学童期	小学校（6～12歳）
	(5) 思春期	中学・高校（12～18歳）*
3．成人期	(1) 青年期	～29歳
	(2) 壮年期	30～49歳
	(3) 中年（実年）期	50～64歳
4．高齢期	(1) 前期高齢期	65～74歳
	(2) 後期高齢期	75歳以上

注）*狭義では10～15歳頃，以降は青年前期と重なる。

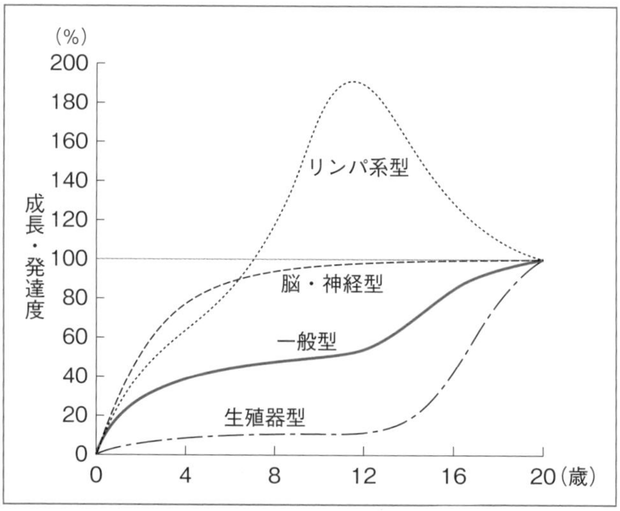

図3-1 スキャモンの発育曲線

がもつ働きが成熟する過程を指す。

●**スキャモン(Scammon)の発育曲線**　成長・発達を経時的変化で示したもので，20歳での成長・発達度を100として４つの型に分類している（**図３-１**）。

①一般型：身長，体重，血液量，骨格，筋肉，消化器，呼吸器など

②脳・神経型：脳・神経系，頭囲，末梢神経，視覚器など

③リンパ系型：胸腺，リンパ腺，扁桃腺

④生殖器型：睾丸，前立腺，卵巣，子宮（第二次性徴）

①の一般型は乳幼児期と思春期に成長が著しい。②の脳・神経型は乳幼児期に急激に成長し12歳ごろに完成する。③のリンパ系型は10～12歳ごろに20歳時の２倍程度まで成長し，その後低下する。④の生殖器型は思春期に急激に成長する。

d 加齢

●**加齢とは**　生物が生きている間に歳を重ねることを指す。

●**老化とは**　いったん完成した体の機能が低下したり，生活習慣病や老年病が発生したりすることにより，徐々に進行する体の機能低下による，総合的変化のことをいう。

成長が遺伝子のプログラムによってコントロールされているように，老化のプロセスも遺伝子にコントロールされていることが明らかにされつつある。

図３-２に示すように，遺伝性早老症であるハッチンソン病やウェルナー症候群は，老化が遺伝子にプログラムされているという説を支持するものである。しかし，加齢に伴って起こる基礎病態により老年病が発症し，病的老化が起こるのも明らかな事実である。実際，生活習慣病といわれる動脈硬化症，高血圧症，心疾患，がんでは環境要因が発症に深くかかわっており，病的老化における環境要因の重要度を裏付けている。

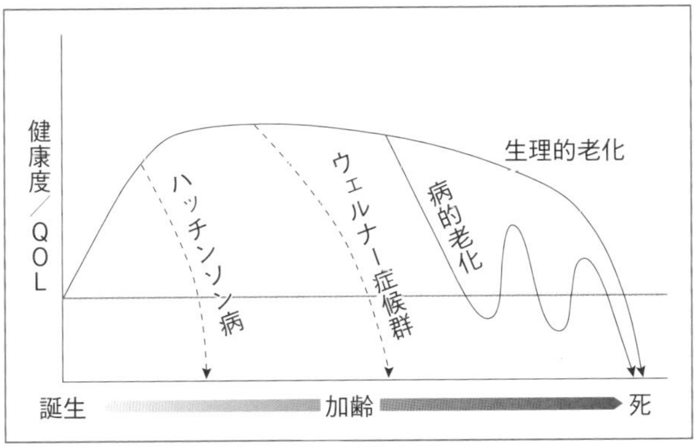

図3-2 ヒトの一生

注） ヒトの一生における健康度／QOL と加齢，生理的老化，病的老化（老年疾患の発症）との関係を示す概念図
資料） 白澤卓二：老化時計（2002）中公新書ラクレ

老化には遺伝子によってコントロールされている部分と環境要因によって規定されている部分があり，小児～成人期の食事，運動などの生活習慣が老後の QOL (quality of life；生活の質）に多大な影響を及ぼしている。つまり，小児～成人期の栄養管理は，老年病予防にとっても重要なのである。

B 成長，発達，加齢に伴う身体的・精神的変化と栄養

a 身長，体重，体組成

1 成長，発達に伴う変化

1 成長期における成長・発達の特徴

小児期の成長・発達は著しい。

● **新生児期**（0～1か月未満），**乳児期**（1か月～1歳未満）　新生児期・乳児期前半における身体的な成長・発達の伸びは最も顕著である。乳児期後半からは，成長・発達速度は緩慢となる。

● **幼児期**（1～6歳未満）　乳児期に比べ，成長速度は緩やかである。

● **学童期**（6～12歳）　成長・発達速度は，ほぼ一定である。

● **思春期**　思春期以前では男女差はないが，思春期の成長・発達度は男子のほうが女子より大きい。これが，成人における男女差となっている。

2 身長，体重，体組成の特徴◀ ◀36-86 35-90 34-87 33-88 33-93 32-88

● **身長**　身長は1歳児で新生児（平均50cm）の1.5倍（約75cm），4歳児で約2倍（約100cm）となる。1～6歳までの幼児期の5年間における平均身長増加量は27cm である。学童期の身長の伸びは，年間5cm とほぼ一定である。思春期前期には再び急激な成長がみられる。1年間当たりの最大増加（ピーク）を示す年齢は女子では9～11歳ごろ，男子では11～13歳ごろである。女子では年間7～8cm，男子では9～10cm 程度の伸びがあるが，これを**思春期発育急進**

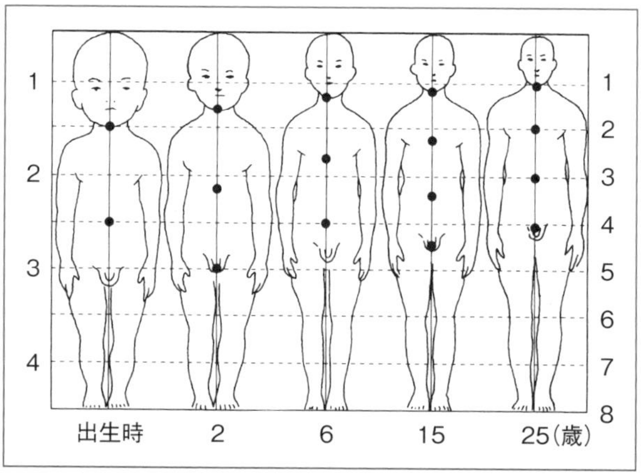

図3-3 体型比較（Straz）

現象（成長のスパート）という。この現象終了以降，身長はほとんど増加しない。

●**体重**　体重は１歳児で新生児（平均３kg）の３倍（約９kg），４歳児で約５倍（約16kg）となる。１～６歳までの幼児期の５年間における平均体重増加量は，6.5kg である。学童期の体重は，年間３kg という一定の増加量を維持しながら成長する。また，思春期では身長よりほぼ１年遅れて女子は10～12歳ごろ，男子は12～14歳ごろ最大増加がみられる。

身長・体重とも，成長の時期や幅は個人差が大きい。

●**体組成**　新生児と成人の体型を比較すると，頭高と身長の割合は，新生児で１：４（４頭身），幼児期で１：５～６となり，成人期で１：８となる（**図３-３**）。つまり，成長とともに頭部に比べて体躯が大きくなり，なかでも四肢・内臓諸器官の成長・発達が著しくなってきている。

不感蒸泄
呼気中の水蒸気や皮膚表面からの水分排泄。１日に800～1,000mL 排泄される。

乳児の身長に対する体表面積は，成人に比べて大きい。これは，**不感蒸泄**や発汗で失われる水分が多いことを意味する。乳児の体内水分量は80%であり，そのうち細胞内液は35%，細胞外液は45%である。成人の体内水分量は約60%で，うち細胞内液は40%，細胞外液は20%とされ，乳児は大人に比べ，細胞外液の割合が高い。

新生児の体脂肪率は10～15%である。体脂肪の蓄積は出生後１年間がもっとも著しく，１歳児の体脂肪率は新生児の約２倍に達する。その後，体脂肪率は低下していくが，学童期頃から再び増加する。思春期になると，女子の体脂肪率はそのまま増加を続けるが，男子は思春期前期において，体脂肪量の相対的減少と除脂肪量の相対的増加により，体脂肪率が低下する。思春期以降の体脂肪率は，男子に比べて女子で高くなっている。

3 成長・発達の推移

図３-４，**図３-５**に昭和25（1950）～令和２（2020）年の平均体位の変化を示した。身長，体重の変化には生理学的，栄養学的要因とともに，時代背景など社会的，経済的な要因が含まれていることがわかる。

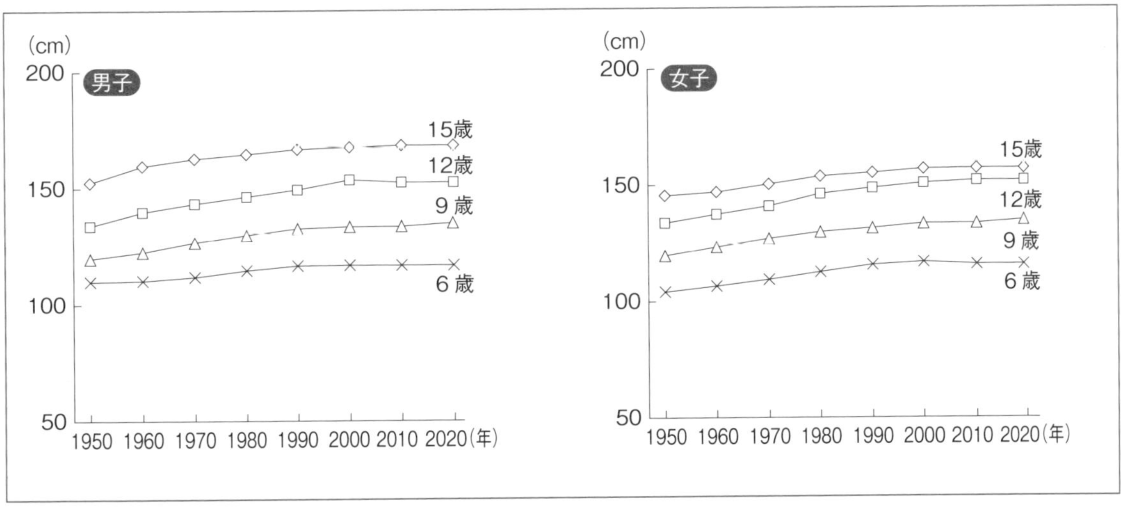

図3-4　平均身長の推移

資料）文部科学省：学校保健統計調査
注）2020年度の数値については，調査時期の影響が含まれるため，過去の数値と単純な比較はできない。

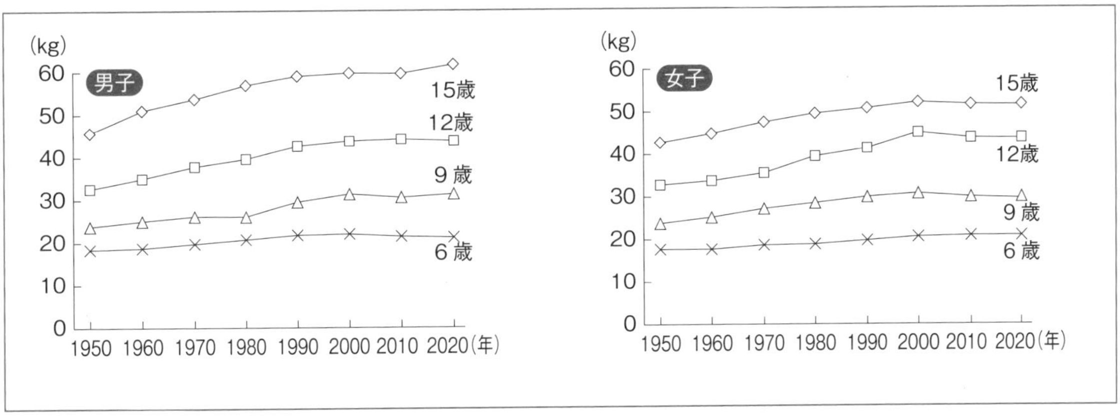

図3-5　平均体重の推移

資料）文部科学省：学校保健統計調査
注）2020年度の数値については，調査時期の影響が含まれるため，過去の数値と単純な比較はできない。

●**終戦直後と近年の比較**　終戦直後である1950年は，人々への食料供給は十分とはいえなかった。一方，近年では食料は十分にあるが，個人によって過剰摂取と不足の者が混在している状態である。その影響は，第二次性徴期にある12歳児の変化に著しく現れている。終戦後から約60年の間に，身長は男子16.3cm，女子14.5cm伸び，体重は男子12.4kg，女子11.1kg増加している。その後の約10年間では，身長・体重ともほぼ横ばいである。

●**経時的変化**

- 1970（昭和45）年以前：曲線はほぼ直線的な伸びを示した。それ以後はやや緩やかな伸びとなり，落ち着いてきている。
- 1970年代：この時期の成長・発達は，日本の高度経済成長とほぼ一致しており，国民所得および食料生産の増加により，十分な食料が提供されるようにな

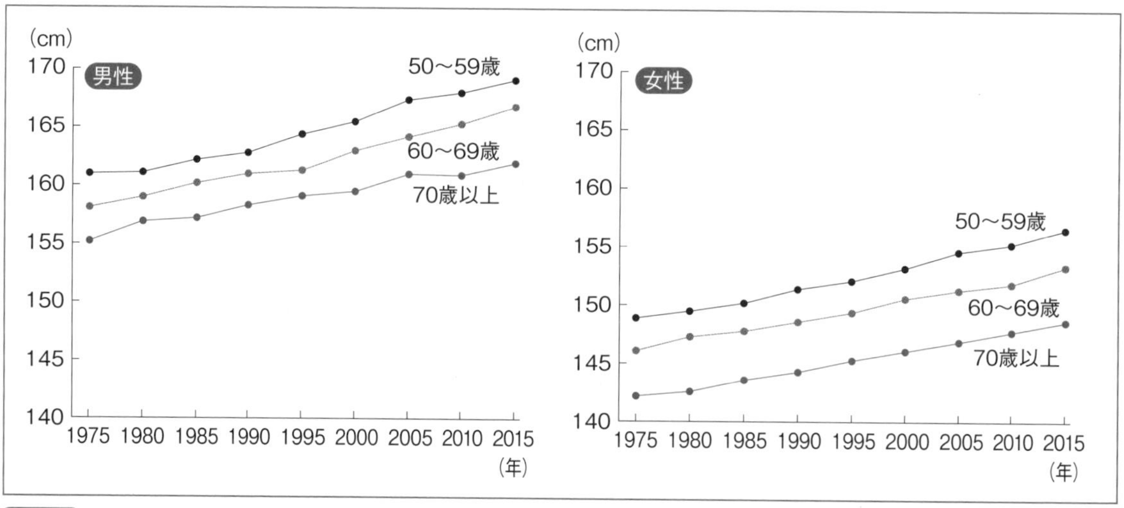

図3-6 平均身長の年次推移

資料）厚生労働省：国民健康・栄養調査

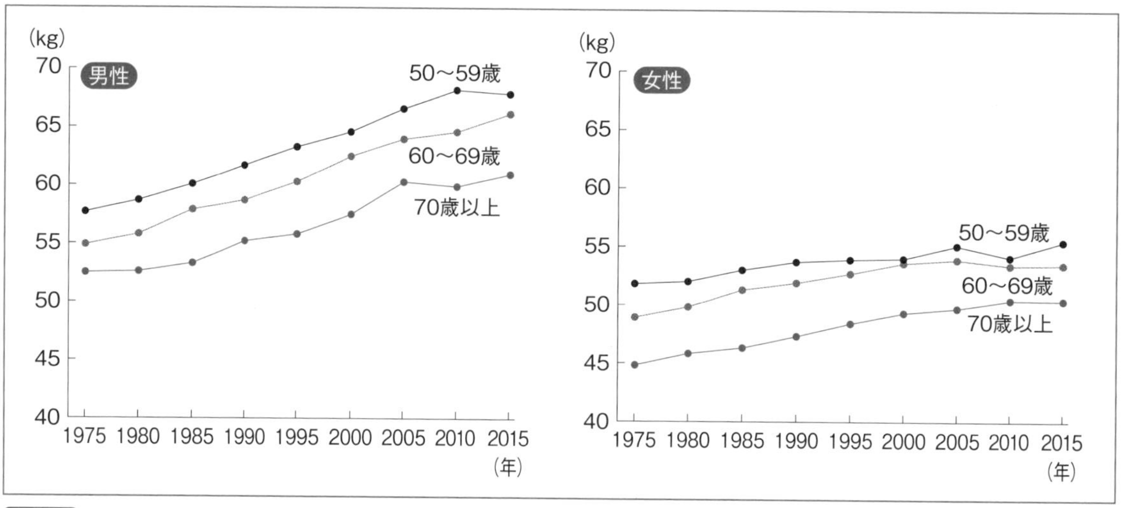

図3-7 平均体重の年次推移

注）妊婦除外。
資料）厚生労働省：国民健康・栄養調査

った。それに伴い，国民の栄養事情は飛躍的に改善された。

・1980（昭和55）年代以降（飽食の時代）：食料摂取量については個人差が拡大し，肥満からやせといわれる児童まで千差万別となった。その傾向は現在でも続いている。

◀36-86
35-93
34-94

2 加齢に伴う変化

50～59歳，60～69歳，70歳以上の身長，体重の年次推移（1975～2015年）を図3－6，図3－7に示した。

身長は40代で減少し始める。ある研究によれば，この現象は女性より男性のほうが早期に始まり，減少率は70～85歳の男性では平均2.3%，女性では平均3.9%

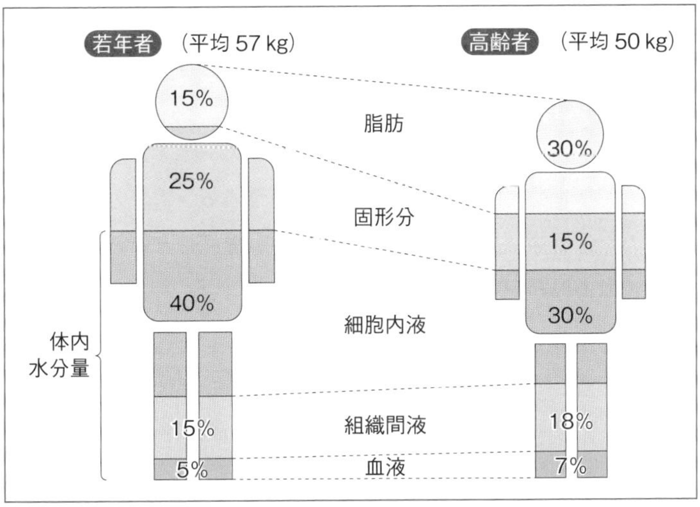

図3-8　加齢による体組成の変化

注）**図 8－1**（p. 140）参照。
資料）臨床栄養，93（1998）

で女性のほうが高い傾向にあった。これは，骨粗鬆症発症との関連や椎骨と椎間板の退行変性による脊柱の変化が大きいことが原因であると考えられている。

体重は，中年で増加し高齢者で減少する傾向にある。体重の減少は細胞数の減少による臓器組織重量の低下，つまり筋肉，水分，骨の減少が主な原因であり，同研究では，中年期と比べて70～85歳の男性で約5.8%，女性で約8.9%の減少であった。

また，加齢に伴って体内水分量は徐々に減少していく。特に細胞内液の低下が著しく（**図 3－8**），細胞外液（細胞間液および血液）との差が小さくなっていく。また，実質細胞数の減少とともに，身体全体が萎縮していく。筋肉，骨などの固形分も減少していくのに対し，脂肪組織はやや増える傾向にあり，体重に占める脂肪重量比率は高くなる。

Column　分子レベルの老化――テロメア説

テロメア説は，老化の機序を示す学説の一つで，老化は遺伝子レベルで制御されていて，細胞分裂を繰り返すごとに，染色体の末端にあるテロメア（染色体を保護し，ゲノム*を安定化させる作用をもつ構造物）が短くなるというものである。

テロメア説は，分裂有限説ともいわれる。ヒト線維芽細胞を試験管内（*in vitro*）で培養すると，約50回の分裂で細胞が増殖できなくなる。一方，生殖細胞，ある種のがん細胞は無限に分裂・増殖を繰り返す。これはテロメラーゼという酵素が，テロメアの短縮化を防ぐ働きをしているためといわれる。ヒトの受精卵が成熟するに伴い，テロメラーゼ活性が低下し，細胞分裂ができなくなり，細胞が寿命を迎え，ヒトも寿命を迎えるということになる。

補足　*ゲノム：配偶子または生物体を構成する細胞に含まれる，生物に固有の最小限の染色体の１組，またはその中の DNA の総称。

b 消化，吸収

◀ 36-91
35-90
34-87

1　成長・発達に伴う変化

新生児では，唾液の分泌量が少なく，唾液アミラーゼ（プチアリン）も少ないが，離乳食として多糖類を与えるようになると急増する。胃液の分泌量は発育状況に伴って増加し，母乳栄養児では，母乳はカード（凝乳）という分解物になり，脂肪は母乳に含まれるリパーゼで消化される。

1　消化

口腔は食べ物が最初に体内に入る部位である。口唇と舌は食物捕捉の作用をし，さらに舌は咀嚼，嚥下において機能する。また，食べ物を咀嚼する歯，および消化器官である胃は，以下のように発達する。

●**歯の発達**

- 生後６か月：乳歯（一次歯）の萌出が始まる。
- ～３歳ごろ：乳歯20本が生えそろう。咀嚼力はこの間に発達する。
- ６歳ごろ：第三大臼歯（親知らず）を除き，永久歯が生え始める。
- 11歳ごろ：永久歯の萌出が完了する。

●**胃の発達**

- 生後１か月：出生時には低値を示していた**トリプシン活性値**が成人と同値になる。
- 生後５か月：消化機能も徐々に発達する。
- ～乳児期：胃の形は筒状に近く，食物の滞胃時間がまだ短いので，乳が逆流することがある（溢乳（いつにゅう））。
- １歳ごろ：胃の内容量は成人の約１/３に達する（出生直後は，30～40mLで成人の約１/10）。
- 幼児・学童期：乳児期の筒状から特有の湾曲が起こり，かぎ針状になる。許容内容積も徐々に増加していく。

トリプシン活性値
トリプシンはたんぱく質を分解する膵液中の消化酵素であり，その酵素活性の値を指す。

2　吸収

体格の発育に伴い，腸の長さも増し，腸の**蠕動（ぜんどう）運動**も活発になる。個人差や性別もあるが，乳児期の小腸の長さは身長の６～７倍であり，成人では身長の約4.5倍になるといわれている。肝臓の体重に対する割合は，出生時に５％であるが，成人では2.5％まで減少する。

蠕動運動
物理的消化の一つ。食物を，消化器の収縮により波のうねりのように食道から胃に送り込む。また，胃で消化液と食物を混ぜ合わせる（縦横斜めの筋肉の運動により食物が糜汁（びじゅう）化される）。

2　加齢に伴う変化

加齢による歯の欠損や咀嚼筋の衰え，唾液分泌量の減少による口腔内乾燥症は，噛み砕きながら唾液と混合して食塊をつくる過程に支障を来す。また，唾液アミラーゼの減少はデンプンの消化を低下させる。高齢者の約70％は**ピロリ菌**感染があるといわれ，感染による萎縮性胃炎があれば胃酸の分泌量が減少する。膵臓の膵アミラーゼ，トリプシン，リパーゼの産生能も中年期以降低下し，たんぱく質や脂質の消化機能の低下が認められる。

ピロリ菌
Helicobacter pylori。動物の胃内に生息し，慢性胃炎や胃潰瘍，胃がん，小児鉄欠乏性貧血の原因にもなっている。

吸収機能においては小腸における脂質，炭水化物，カルシウムの軽度の吸収低下が生じるといわれるが，加齢による小腸の形態的な影響は小さい。

c 代謝

1 呼吸

乳児期は主に腹式呼吸であるが，呼吸筋や胸郭の発達に伴い３歳ごろから胸式呼吸へ移行する。幼児の呼吸数は，20～30回/分である。

2 体温

幼児の体温は成人と比べ一般に高い。また，汗腺の発達が不十分で，環境の変化を受けやすい。体温調節能は10歳ごろに成人と同程度となる。

3 基礎代謝基準値[1]

1 36-91 32-93

基礎代謝基準値は，１～２歳で，男児61.0kcal/kg 体重/日，女児59.7kcal/kg 体重/日と最も高く，年齢が高くなるにつれ低下する（75歳以上で，男性21.5kcal/kg 体重/日，女性20.7kcal/kg 体重/日）。

4 免疫

母体から胎盤を経由して胎児期に得られた免疫力（IgG）は，生後数カ月で弱まり，感染に対する抵抗力がほかの時期に比べ弱くなる。体内での免疫形成は，乳児の発育に伴い，免疫の主体が能動免疫に移行する。幼児期では，細菌感染に対する抵抗力が弱い。

d 運動，知能，言語，精神，社会性

1 成長・発達に伴う変化

1 運動能力[2]

2 35-88 32-88

- **乳児期**　運動能力は，神経系の発達に伴い獲得される。神経系は脊髄，延髄，橋，中脳，大脳皮質の順で発達する。６か月になると中脳まで，１歳ごろには大脳皮質の一部まで発達が進む。
- **幼児期**　骨格・筋肉系の発達に伴い，運動機能が発達し，運動能力を得て，運動量が増す（粗大運動）。また，神経・筋肉系の発達に伴って，手指による運動（微細運動）が著しく発達する。粗大運動と微細運動は，発育・発達の過程で徐々に増えていくが（p. 109，**図６－２**参照），粗大運動の発達が微細運動に先行するのが一般的である。

2 知能・言語発達・社会性

- **幼児期**　知能・情緒など精神発達の目覚ましい時期であり，ものを理解するということの学習・記憶力が発達する。また，言語能力の発達（２歳で500語，５歳で2,000語以上の言葉の習得），美醜に対する感情の発達，感受性の発達，新しい人間関係の構築，社会性の発達がみられる。
- **学童・思春期**　自我が確立し，自主性の発達する時期であり，親への依存度の低下，精神状態の複雑化（自立を図る気持ちと，今までの状態を好む気持ちとのジレンマなどが生じる）がみられる。

2　加齢に伴う変化

1　運動

●骨格系

骨梁
骨の内側にある海綿質の構成物。スポンジのように組み合わされた丈夫な構造で，骨にかかる負荷を分散させて支える。

・**骨梁**（こつりょう）構造が加齢依存的に減少する。極端に進行すると骨粗鬆症になる。
・特に女性は，加齢に伴うエストロゲン（p. 59参照）の分泌低下と骨密度の関係に明確な相関があり，骨粗鬆症の予防・治療にホルモン補充療法が有効とされている。
・骨粗鬆症の予防には，若年期から骨量を増加させるような生活習慣および栄養素摂取が重要である。

●筋肉系　加齢に伴い筋肉量が減少したり筋力が低下した状態をサルコペニア（p. 145参照）という。

2　知能・言語

一般に，年をとると知能が低下すると思われてきた。しかし，老年心理学の進歩により健康な高齢者では知能の衰えは小さく，高齢期は青年期に続いて十分に知的能力を発揮できる時期であることがわかってきた。知能は経験により育つ「結晶性知能」と，新しい場面に適応する際に働く「流動性知能」とに分けられる。前者の成長は青年期で止まらず中年期にも上昇し，60歳くらいまで続く。その後，緩やかに低下するといわれる。一方後者は，30歳ごろにピークに近付き，その後，緩やかに上昇するが，40歳ごろには低下し始め，70代では急激な低下となる。また，大脳の器質障害の影響を受けやすいともいわれる。

言語能力とは，「話す・聞く・読む・書く」ことに関する能力である。会話の最中，言いたいことははっきりしているのに出てこない現象を「喚語困難」というが，これは40代ですでに出現し始め，特に人の名前を思い出せない場合が多い。また，加齢に伴い聴力が低下すると，副次的に出現頻度の低い低頻度語の聞き取りが悪くなる。しかし，言葉そのものを忘れたり失ってしまうわけではない。さらに読む能力では，漢字や熟語のようにその意味が重要で，かつそれを知っていれば，黙読の速度低下は70歳くらいまでほとんど認められないといわれる。

Column｜加齢と血圧

動脈の肥厚と弾力性低下，動脈壁への脂肪沈着などによる血管抵抗の増大のために，安静時血圧が上昇し，収縮期の血圧が高くなりやすい。

また，20歳以降にみられる心拍出量の減少も，血管抵抗を上回る血液循環を得るために，より高い血圧が必要とされる原因の一つである。血中カテコールアミン*濃度の増加も血圧上昇に関与する。

補足　*カテコールアミン：生体のアミンの総称。アドレナリン，ノルアドレナリン，ドーパミンの３種。心収縮力や心拍数の増加，血管の収縮，瞳孔の拡大，括約筋の収縮を行い，身体を激しい運動に備えさせる信号となる。また，血糖値を上昇させる働きにより，筋肉グリコーゲンを分解促進し，短時間でエネルギー動員する。

3 精神

精神疾患として特徴的なのは，抑うつ，認知症，せん妄である。認知症を引き起こす原因で最も多いものはアルツハイマー病などの変性疾患，続いて多いのは脳梗塞，脳出血，脳動脈硬化などの脳血管障害である。認知障害，せん妄はアルツハイマー病などの老年期認知症に特徴的である。65歳以上の高齢者では，抑うつの頻度は高く，有病率５～15％である。

一般に高齢者では，抑うつ状態に陥っていても「気分の落ち込み」が目立たず，不安，焦燥感，感情不安定が前面に現れる。また，身体活動の低下，食欲抑制があるので栄養管理が必要である。

心理的特徴は「老いへの不安」である。身体機能，感覚機能の衰退の自覚により，老後や死への不安，社会的役割の減少や経済的依存，周囲の人々の死による人間関係の喪失感がみられる。

4 社会性

高齢者が独居であれば，栄養・食生活面ではさまざまな支障を生じる。経済的困窮，調理設備や技術の不足，日用品や食品の調達困難などがあげられる（**表３－２**）。一方，家族と同居している場合でも，ライフスタイルや価値観の違いなどにより共同生活の困難が生じたり，ストレス蓄積の誘因となることもある。住環境においてバリアフリーにし過ぎることは筋力，体力，骨量低下を招き，結果，**廃用症候群**となる場合もあるので，高齢者への周囲の十分な知識と理解が必要である。

廃用症候群
過度の安静，活動性の低下によって引き起こされる筋萎縮（筋肉が痩せ衰える），関節拘縮（関節の動きが悪くなる），心機能低下などの症候群。生活不活発病ともいう。

e 食生活，栄養状態

1 成長・発達に伴う変化

順調な発育・発達を促すために，①適正な栄養素摂取をするための食生活，②発育・発達に対応した食生活が必要である。

表3-2 高齢者の栄養障害に関連する諸因子

身体的要因	生活活動量の低下 咀嚼力の低下 食欲不振 嚥下障害 便秘 四肢の障害 （買い物，調理などの制約）	慢性疾患 味覚，嗅覚の低下 吸収機能，代謝機能の低下 運動不足 薬品と栄養の相互作用 （食欲不振，悪心，味覚の変化） アルコール依存症
社会・心理的要因	抑うつ 孤独 家族との死・離別 社会的疎外感 生きがい，希望の喪失	興味の喪失 食事，調理への関心喪失 食思不振 精神障害（老年期認知症など） コミュニケーション障害
社会経済的要因	経済的困窮 不十分な調理，貯蔵設備	買い物，調理能力，栄養知識の欠如 移動手段の欠如

資料）栄養学ハンドブック編集委員会編：栄養学ハンドブック第３版（1996）技報堂出版

●**発育段階別**

・乳児期：生後１年間の乳児のエネルギー必要量は，体重当たりで成人男性の２倍にもなる。

・幼児期・学童期：栄養過多，運動不足による肥満が増加傾向を示す。幼児肥満の多くは学童肥満，成人肥満へと移行していく症例が多いので，食事指導，運動指導を含めた生活指導を行っていく必要がある。

・思春期：男子は１日に約3,000kcal のエネルギーを必要とする。また，この時期は骨格の成長のため，カルシウム，たんぱく質，ビタミンＤの必要量は増加する。

◀1 32-92

●**成長に必要な栄養素**◀1

・たんぱく質：成長期を通して，たんぱく質の供給は重要であり，不足するとクワシオルコル（カシオコアともいう）や，たんぱく質不足に起因する骨格の成長不全が現れる。これらの病態では，骨端の閉鎖が遅れ，筋肉が萎縮し，皮下浮腫が生じ，脂肪肝を呈する。また，たんぱく質と炭水化物が不足すると，筋肉を大量に消耗させるマラスムス（消耗症）が発症する。

・ミネラル類：ヨウ素は**甲状腺ホルモン**の合成に，カルシウム・マグネシウムは骨や歯の成長に必要不可欠であり，フッ素は歯のエナメル質の強化とう蝕（虫歯）予防，骨の成長に関与する。鉄はヘモグロビンの産生に必要で，不足すると鉄欠乏性貧血に陥る。亜鉛は正常な細胞分裂に必須で，欠乏すると発育不全や味覚障害などを引き起こす。

・ビタミン類：ビタミンＡは視機能に，ビタミンＤは骨の成長に重要で，ビタミンＤ欠乏は**くる病**の原因となる。

甲状腺ホルモン
甲状腺から分泌されるホルモンであり，構成成分にヨウ素を含む。チロキシンとトリヨードチロニンがある。基礎代謝に関与する。

くる病
乳幼児，小児に起こるビタミンＤの欠乏症。腸管からのカルシウム，リンの吸収障害を起こし，骨の石灰化を障害する。成人においては吸収不良症候群，腎，尿細管などの異常，疾患から惹起される骨軟化症と同様の症状がみられる。

2　加齢に伴う変化

◀2 34-94

1　食事摂取の特徴◀2

加齢に伴う基礎代謝，身体活動量の低下により，高齢者では，必要とするエネルギー量が低下する。ただし，個人差が大きい。

●**過栄養**　高齢者においても肥満者の割合は20％を超えている（平成29年国民健康・栄養調査報告によると，60～69歳の男性34.1％，女性25.8％，70歳以上の男性25.7％，女性26.5％）。また，高コレステロール血症などの脂質異常症，高血圧，高血糖も高率に認められる。このように，高齢者では**過栄養**や生活習慣病が医学的・栄養学的に大きな問題となる。

●**低栄養**　寝たきり高齢者や要介護高齢者では**低栄養**が問題となる。

・要介護高齢者では，食事の摂取量が減少することで低栄養が進行し，免疫機能が低下する。そのため，肺炎などの感染や**褥瘡**（じょくそう）を合併し，さらに全身状態が悪化する。

・誤嚥性肺炎も多くみられる。高齢者の肺炎は難治性であり，要介護者では死因につながるので，栄養および摂食の管理は重要である。

・高齢者の低栄養の原因は，認知機能低下，うつ状態，義歯不具合の口腔の問

褥瘡
→p. 151も参照。
長期療養などで腰，仙骨部，かかと，ひじなどと支持面との接触部が血行不全となり，組織に壊死が生じる病態。難治性である。

題，**萎縮性胃炎**や便秘などの胃腸障害，多種多剤薬物服用などの医原性要因，経済的問題や買い物，家庭問題など，さまざまである（p. 55，**表3－2**参照）。

萎縮性胃炎
加齢とともに繰り返された胃粘膜の広い範囲の炎症が慢性的に続くことで，胃粘膜や胃腺が萎縮した状態。胃壁細胞の減少により胃酸の分泌が低下し，消化不良の原因となる。食欲不振や胃もたれなどの症状が現れる。

2　栄養状態の変化[1]

高齢者では，歯の欠落・歯周病，義歯のために咀嚼機能が低下し，十分な食事摂取ができなくなる。また，唾液の分泌減少，味覚の感知能力の減退，嗅覚の低下，口渇感の減退，嚥下障害，食欲の低下，摂取食品の偏りなどにより，良質のたんぱく質，ビタミン，ミネラル，食物繊維が不足する。

[1] 36-86
34-94

Column　**加齢と味覚閾値（いきち）**[2]

生体で味が明らかに感じられる最小濃度％を，味覚閾値という。味覚閾値には個人差があり，年齢，性別によっても異なる。味覚では，苦味（硫酸キニーネ）が最も閾値が低い。味に対する感度は加齢に伴って低下し，味覚閾値が上昇する。塩味の閾値の上昇は，酸味，甘味，苦味に比べて大きい。

常温における各呈味成分の閾値は，下記の通りである。

甘味：ショ糖0.5％　　塩味：塩化ナトリウム0.08％　　酸味：塩酸0.006％，クエン酸0.0025％
苦味：硫酸キニーネ0.00005％　　旨味：グルタミン酸0.03％

[2] 35-94, 33-88

Check 3 成長，発達，加齢

問題 次の記述について，○か×かを答えよ。

スキャモンの発育曲線

1 22歳での成長・発達度を100として４つの型に分類し，成長・発達の経時的変化を示したものである。
2 ４つの分類で，リンパ系型には胸腺，リンパ腺，扁桃腺が含まれる。
3 ４つの分類で，一般型には身長，体重，血液量，頭囲が含まれる。
4 リンパ系型の成長・発達度は，16～18歳ごろに最大となる。

成長，発達，加齢

5 身長に対する体表面積は，乳児より成人のほうが大きい。
6 乳歯は，４歳ごろに生えそろう。
7 サルコペニアは，加齢により筋肉量が減少したり，筋力が低下した状態をいう。
8 加齢に伴い，体重に占める脂肪重量比率は低くなる。

食生活，栄養状態

9 成長期にたんぱく質と炭水化物が不足すると，筋肉を大量に消耗させるクワシオルコル（カシオコア）が発症する。
10 ビタミンＤ欠乏は，くる病の原因となる。
11 ヨウ素は，ヘモグロビンの産生に必要である。
12 高齢者では，主に低栄養が問題となり，過栄養はほとんどみられない。

成長，発達，加齢に伴う身体的変化

13 幼児期は生涯を通して最も身体的成長が顕著である。
14 母体からの免疫力は生後６か月くらいで弱まっていく。
15 加齢に伴う体内水分量の減少は，特に細胞外液の低下が著しい。
16 高齢者の廃用症候群を防止するには，住環境をバリアフリーにすることが必要である。

解説

1 × 20歳での度合いを100としている。
2 ○
3 × 頭囲は，脳・神経型に含まれる。
4 × リンパ系型の成長・発達度が最大となるのは，11～12歳ごろで，100を超える。

---

5 × 成人より乳児のほうが大きい。このため，乳児では，成人より不感蒸泄や発汗で失われる水分が多い。
6 × 乳歯（一次歯）20本は，３歳ごろに生えそろう。
7 ○
8 × 身体全体が萎縮し，筋肉，骨なども減少するのに対し，脂肪組織はやや増える傾向にあるため，体重に占める脂肪重量比率は高くなる。

---

9 × クワシオルコル（カシオコア）は，たんぱく質の不足で生じる骨格の成長不全である。問題文の記述は，マラスムス（消耗症）である。
10 ○ ビタミンＤは，骨の成長に重要である。
11 × ヨウ素は，基礎代謝に関与する甲状腺ホルモンの合成に必要な栄養素である。
12 × 高齢者の肥満の割合は20％を超えており，過栄養は生活習慣病とともに，医学的，栄養学的に大きな問題となっている。

---

13 × 乳児期が最も顕著である。
14 ○
15 × 加齢により，細胞内液は著しく減少する。
16 × バリアフリーにし過ぎないことが重要である。

4 妊娠期，授乳期

妊娠の定義は，受精卵の着床から，胎芽または胎児および付属物を排出するまでの状態をいう。妊娠している女性を妊婦といい，初めて妊娠した者を初妊婦，妊娠22週以降の分娩を経験した者を経産婦という。

授乳期は，妊娠・出産からの母体の回復（産褥期）および母乳分泌を促進する時期である。母乳分泌による栄養素の損失を補うために，必要量に合ったエネルギーや栄養素の摂取が重要となる。

妊娠中や分娩中の母体の全身的，局所的な変化が，妊娠以前の状態に戻る過程を**復古現象**という。種々の臓器の構造や機能の回復として現れるが，性器とホルモン系で顕著である。

授乳期の栄養は，母体の産褥復古と，母乳分泌，乳児保育のためのエネルギー消費を考慮しなければならない。

A 妊娠期・授乳期の生理的特徴

a 妊娠の成立・維持

1 妊娠のメカニズム

●**排卵**　成熟した女性は，周期的に卵巣から卵子を腹腔の中に排出する。これを排卵という。

●**受精**　排卵された卵子は卵管の中に取り入れられ，そこで受精して受精卵となる。

●**着床**　受精卵は，細胞分裂を繰り返しながら子宮腔へと輸送され，表面の透明帯が消失して子宮内膜に接着し，固定される。これを，着床という。受精後，着床まで6日ほど要する。着床をもって妊娠の成立とする。

着床した受精卵は**絨毛**（じゅうもう）を内膜に進入させ，母体から栄養素を取り入れる。子宮内膜に着床した胞胚は子宮内膜中に入り，細胞分裂を繰り返し，胎児・胎盤を形成していく。

絨毛（胎盤形成時にできる絨毛）
胞胚が子宮内膜に着床すると，その表面の栄養胚葉の細胞が多数形成され，栄養交換の働きをする。

2 妊娠時の内分泌と妊娠の維持◀

◀ 35-37

以下，妊娠のプロセスにかかわる内分泌物質について説明する。

●**妊娠後絨毛性性腺刺激ホルモン（ヒト絨毛性ゴナドトロピン，hCG）**　妊娠初期に多く分泌され，胎盤からの黄体ホルモン（プロゲステロン）分泌の開始まで黄体を維持し，黄体ホルモンの分泌を持続させ，妊娠を維持する。妊娠初期に多く分泌される性質から，妊娠の早期診断に用いられる。

●**黄体ホルモン（プロゲステロン）**　胎盤から分泌される。排卵を抑制し，妊娠を維持する。

●**エストロゲン（エストリオール）**　妊娠後半期に増加する。子宮や胎児の発育を促す。黄体ホルモンとともに，乳腺の発達，産道の成熟にもかかわる。母体の血中・尿中での値は，胎児の発育・胎盤機能両者の検査に役立つ。

●**ヒト胎盤性ラクトゲン（hPL）**　胎盤から母体血中に放出されるたんぱく質ホルモン。血中濃度から胎盤機能を判定する。

●**甲状腺刺激ホルモン（TSH）**　糖・脂質・たんぱく質の代謝を促進する。

3 妊娠の期間区分

妊娠の期間は，着床した日を起点にすべきであろうが，実際には難しいので，最終月経の初日を０日として満で計算し，妊娠第○週で表す。妊娠中の時期は，妊娠初期（15週末まで），妊娠中期（16〜27週末），妊娠後期（28週以降）で区分される。

b 胎児付属物

胎盤，卵膜，臍帯（さいたい），羊水を総称して胎児付属物という。子宮内での胎児発育に必要なもので，分娩時に胎児の後から排出される。

●**胎盤**　妊娠４か月末までに，卵の絨毛細胞と脱落膜から形成される。

・呼吸・栄養・排泄作用：特有な通過機序によって，胎児に酸素，栄養を供給し，胎児が排泄する二酸化炭素，老廃物を母体側に通過させる。

・免疫作用：母体の抗原，抗体，病原体などを胎児側へ通過させる。

・内分泌作用：胎盤の絨毛上皮細胞は胎児の発育，母体の妊娠変化，妊娠の持続に関与するホルモン（ヒト絨毛性ゴナドトロピン（hCG），ヒト胎盤性ラクトゲン（hPL），エストロゲン，プロゲステロン）を生成・分泌する。

●**卵膜**　胎児，臍帯のまわりにある羊水を入れている薄い膜。外側から脱落膜，絨毛膜，羊膜の３枚が重なって１枚の膜を形成している。

●**臍帯**　胎児の臍部と，胎盤のほぼ中央を結ぶ索状のもの。表面は羊膜で覆われ，臍部で胎児の皮膚に移行している。内部に，臍動脈２本（胎児から胎盤に静脈血を輸送）と臍静脈１本（胎盤から胎児に動脈血を輸送）がある。

●**羊水**　羊膜から分泌される無色透明な液体で，羊膜腔を満たしている。妊娠後期には700〜800mL に達する。羊水量は過多でも過少でも異常となる。

・妊娠中は胎児，胎盤，臍帯に対する外部からの圧力を和らげ，胎児運動を自由にして，発育を助ける。

・分娩時は，子宮収縮による胎児，臍帯への圧迫を和らげ，卵膜内に羊水を入れたまま産道を開き，破水した後は少しずつ流れ出て産道を湿らせ，胎児を通過しやすくし，分泌物を流し出す。

c 胎児の成長

胎児の成長を経時的にまとめると，以下のようになる（図４-１）。

①妊娠８週ごろ以前（胎芽）：ヒトとしての形が形成されていない。

②妊娠８週以降（胎児）：ヒトとしての形が整ってくる。

③妊娠３〜８，９週の間：重要な器官の分化が急速に行われ，**催奇形性因子**

催奇形性因子
奇形の発生を促す性質，因子。放射線，各種の化学物質がある。

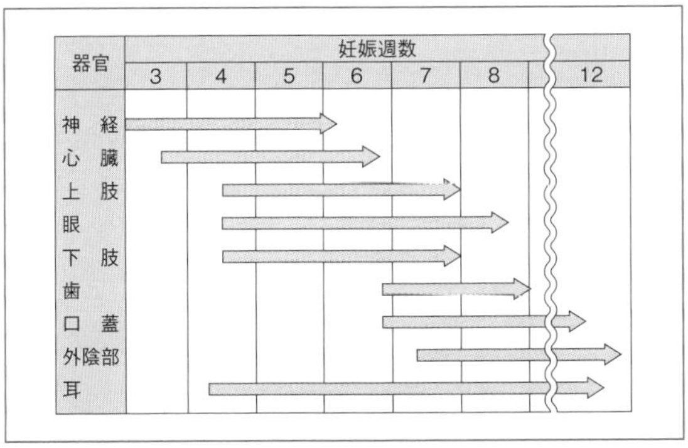

図4-1 胎児器官の著しく感受性の高い時期（臨界期）

資料） 古谷 博，佐藤七枝：応用栄養学，p. 89（2006）第一出版

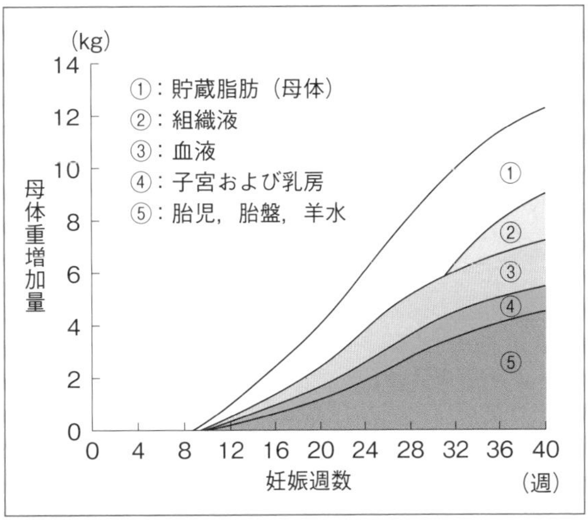

図4-2 正常妊娠における体重増加の因子

資料） Hyttem, F. E., Leith, I.

表4-1 体格区分 別妊娠中の体重増加指導の目安[＊1]

妊娠前の体格[＊2]	BMI	体重増加指導の目安[＊1]
低体重	18.5未満	12～15kg
普通体重	18.5以上25.0未満	10～13kg
肥満（１度）	25.0以上30.0未満	7～10kg
肥満（２度以上）	30.0以上	個別対応（上限５kgまでが目安）

注） BMI（kg/m^2）＝体重（kg）÷身長（m）÷身長（m）
例）体重55kg，身長158cmならば 55÷1.58÷1.58＝22.03（kg/m^2）となる。
＊1「増加量を厳格に指導する根拠は必ずしも十分ではないと認識し，個人差を考慮したゆるやかな指導を心がける。」産婦人科診療ガイドライン編2020 CQ 010より
＊2 体格分類は日本肥満学会の肥満度分類に準じた。
資料） 厚生労働省：妊娠前からはじめる妊産婦のための食生活指針（2021）

（放射線照射，ウイルス感染，有害な薬物の使用，ある種の栄養素の欠乏や過剰など）の影響を受けやすい。胎児の臓器が形成される時期に催奇形性因子が作用すると，解剖学的異常が引き起こされるが，その時期以外の作用では出現しない。これを各器官における臨界期という。

④妊娠20週ごろ：比較的緩やかだった胎児の発育が急速に進行する。

⑤妊娠28週ごろ：胎児の発育は終了し，成熟児（p. 85参照）となる。

d 母体の生理的変化[◀1] ◀1 35-89

1 妊娠期[◀2] ◀2 36-87 34-88

1 体重の変化[◀3] ◀3 33-89

妊娠月数が進むにつれて増加する。通常，５か月末で約４kg，10か月末で平均11kg増加する。母体側の増加のほうが大きい（**図４－２**）。

最近は妊娠後肥満，妊娠高血圧症候群予防のため，体重増加を抑制する傾向にある。体格区分（BMI）別の推奨体重増加量を**表４－１**に示す。

2 皮膚の変化

乳頭，乳輪，腹壁の正中線，外陰部などに，黒褐色の色素沈着が起こる。顔面（前額，頬，目や口のまわり）に褐色の着色（妊娠性雀斑）が現れる。分娩後には次第に消える。

妊娠線
妊娠により妊娠子宮や乳房が急速に大きくなるにつれて皮膚，皮下脂肪が伸びるが，皮膚は伸びきれず縞状に断裂した線を生じる。臍，下腹部，大腿部，乳房にできる。

妊娠子宮や乳房が急速に大きくなるにつれて，**妊娠線**が生じる。また，妊娠４か月ごろから皮下脂肪の増大が顕著になり，妊娠線形成の主因となる。

3 子宮の変化

性器の変化は妊娠初期からみられる。主に，組織の充血，軟化，増殖，分泌亢進，着色などである。

子宮は妊娠後期には非妊娠時に比べ重さ20倍，容積500倍になる。非妊娠時は扁平だが，妊娠10週ごろから前後にふくらみ，16週以後には球形になる。妊娠初期では，受精卵の着床部が特に膨隆して不正形を呈することがある。妊娠初期から子宮は柔軟になる。

妊娠子宮は通常，右方に傾斜，左捻転する。よって，右尿管，下静脈を圧迫することがある。

4 乳腺の変化

乳房は妊娠10週ごろから腺実質の肥大増殖が始まり，妊娠後期には重量が２～３倍になる。乳房の増大に従い，皮膚に妊娠腺が生じ，形も変化する。乳輪・乳頭に色素沈着が起こり，暗褐色に変色する。乳輪が広がり，その中にモントゴメリー腺という小突起が生じる（図４-３）。乳頭が肥大し，勃起しやすくなる。

◀ 33-89

5 血液循環器の変化◀

●血液量の増加　妊娠後期に循環血液量が増加する。全身血液量は８週を過ぎると急速に増加し，28～36週において最高1,500mL 増となる。血漿量は妊娠初期

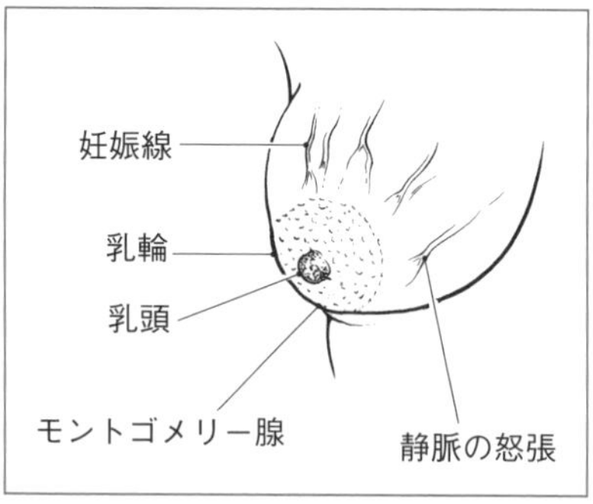

図4-3　妊娠末期の乳房

資料）古谷　博，佐藤七枝：応用栄養学，p. 96（2006）第一出版

Column　妊娠兆候とは

妊娠により母体に現れてくるさまざまな症状や兆候のことを妊娠兆候という。
- **自覚症状**：月経の停止，つわり，微熱
- **他覚症状**：子宮の増大と柔軟化，外陰・子宮膣部・膣の着色，児心音の聴取

から増加し，24～36週には非妊娠時の40～50％増となる。赤血球は初期に低下するが，その後増加に転じ，妊娠36週で最大15～20％増となる。したがって見かけ上，血液が薄まり，赤血球数，血色素量（ヘモグロビン濃度），ヘマトクリット値は低下する（**生理的水血症**）。血色素量とヘマトクリット値は末期に上昇する。

生理的水血症
妊娠により，母体の血液量が増えて，血液中の水分の割合が異常に増加した状態。糸球体腎炎の浮腫期，栄養失調，悪液質，失血などでも水血症がみられる。

●**血清たんぱく質量の減少**　特にアルブミン画分の減少が著しい。

●**鉄欠乏性貧血**　月経損失はないが，貯蔵鉄のほとんどが胎児，胎盤，母体の赤血球造成に使われるため，妊婦は鉄不足，鉄欠乏となり，鉄欠乏性貧血になりやすい。分娩時の出血では300mg（基準値）の鉄を失う。

●**そのほかの変化**

・血小板数はやや増加，フィブリノーゲンが約30～50％増加するので，血液の凝固時間，出血時間が短縮し，血液凝固能が亢進した状態になる。この傾向は，妊娠中，後期に顕著で，授乳初期で最高になる。
・妊婦の血沈（赤血球沈降速度）は一般的に促進する。
・妊娠後期に静脈の拡張，妊娠子宮の圧迫などにより，血液が下半身に集まる傾向がある。
・末梢循環抵抗の増大，血液量の増加などのため，動悸，息切れがみられる。
・妊娠中～後期では仰臥位低血圧症候群がみられる。
・血管運動神経中枢が不安定で，起立時に一過性の脳虚血状態（めまい，たちくらみ）を起こす。

6 骨系統の変化

骨盤関節の結合織や付属する靱帯が軟らかくなり，関節は移動性が増す。胎児へのカルシウム供給による損失があるため，カルシウム摂取が不足すると，母体の骨・歯からカルシウムが失われる。また，子宮が増大して，前方に突出するので，脊柱の湾曲が強くなる。

7 泌尿器の変化

妊娠子宮や胎児の圧迫により，尿意頻数，尿失禁，尿の滞留が起こりやすくなる。また，一過性に軽度尿たんぱく・尿糖陽性を示すことがある。妊娠期には，水分が貯留し，浮腫が現れやすい。

8 消化器系の変化

著しい変化はないが，妊娠初期につわりがある。主症状は，食欲不振，胸やけ，嘔気（悪心），嘔吐，唾液分泌亢進，嗜好の変化，便秘などである。経産婦より初妊婦で多い。妊娠12～16週には自然に消失する。つわり症状に加え，全身の栄養障害を伴ったものを妊娠悪阻（おそ）という（p. 72 参照）。つわりに対し過度な心配をせ

Column　分娩とは

分娩とは，胎児およびその付属物が排出されることである。陣痛を伴う子宮筋の収縮に始まる。分娩には初産婦で15～18時間，経産婦で７～10時間かかる。陣痛を伴い，腹圧をかけるので，疲労が激しい。また，約250mLの出血があり，分娩後は体重が４～６kg 減る。

ず，精神と身体の安静を保つことが消耗を少なくする。

中期に入り，17週以降には，子宮増大による消化管の圧迫，蠕動運動の低下などにより，便秘が起こりやすくなる。

口腔内の変化をみると，歯肉の過増殖，歯肉炎，う蝕が発生しやすくなるなどの問題がみられるので，口腔内の清潔を心掛ける。

9 呼吸の変化

妊娠子宮により横隔膜が持ち上げられ，肺の換気能力が高まる。呼気中の二酸化炭素が増え，酸素が減る。呼吸数と呼吸の深さが増加する（肺活量は基準範囲）。

◀1 36-87 33-89

10 代謝の変化◀1

妊娠後期では基礎代謝が20%上昇する。また，妊娠時では，内分泌が母体の代謝を促進させたり，インスリン抵抗性（p. 130参照）が増大するなどの変化がみられる。

11 体温の変化

妊娠13～16週ごろまで基礎体温は高温を保ち，16週過ぎから体温は元に戻る。

12 精神・神経系の変化

抑うつ傾向，全身倦怠，分娩への不安など，感情が不安定になる。また，頭痛，歯痛，下肢・腰部・下腹部・側腹部の神経痛様の疼痛がある。味覚・嗅覚・視力が変化し，自律神経系の変調が起こることもある。

13 既往歴のある母体における変化

●**糖尿病**　糖尿病合併妊娠は，羊水過多症，妊娠高血圧症候群の発生頻度が高く，巨大児，子宮内発育遅延児，先天異常児の発症率が高い。また，その児は低血糖を起こしやすい。

●**本態性高血圧症**　重度の高血圧が続くと，児の成長・発達遅延，児の死亡，母の死亡の発生率が高くなる。

●**そのほかの既往症**　腎疾患，心疾患，呼吸器疾患，甲状腺疾患，肝疾患，風疹などの感染，薬物・食物アレルギーの既往歴に注意する。

◀2 36-88

2 授乳期◀2

1 体重，体組成の変化

体重は，分娩直後は胎児・羊水の排出，尿量の増加，発汗，悪露排出などにより4～6 kg減少する。産褥5～6週でほぼ8 kg減少し，約6か月で妊娠前の体重に戻るのが望ましい。

過剰な水分摂取，疲労，分娩時の多量出血，妊娠高血圧症候群後遺症で浮腫が出

Column　産褥（さんじょく）とは

妊娠および分娩により変化した母体が，妊娠前の状態に戻ることを産褥と呼ぶ。期間は分娩後6～8週間である。胎盤から分泌されていたホルモンが急速に減少し，大量のエストロゲンに抑制されていたプロラクチンが機能するようになり，乳汁の分泌が始まる。

この間に，子宮および産道から分泌物（悪露（おろ））があるが，次第に消失する。子宮は10日くらいで収縮し，分娩後からのさらなる体重減少量は3.5kgである。

現することもあり，浮腫の有無，程度，部位の確認をする。

2 エネルギー代謝の変化

産褥と乳汁産生のために，授乳期にエネルギー代謝は亢進する。

妊娠中はインスリン抵抗性が増大するため，一過性の糖尿病状態となるが，分娩が完了すると血糖値は分娩時の過血糖が速やかに消失し，正常になる。血中脂質は6～7週間，循環血液量は1～2か月で非妊娠時の状態に戻る。

分娩時は多少の発熱がみられるが，分娩後24時間以内に正常に回復する。脈拍は産褥1～3日ごろ，一過性の徐脈（産褥徐脈）をみる。血圧は分娩中一時的に上昇するが，徐々に戻る。

e 乳汁分泌の機序◀

◀36-88
35-37
32-89

乳腺は，妊娠中に胎盤からのエストロゲン，プロゲステロンの作用により著しく発達する。エストロゲン，プロゲステロンは同時に，催乳ホルモンであるプロラクチンの作用を抑制する（**図4-4～6**）。

分娩後，胎盤ホルモンの抑制がなくなるため，プロラクチンによって乳の分泌が促される。

新生児の**吸啜刺激**は，下垂体前葉からプロラクチン，下垂体後葉から乳汁の圧出作用のあるオキシトシン（射乳ホルモン）の放出を促す。このため，出生1時間後には新生児に乳首を吸わせるなど，できるだけ早く授乳を始めることが，母子の精神的結びつき，母子栄養の確立のためにも望ましい。なお，オキシトシンは子宮の収縮促進作用をもつので，授乳は産褥の子宮復古（p. 81，Column 参照）にも役立つ。

哺乳の継続が，プロラクチン分泌の維持，つまり乳汁分泌の維持に必要であり，哺乳が行われないと乳汁分泌は減少または停止する。乳汁分泌は産褥7日ごろまでに確立する。

f 初乳，成乳

母乳は，初乳，移行乳，成乳へと段階的に変化する（**表4-2**）。

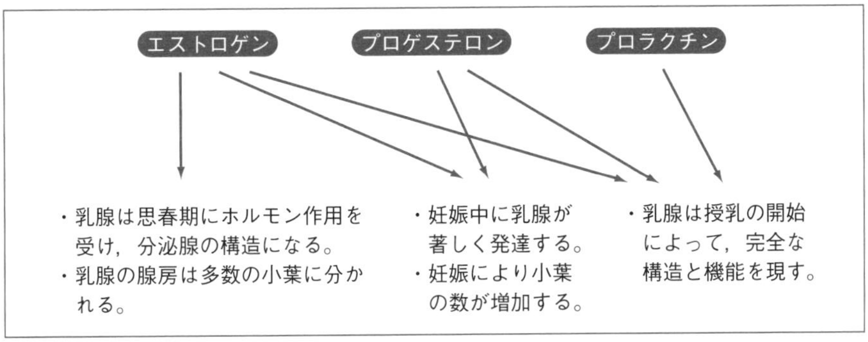

図4-4 乳腺の各種ホルモンによる発達

胎盤の娩出に伴い，胎盤からのエストロゲン，プロゲステロンは減少

↓

哺乳により乳頭に吸啜刺激を与える

↓

神経刺激が脊髄を経て中枢神経に伝達

↓

反射的に下垂体前葉からプロラクチン，後葉からオキシトシンが分泌

↓

泌乳，射乳を起こす

図4-5 産褥期の乳汁分泌の開始と維持に関する内分泌メカニズム

資料）石井 和：応用栄養学，p. 57（2005）朝倉書店

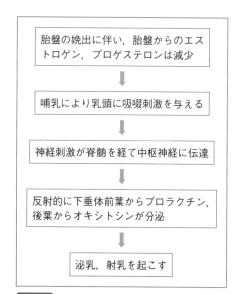

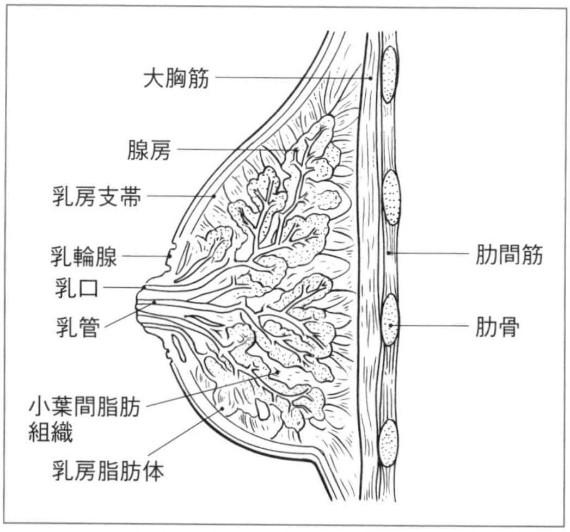

図4-6 乳房・乳腺の構造

資料）古谷 博，佐藤七枝：応用栄養学，p. 138（2006）第一出版を一部改変

表4-2 母乳の分泌量の変化

産褥日数（日）	乳汁量（mL/日）	名称
0～1	5～20	
2	50～70	初乳
3	140～250	
4	230～310	
5	270～400	移行乳
6	290～450	
7	320～	
8～14	500～	
15～28	700～	成乳
29～	900～	

資料）江守陽子：看護観察のキーポイントシリーズ改訂版母性Ⅱ，p. 46（2000）中央法規出版より抜粋

●**初乳**　分娩後３～４日の母乳。黄白色で多少粘りがあり，分泌量は少ない。成分は一定でない。褥婦の90％が産褥３日目までに乳汁分泌が始まる。

●**移行乳**　初乳から成乳への移行期間（分娩後５～９日ごろ）の母乳は，薄クリーム色から白色傾向になる。粘性がやや弱く，成分量はまだ一定でない。

●**成乳**　分娩後10日ごろからの母乳。色は白く，薄い甘みをもち，分泌量も多い。成分は一定。

◀36-88 32-89

9 母乳成分・母乳量の変化◀

1 成分の変化

●**初乳**　たんぱく質，ナトリウム，塩化物を多く含み，乳糖は少ない。リゾチーム，ラクトフェリンや，免疫グロブリンA（IgA），リンパ球，食細胞など，感

染防御作用のある物質を多く含む。

●**移行乳**　たんぱく質，ミネラルは減り，乳糖が増える。

●**成乳**　乳糖，脂肪含量が多くなる。特に，中性脂肪は母体の脂質摂取量によって大きく変わる。また，ビフィズス菌増殖因子，抗体も多く含む。

乳汁の成分や分泌量は，母親の食事や睡眠時間，体調および授乳回数に影響される。エネルギー量は初乳に比べ成乳のほうが多い。

2 母乳量の変化

乳汁の分泌量は，分娩直後から必要量を満たしているわけではない（**表４-２**）。「日本人の食事摂取基準（2020年版）」では泌乳量を0.78L/日としている。

初産婦は産褥３日目で平均15～20mL/回である。その後，１～２か月で120～150mL/回，３～４か月で150～180mL/回，５か月以降で170～200mL/回といわれる。

授乳後に，乳房内を空にすることが次の分泌を促進する。生活リズムを整えることも重要で，十分な睡眠と休養で精神的な安定と，楽しく保育に当たることを心掛ける。母子ともに明るい授乳期が送れるよう，周囲の人にも理解を求めることが大切である。母親が肉体的・精神的に疲労していると分泌量が低下することがある。

B 妊娠期・授乳期の栄養アセスメントと栄養ケア

妊娠・出産・育児には，母体の年齢，既往の疾患，妊娠・出産歴，分娩経過と転帰，授乳の既往，断乳の時期・方法，乳児の発育状況，母体の産後の回復状況などが大きく関係する。詳細を母子健康手帳に記入しておく必要がある。

授乳期においては，年齢，家族構成，授乳歴，病歴などを確認する。授乳期における支援体制も考慮する必要がある（p. 80，**表４-10参照**）。

臨床検査，身体計測

●**血圧**　妊娠高血圧症候群がない限り，大きな変動はない。収縮期血圧100～120mmHg/拡張期血圧60～80mmHg 程度である。収縮期血圧140mmHg/拡張期血圧90mmHg 以上で，妊娠高血圧症候群を疑う。

●**尿たんぱく・糖**　妊娠高血圧症候群，糖尿病を予防するための指標として用いる。たんぱく排泄30mg/dL 以上で腎機能障害を判定する。尿糖は分娩後には消失する。空腹時の尿糖および血糖を測定し，測定結果により糖負荷試験を行う。

●**血液検査（ヘモグロビン，ヘマトクリット，フェリチン，トランスフェリンなど）**

妊娠時は血漿量が急増し，赤血球，ヘモグロビン濃度，ヘマトクリット値が低下する。フィブリノーゲンの増加は分娩から産褥までの止血に関与する。血清脂質は総コレステロール，LDL コレステロール，HDL コレステロール，中性脂肪とも増加し，脂質異常症の傾向になる（**表４-３**）。

●**体重**　妊娠時の肥満，過度のダイエット歴ややせ，栄養不良は母体，胎児に悪影響がある。妊娠中の適正体重は，非妊娠時が標準型で10～13kg，やせ型で12～15kg の増加，肥満型では個別対応が望ましい（p. 61，**表４-１参照**）。

正常満期産児（体重３～４kg）の出産では，胎児・羊水・胎盤・子宮や乳腺

表4-3 妊娠による血液成分の変化

項　目	基準値	妊娠中の変化
赤血球（RBC）	380～480×10^4（/mm^3）(女性)	減少
白血球（WBC）	4,000～8,000（/mm^3）	増加
ヘモグロビン濃度（Hb）	12～16（g/dL）(女性)	減少
ヘマトクリット（Ht）	35～44（%）(女性)	減少
血漿フィブリノーゲン	200～300（mg/dL）	増加
総たんぱく（TP）	6.5～8.5（g/dL）	減少
アルブミン（Alb）	4.0～6.0（mg/dL）	減少
尿素窒素（BUN）	8～18（mg/dL）	減少
総コレステロール（TC）	140～240（mg/dL）	増加
LDL コレステロール(LDL-C)*	120（mg/dL）未満 (高 LDL-C 血症≧140（mg/dL）)	増加
HDL コレステロール(HDL-C)	40～75（mg/dL）(女性)	増加
中性脂肪（TG）	50～150（mg/dL）	増加

注） * Friedewald の式：LDL-C ＝ TC － HDL-C －（TG/5）
（TG<400(mg/dL)の場合でしか適用できない。TG≧400(mg/dL)や食後の場合は直接測定法で測定)

組織の総重量は約6.5kg，さらに母体での脂肪蓄積や循環血液量の増加などがあり，分娩予定日ごろには約11kg 体重が増加している。母体の体重が著しく増加すると，胎児が巨大化して二次的な分娩時合併症のリスクがある。

ⓐ やせと肥満

1 妊娠期

① 低（出生）体重

やせの妊婦や若年妊婦で，体重増加がない，あるいは減少する場合は，子宮内胎児発育遅延の可能性が高く，低出生体重児の出産率が高い。また，切迫流産，早産の危険性も高い。近年，若い女性のやせが増加していることから，低出生体重児の頻度は増加傾向にある。

現在，低栄養が高齢者だけではなく若年女性に増加して問題になっている。20～29歳においては20.7%がやせ（BMI18.5未満）という（令和元年国民健康・栄養調査)。また，低出生体重児が9.2%（令和２年人口動態調査）となっている。胎児期，乳児期における妊婦，授乳婦の栄養状態が低栄養であると懸念される。

また，妊婦の低体重は低栄養をもたらしている可能性が高い。妊娠中の低栄養状態により，母体（衰弱，貧血，流産，早産，分娩困難，産後の回復の遅れ，母乳分泌不良など）と，胎児〔発育不良，くる病（p. 56参照)，貧血など〕にリスクが生じる。

低出生体重児は，成人期における冠動脈疾患のリスクが高い。母体が健康であることは，出産後の育児にとっても重要である。

低栄養の原因が何らかの疾病である場合は，栄養管理と並行して治療を行う。

② 過体重

妊婦の肥満は，妊娠高血圧症候群をはじめ，糖尿病，巨大児分娩など多くの合併症を引き起こす。帝王切開などの手術，分娩時の出血，児の危険の頻度が増加す

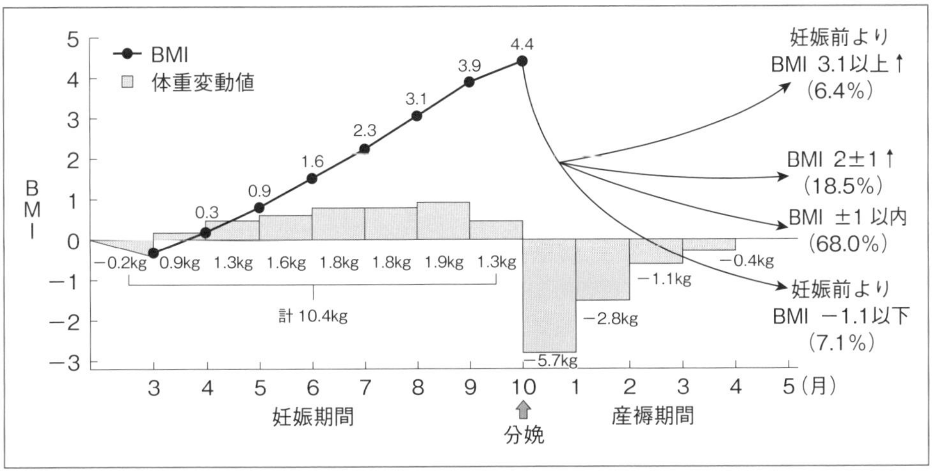

図4-7 妊娠，分娩，産褥過程の母体の BMI，体重増加
（藤田保健衛生大学産婦人科正常妊婦621例，1992〜1994年）

資料） 河上征治：体重管理の指導，ペリネイタルケア，17，875-879（1998）

る。また，予後が不良になりやすい。

妊娠後半期からの肥満は，その後も継続する傾向がある。また，経産回数を重ねるほど，肥満度も増す。500g/週以上の体重増加が認められたときは，体内への水分の貯留が疑われ，浮腫を引き起こす可能性が高い。

2 授乳期

1 低体重

◀ 34-89

体重は分娩後６か月ごろに元の状態に戻ることが望ましいが，体重減少が大きい場合は，食事内容，疲労との関連性を考える。妊娠中の浮腫が急速に改善されることによる体重減少の場合もある。

2 過体重

産褥初期に体重減少が少ない，もしくは体重が増加した場合，浮腫と食事によるエネルギーの過剰摂取を考える。妊娠中の体重増大の大きかった者，若年，母乳保育をしていない者も体重減少が芳しくない場合が多い。経産婦の中には，分娩ごとに肥満の程度が増加する者が多い。

出産後の肥満は，排卵遅延，血栓症，生活習慣病の発症につながる。適度な運動をして，産後の肥満予防，健康増進を心掛ける。または，摂取エネルギーを１日あたり約200kcal 減らすとよい。**図４-７**に，正常妊婦の妊娠から産褥までのBMI，体重増加を示す。

b 鉄摂取と貧血

1 妊娠期・授乳期の貧血

妊娠後期では循環血漿量の増加に対し，赤血球の増加が少ないためヘモグロビン（Hb）濃度，ヘマトクリット（Ht）値が低くなる。

妊娠中の鉄摂取は，摂取量の増加とともに鉄吸収，造血に必要な栄養素の摂取が

Column 妊娠・授乳期女性の生活習慣とケア

〈妊娠期〉

下記の生活習慣に注意する。

●**喫煙**：妊娠中の喫煙は，血流量低下，一酸化炭素濃度増加により胎児への酸素供給量が減少し，胎児の発育遅延の原因となる。また，ニコチンによる胎盤の血行障害を起こす。習慣性がある場合は低出生体重児，自然流産，新生児死亡，常位胎盤早期剝離，前置胎盤*の発生頻度が高くなるといわれている。

●**飲酒**：慢性的な多量飲酒により，知能の発達遅延，発育不全などの胎児性アルコール症候群*が発生しやすいことが知られている。妊娠早期は胎児の奇形（短眼裂，上口唇発育不全），中期には成長障害の原因となる。

●**カフェイン**：ヒトでは，カフェインによる催奇形性は確認されていないが，日常的にコーヒーを多飲していた妊婦に流早産，低出生体重児の割合が高いという報告もある。カフェインを多く含む飲料は妊娠中には控えることが望ましい。

●**服薬状況**：副作用により，催奇形，臓器異常，代謝阻害などを起こす可能性があるので，妊娠初期の服薬はやむを得ない場合のみ，最小限の量にて使用するべきである。時期により，胎児への影響は異なる。

●**身体活動**：腹圧を高めないように，日常動作にも気を配る必要がある。重いものを持ち上げる，中腰，長時間の立ち仕事などは避ける。妊娠中は軽い運動程度とする。散歩，妊婦体操，妊婦水泳，マタニティビクス，筋肉のストレッチなどがあるが，定期的に医学的チェックを受けることが必要である。インストラクターをつけて行うのが望ましい。水泳では水温などにも注意する。

●**労働**：就労妊婦は非就労妊婦に比べて，妊娠・分娩の異常が多い。労働条件によって起こる異常の頻度は異なる。中腰・立ち仕事では，分娩異常・妊娠高血圧症候群の発生率が高い。深夜労働では，切迫流産，早産，低出生体重児の頻度が高い。通勤に混雑した交通機関を使う妊婦では，つわりの頻度が高い。

〈授乳期〉

喫煙，飲酒，嗜好品などの摂取は母乳への移行や母乳分泌量の減少があるので，控えるようにする。

●**喫煙**：ニコチンはプロラクチン分泌を抑制するので，母乳分泌量が減少する。家族による受動喫煙にも注意が必要で，喫煙家庭の小児呼吸器疾患や乳児突然死症候群*は高率になる。

●**飲酒**：飲酒量の約2.0%のアルコールが母乳から乳児へ移行する。長期多量の飲酒習慣はプロラクチン分泌を低下させ，母乳分泌量を減少させる。

●**カフェイン**：中枢神経を刺激するので，カフェインを多く含む飲料を多飲する授乳婦では母乳泌乳量が少ないという報告がある。

●**薬剤服用**：薬剤療法が妊娠前からの合併症や出産後の発病で行われる場合，授乳期に薬剤の影響が持続しやすい。薬剤の大部分は母乳中に移行する。移行性は薬物の分子量，脂溶性，たんぱく結合性，pHなどに関与しており，初乳に最も移行しやすい。授乳婦の薬剤服用は，安全性，投薬期間などに注意し，また人工栄養に切り替えることも考慮する。

●**運動**：出産後の母体の回復や気分転換に効果的である。

●**就業女性の休暇**：産後休暇，育児時間，育児休業などをとることができる。夫にも産休を認める事例が増えてきている。

補足

*前置胎盤：胎盤が子宮下部に着床し，内子宮口の辺縁に達し，内子宮口を一部，または完全に覆っている状態。

*胎児性アルコール症候群：過度のアルコールを摂取した母親から生まれた胎児の先天異常で，発育不全，頭部・顔面奇形，精神遅滞を含む機能的欠損を伴う。

*乳児突然死症候群：検死解剖，死因調査，加療歴を通じて，すべての原因を検討しても説明ができない，健康にみえる乳児の突然死。危険因子は統計学的に，出生前または出生後の母親の喫煙，低出生体重，母親の低年齢，強力な薬物中毒と確認された。

要求される（p. 72，**表 4 - 4** 参照）。鉄，鉄の吸収を高めるビタミン C（三価鉄を二価鉄に還元），また，ビタミン B_6・B_{12}，たんぱく質，葉酸，銅などが必要となる。鉄鍋を使用するのも効果的である。

貧血は血中ヘモグロビン濃度で判定される。11g/dL 未満が貧血と診断される。9 g/dL 未満のような重症貧血でも，注意深く管理することで悪化を予防できる。母体の貧血は胎児には影響がないが，そのまま分娩に臨むと，体力の低下，有効な（正規の）陣痛が得られない，産後の大量出血，産褥経過不良，母乳の分泌不良の原因となる。

また，授乳初期には，子宮および膣から悪露の排出があるが，排出量の増加や継続は，貧血に注意する必要がある。

なお，授乳期は通常無月経であり，分娩後 3 ～ 4 か月は月経がない。非授乳婦では，6 ～ 8 週間で月経がみられる場合がある。

授乳期の臨床検査では，血液検査（ヘモグロビン，ヘマトクリット）を中心に，妊娠中の貧血傾向の回復を確認する。ヘモグロビンは分娩後 1 ～ 4 日後に急減し，約 1 か月で非妊娠時の状態に近づく。 授乳期の貧血は，分娩時の出血量，年齢，経産回数，妊娠中の貧血の程度に左右される。疲労感，脱力感，めまいなどを引き起こし，育児の妨げになるので，注意が必要である。

妊娠中の母体，新生児の所見に応じて，血糖値測定など必要な検査を行う。

2　貧血の種類

●妊娠性貧血

・**鉄欠乏性貧血**：妊婦は，血漿量の増加に対し赤血球の増加割合が低く，見かけ上の赤血球，ヘモグロビン，ヘマトクリットは低下する。鉄の供給が不十分な場合はヘモグロビン生成が不足し，鉄欠乏性貧血になる。妊婦の貧血では原因の80％を占める。

・**巨赤芽球性貧血**：妊娠により需要が増加するビタミン B_{12}，葉酸の不足による核酸合成障害から起こる。一般症状とともに，味覚異常，しびれなどの神経症状を呈する。経口避妊薬によって葉酸の吸収障害を起こすこともある。

●妊娠母体偶発合併疾患としての貧血　偶発合併症としては，溶血性貧血（抗体などによる赤血球寿命の短縮による），再生不良性貧血や白血病（骨髄の異常），妊娠以前から存在する鉄欠乏性貧血や巨赤芽球性貧血などがある。

3　貧血における栄養ケア

●鉄　食品中の鉄には，ヘム鉄（主に動物性食品）と非ヘム鉄（主に植物性食品）があるので，吸収のよいヘム鉄を豊富に含む赤身肉，魚介類を積極的にとる。レバーはヘム鉄が豊富だが，連続摂取や，ビタミン A 補強剤・健康食品との併用は，ビタミン A 過剰摂取のリスクがあるので気を付ける。

野菜や卵などに多く含まれる非ヘム鉄は，たんぱく質とともにとると吸収率が良い。食品に含まれる鉄は三価鉄であり，胃酸によって可溶化し，還元作用のあるビタミン C などによって二価鉄に還元され吸収される。鉄の吸収には，促進

表4-4　造血に必要な栄養素とその生理作用および吸収関連因子

栄養素	比較的多く含む食品	生理作用
動物性たんぱく質	魚介類，獣鳥肉類，卵	赤血球産生に必要。吸収促進因子
鉄	レバー，獣鳥肉類，うなぎ，かき（貝），小魚，卵黄，そら豆，大豆，小松菜，ほうれんそう，プルーン	ヘモグロビンの構成成分
銅	レバー，かき（貝），ごま，大豆，ひじき	造血成分として鉄に次いで重要
ビタミン B_{12}	レバー，あさり，かき（貝），しじみ，いわし，卵，スキムミルク，チーズ，獣鳥肉類	コバルトを含み，悪性貧血に有効。葉酸とともに核酸合成に関与する
葉酸	レバー，かき（貝），アスパラガス，ほうれんそう，ブロッコリー，レタス，大豆	ヘモグロビン合成におけるポルフィリン環の形成に関与
ビタミン B_6	レバー，獣鳥肉類，魚介類，卵，チーズ，にんじん，ほうれんそう	たんぱく質代謝の補酵素として重要
ビタミンC	新鮮な野菜，果物	鉄を還元し，鉄の吸収を良くするために有効
吸収促進因子	動物性たんぱく質，ビタミンC（アスコルビン酸），クエン酸，乳酸，コハク酸，アミノ酸（ヒスチジン，システイン），還元糖（ブドウ糖，乳糖）	
吸収阻害因子	フィチン酸，シュウ酸，食物繊維，タンニン	

資料）渡邉早苗，ほか編：新しい臨床栄養管理第２版，p. 85（2001）医歯薬出版

因子，阻害因子が関係するので，関連食品の摂取量や摂取タイミングが重要である（**表4-4**）。

●**鉄剤の補給**　食事療法で改善されない場合，食事療法と併用して行われる。下痢を伴うこともあるため，医師の指導の下，個人対応で行うべきである。

C　食欲不振と妊娠悪阻（おそ）

1　食欲不振

妊娠初期にはつわり，中期，後期には子宮の増大により胃腸が圧迫され，軽度の胃もたれなどが生じることから食欲不振の状態がみられる。つわりは一過性で軽く，妊婦本人に対する負担が少ない。全身状態の悪化はなく，軽度である。また，食事の摂取量が著しく減少し，脱水症状や栄養障害が進み体重減少，皮膚の変化，頻脈などの全身症状や代謝異常を来すこともある。症状が消失した後，予後は良好に推移し，分娩まで大きな影響はみられない。子宮による腸管の圧迫，ステロイドホルモン増加による大腸平滑筋の弛緩，運動性の低下により食物の胃腸の通過が遅延し，便秘に傾く。便秘と子宮による静脈圧迫のため，痔核を生じやすい。

2　妊娠悪阻

●**つわり**　妊娠５～６週より出現し，１～２か月間持続し，妊娠12～16週ごろに消失する。食欲不振，悪心，嘔吐などの消化器症状で，身体障害は伴わない。また，唾液分泌の過多，食物の嗜好変化，においに敏感になる，といったことが起こる。妊婦の50～80％で起こるが，症状は個人差が大きい。

●**妊娠悪阻**　つわり症状に加え，全身の栄養障害を伴ったものを妊娠悪阻という。嘔吐を繰り返し，血中ビリルビン値やケトン体の上昇，カリウム（K），ナトリウム（Na），塩素（Cl）の低下がみられ，発熱や頻脈など衰弱が激しくな

る。嘔吐の特徴は，早朝空腹時，うがい・歯磨き時，食品のにおいなどで起こる。流涎（りゅうぜん）（よだれを流す）の状態では不快感が増強する。

3 つわり・妊娠悪阻における栄養ケア◀1

◀1 34-89

つわりがひどく，体重増加が不良であったとしても，母体よりも胎児への栄養が優先されるので，心配しすぎないようにする。つわりの期間に 1 ～ 2 kg の体重減少が起きても，特に心配する必要はない。

嗜好の変化，食欲不振により，一度に多量の摂取ができなくなったり，空腹時に気分が悪くなることも多いので，無理をせず，好きなものを食べたいときに少量摂取する。嗜好的には，酸味の強いもの，さっぱりしたものを好むようになる。

嘔吐などで水分排泄が多くなるので，十分な水分補給を心掛ける。においや湯気に敏感になるので，冷まして食べるほうがよい場合もある。また，調理時のにおいがつらいこともあるので，ほかの人に調理してもらう，外食，調理済み食品の利用なども考える。

妊娠悪阻では，経口摂取が困難になり，脱水，電解質バランスの崩れ，肝機能障害が生じる場合，絶食とし点滴静注による栄養補給を行う。その後，症状の改善に合わせ，流動食，軟食など摂取可能なものだけを食べやすい状態で与える。脱水症状（皮膚乾燥，尿量減少，血液濃縮，血液電解質異常など），代謝障害，腎臓，肝臓などの機能障害に注意する。さらに，妊婦の精神安定を保つよう配慮する。管理としては，脱水，電解質異常，**乳酸性アシドーシス**，**ウェルニッケ脳症**に注意を払う。ウェルニッケ脳症予防のためのビタミン B_1 投与は重要である。

乳酸性アシドーシス
血中の乳酸値が高値となり，pH が酸性側になった状態をいう。腹痛や嘔吐，傾眠といった症状がみられる。

ウェルニッケ脳症
ビタミン B_1 欠乏症。中枢神経を標的組織とする。アルコール常飲者では吸収障害が原因となり，欠乏が起こる。

d 肥満と妊娠糖尿病◀2

◀2 32-90

1 妊婦の肥満

妊婦の肥満は，非妊娠時の肥満に比べ，高血圧，妊娠高血圧症候群，糖尿病などの発症リスクが高まる。

非妊娠時の肥満と異なり，以下の 3 点が特徴としてあげられる。

①母体に発育成長中の胎児がいる。

②生理的に脂肪蓄積傾向にある。

③皮下脂肪は，主に臍部と臀部の下に蓄積される。

インスリン抵抗性（p. 130参照）はさらに増大し，血糖の維持に 2 ～ 3 倍のインスリンを要する。食後の高血糖が顕著になり，脂質異常症もはっきり現れる。体重増加を管理し，妊娠後期は300g/週以上の増加にならないようにする。

2 妊娠糖尿病

妊娠糖尿病は，妊娠中にはじめて発見または発症した，糖尿病に至っていない糖代謝異常を指し，**妊娠中の明らかな糖尿病，糖尿病合併妊娠は含めない**。妊娠中の耐糖能異常と診断基準を**表 4 − 5** に示す。診断の意義は，糖尿病に至らない軽い糖代謝異常でも，児の過剰発育が起こりやすく周産期のリスクが高くなること，ならびに，母体の糖代謝異常が出産後一旦改善しても一定期間後に糖尿病を発症するリ

表4-5 妊娠中の耐糖能異常と診断基準（2015年８月１日改訂）

妊娠糖尿病（GDM）：75gOGTT において次の基準の１点以上を満たした場合	
①空腹時血糖値	≧92mg/dL（5.1mmol/L）
②１時間値	≧180mg/dL（10.0mmol/L）
③２時間値	≧153mg/dL（8.5mmol/L）
妊娠中の明らかな糖尿病*1：以下のいずれかを満たした場合	
①空腹時血糖値	≧126mg/dL
②HbA1c 値	≧6.5％
●随時血糖値≧200mg/dL あるいは75gOGTT で２時間値≧200mg/dL の場合は，妊娠中の明らかな糖尿病の存在を念頭に置き，①または②の基準を満たすかどうか確認する。*2	
糖尿病合併妊娠	
①妊娠前にすでに診断されている糖尿病	
②確実な糖尿病網膜症があるもの	

注）*1妊娠中の明らかな糖尿病には，妊娠前に見逃されていた糖尿病と，妊娠中の糖代謝の変化の影響を受けた糖代謝異常，および妊娠中に発症した１型糖尿病が含まれる。いずれも分娩後は診断の再確認が必要である。
*2妊娠中，特に妊娠後期は妊娠による生理的なインスリン抵抗性の増大を反映して糖負荷後血糖値は非妊時よりも高値を示す。そのため，随時血糖値や75gOGTT 負荷後血糖値は非妊時の糖尿病診断基準をそのまま当てはめることはできない。
これらは妊娠中の基準であり，出産後は改めて非妊娠時の「糖尿病の診断基準」に基づき再評価することが必要である。

資料）日本糖尿病・妊娠学会：糖尿病と妊娠，**15**（１）（2015）

スクが高いことである。そのため，定期的な経過観察が重要である。

母体では妊娠高血圧症候群，羊水過多症，尿路感染などの発症がみられる。２～３週間の食事療法のみで血糖値の変化を観察するが，経過が良好でない場合はインスリン療法を開始する。経口血糖降下剤は胎児に影響するので，使用不可である。

５～10年後の糖尿病の発症確率が高い。

3 高血糖における栄養ケア

妊娠中のエネルギー摂取は，付加量として＋250kcal（中期）を目安とする。血糖値は朝食前血糖値70～100mg/dL，食後２時間値120mg/dL 未満，HbA1c 6.2％未満が望ましい。１日の必要エネルギー量を４～６回に分けて摂取すると，食後の高血糖予防や食前，真夜中の低血糖対策に役立つ。肥満妊婦では妊娠全期で25～30kcal/kg 体重（妊娠前標準体重）を目安とする。体重増加は分娩までに６～８kg を目標とする。過度の炭水化物制限，長期の空腹状態はケトーシスのリスクを高めるので注意する。たんぱく質は1.0～1.5g/kg 体重/日，炭水化物は少なくとも200g 以上摂取するようにする。

日本糖尿病学会の『糖尿病食事療法のための食品交換表』を参考に，各栄養素の適正量とバランスを考慮した食事を心掛ける。

4 脂質異常症における栄養ケア

肥満の場合，積極的な減量はせず，生理的体重増加をできるだけ抑制するようにする。エネルギー源となる脂質・炭水化物を控え，たんぱく質，ビタミン，ミネラルをバランス良くとることが重要である。アラキドン酸や**DHA** は神経組織の重要な構成脂質であり，血中 DHA は胎盤を通して胎児へ移行する。また，胎児の神経

DHA
ドコサヘキサエン酸の略称。魚介類由来の*n*-3系脂肪酸である。*n*-3系脂肪酸は生体内では合成できない。成人では冠動脈疾患，脳梗塞などの予防効果が認められている。

管などの器官生成のため，より多くのn-3系脂肪酸を必要とする。魚介類と植物性油脂を中心として，脂質の質に注意して摂取する。

5 肥満妊婦への対応策

肥満妊婦に「肥満自体がハイリスク」であることを自覚させ，栄養指導・保健指導を積極的に行う。

「妊娠前からはじめる妊産婦のための食生活指針」では，妊娠全期間を通しての推奨体重増加量として，非妊娠時のBMIが30.0をやや超える程度の場合は上限5kgまでを目安とし，著しく超える場合には，ほかのリスク等を考慮しながら，臨床的な状況を踏まえ，個別に対応していくことと示されている（p.61，**表4-1**参照）。

食品の選択には，たんぱく質，カルシウム，鉄，食物繊維の摂取が減少しがちであることから，これらを十分補うことに留意する。

e 食塩・水分摂取と妊娠高血圧症候群

つわり，妊娠悪阻などにより経口摂取が困難になったことで，脱水，電解質バランスが崩れた場合は栄養補給が必要となる。嘔吐などで水分排泄が多いときは十分な水分補給を行う。食塩摂取量が多い場合には，アルドステロンの分泌が多くなり，アンギオテンシンⅡに対する血管の反応性が増大するため，高血圧，浮腫の予防の観点からも過剰摂取を阻止する。

1 妊娠高血圧症候群

- **定義**　日本産科婦人科学会により，妊娠時に高血圧を認めた場合，妊娠高血圧症候群とする（**表4-6**）。
- **原因**　妊娠，素因，環境などの因子により発症する，妊娠による体内環境の変化に対する母体の適応不全症候群と考えられる（**表4-7**）。正常妊婦にみられる各臨床症状が悪化することが多く，周産期死亡，胎児発育障害，胎児仮死の発

表4-6 妊娠高血圧症候群の判定について

妊娠高血圧症候群の判定
収縮期血圧140mmHg以上， または，拡張期血圧90mmHg以上
重症の規定
1．妊娠高血圧・妊娠高血圧腎症・加重型妊娠高血圧腎症・高血圧合併妊娠において，血圧が次のいずれかに該当する場合 ・収縮期血圧160mmHg以上 ・拡張期血圧110mmHg以上 2．妊娠高血圧腎症・加重型妊娠高血圧腎症において，母体の臓器障害または子宮胎盤機能不全を認める場合

注）たんぱく尿の多寡による重症分類は行わない。
妊娠34週未満に発症するものは早発型，妊娠34週以降に発症するものは遅発型とする。
資料）日本産婦人科学会（2018）

表4-7 妊娠高血圧症候群発症の危険因子

①高血圧家系（遺伝因子）
②若年・高年の初妊婦，初産婦（社会的・加齢的因子）
③肥満，甲状腺機能亢進症（代謝的因子）
④妊娠高血圧症候群（妊娠中毒症）の既往歴（発病素因）
⑤多胎妊娠・羊水過多症（子宮因子）
⑥慢性腎炎・糖尿病の合併（血管病変因子）
⑦就労，過労，ストレス，生活貧窮（社会的因子）
⑧低栄養・貧血（栄養的因子）
⑨寒冷（血管攣縮・ストレス因子）
⑩心理的負担（自律神経因子）

資料）古谷　博，佐藤七枝：応用栄養学，p.115（2006）第一出版

表4-8 妊娠高血圧症候群の病型の定義・分類

病　型	定　義
妊娠高血圧腎症	1．妊娠20週以降に初めて高血圧を発症し，かつたんぱく尿を伴うもので分娩12週までに正常に復する場合 2．妊娠20週以降に初めて発症した高血圧に，たんぱく尿を認めなくても以下のいずれかを認める場合で，分娩12週までに正常に復する場合 i）基礎疾患のない肝機能障害（肝酵素上昇：ALT もしくは ALT>40IU/L，治療に反応せず他の診断がつかない重度の持続する右季肋部もしくは心窩部痛） ii）進行性の腎障害（Cr>1.0mg/dL，他の腎疾患は否定） iii）脳卒中，神経学的障害（間代性痙攣・子癇・視野障害・頭痛など） iv）血液凝固障害（妊娠高血圧症候群に伴う血小板減少：<15万/μL，DIC，溶血） 3．妊娠20週以降に初めて発症した高血圧に，たんぱく尿を認めなくても子宮胎盤機能不全（胎児発育不全，臍帯動脈血流波形以上，死産）を伴う場合
妊娠高血圧	妊娠20週以降に初めて高血圧を発症し，分娩12週までに正常に復する場合で，かつ妊娠高血圧腎症に当てはまらないもの
加重型妊娠高血圧腎症	1．高血圧が妊娠前あるいは妊娠20週までに存在し，妊娠20週以降にたんぱく尿，もしくは基礎疾患のない肝腎機能障害，脳卒中，神経障害，血液凝固障害のいずれかを伴う場合 2．高血圧と尿たんぱくが妊娠前あるいは妊娠20週までに存在し，妊娠20週以降にいずれかまたは両症状が増悪する場合 3．たんぱく尿のみを呈する腎疾患が妊娠前あるいは妊娠20週までに存在し，妊娠20週以降に高血圧が発症する場合 4．高血圧が妊娠前あるいは妊娠20週までに存在し，妊娠20週以降に子宮胎盤機能不全を伴う場合
高血圧合併妊娠	高血圧が妊娠前あるいは妊娠20週までに存在し，加重型妊娠高血圧腎症を発症していない場合

資料）日本産婦人科学会（2018）

生率も高くなる。

●**治療**　食事療法（**表4-9**参照）と安静が基本である。食事療法で改善しない場合，対症療法として薬物療法，最終的には外科的療法の帝王切開が行われることになる。

●**病型**　妊娠高血圧腎症，妊娠高血圧，加重型妊娠高血圧腎症，高血圧合併妊娠の４つに分類される（**表4-8**）。

2 妊娠高血圧症候群における栄養ケア

適正なエネルギー摂取，減塩，必要十分なたんぱく質摂取を心掛ける（**表4-9**）。動物性脂肪，炭水化物，塩分の摂取を控え，良質のたんぱく質，ビタミン類を摂取するようにし，食塩のみの制限ではなく，ナトリウムを豊富に含む食品の摂取にも注意する。

●**エネルギー**　肥満の程度，病態を考慮して適正な摂取量を決定する。エネルギー制限をする場合は，異化が亢進しケトーシスとなりやすいので，尿中のケトン体も定期的にチェックする。

●**たんぱく質**　摂取不足は妊娠高血圧症候群の誘因となり，低たんぱく血症の合

Column　妊娠期の脂質異常症

健常妊婦でも，妊娠中期から血中脂質が急激に増え，脂質合成が亢進し，脂肪蓄積により脂質異常症傾向になる。肥満妊婦ではより顕著であり，遊離脂肪酸が増加し，異化亢進が高まっている状態となる。

表4-9 妊娠高血圧症候群の栄養管理基準等

エネルギー摂取	・非妊娠時 BMI 24以下の妊婦（30kcal×理想体重）＋200kcal/日 ・非妊娠時 BMI 24超の妊婦（30kcal×理想体重）/日
塩分	・7～8g/日程度とする（極端な塩分制限は勧められない）。 （予防には10g/日以下が勧められる）
水分	・1日尿量500mL 以下や肺水腫では，前日尿量に500mL を加える程度に制限するが，それ以外は制限しない。 ・口渇を感じない程度の摂取が望ましい。
たんぱく質	・標準体重×1.0g/日 （予防には理想体重×1.2～1.4g/日が望ましい）
そのほか	・動物性脂肪と糖質は制限し，高ビタミン食とすることが望ましい。 （予防には食物摂取カルシウム（1日900mg）に加え，1～2g/日のカルシウム摂取が有効との報告もある。また海藻中のカリウムや魚油，肝油，マグネシウムを多く含む食品に高血圧予防効果があるとの報告もある） ・生活指導：安静。ストレスを避ける。

注） 重症，軽症ともに基本的には同じ指導で差し支えない。混合型ではその基礎疾患の病態に応じた内容に変更することが勧められる。
資料） 日本産科婦人科学会周産期委員会（1998）

併症も多いので，良質のたんぱく質摂取を心掛ける（たんぱく質摂取量：標準体重×1.0～1.5g/日。日本産科婦人科学会では1.0g/日とされている）。摂取量の半分は動物性たんぱく質で摂る。腎機能障害がある場合は，必要に応じて低たんぱく食（50g/日未満）を導入する。

●**脂質**　動物性脂肪は制限する。多価不飽和脂肪酸を多く含み，*n*-6系より *n*-3系脂肪酸を多く含む食品をとるようにする。

●**減塩**　食塩の摂取過剰は，妊娠高血圧症候群や循環機能障害のリスクを高めるが，極端な制限は，循環血漿量の低下を助長するので勧められない。妊娠高血圧症候群予防には10g/日以下，発症後は7～8g/日の減塩食を心掛ける。旨み食品，香辛料，香味野菜，レモンなどの酸味を利用し，薄味でも食欲を引き出せるように工夫する。なお，「日本人の食事摂取基準（2020年版）」では女性で6.5g/日未満が目標量となっている。

●**水分**　腎機能の低下や肺水腫がみられない場合，原則的に制限は必要としない。腎機能が低下し1日の尿量が500mL 以下となった場合や肺水腫の場合は，前日の尿量＋500mL 程度の制限を行う。

Column　妊娠期の高血圧

非妊娠時，または妊娠20週前から，血圧が140/90mmHg 以上の高血圧を呈する場合，注意が必要である。原因は，本態性高血圧症によるものが多いが，腎疾患，大動脈縮窄症，褐色細胞腫*，高アルドステロン症，クッシング症候群*などが考えられる。

補足
*褐色細胞腫：副腎や副腎以外のクロム親和性細胞由来の，カテコールアミン産生腫瘍。大量に分泌されるカテコールアミンにより重症の高血圧，動悸，立ちくらみなどの症状を呈する。
*クッシング症候群：副腎皮質からのコルチゾール分泌の増加により起こる障害。体幹の肥満，満月様顔貌，高血圧，耐糖能低下，精神障害，骨粗鬆症，無月経および多毛症を特徴とする。

●ビタミン・ミネラル　妊娠高血圧症候群ではビタミン B_1・B_6 の欠乏が多いため，高ビタミン食とする。また，降圧作用があるとされるカルシウム，マグネシウム，カリウムは積極的に摂取するようにする。

◀ 34-89

f 葉酸摂取と神経管閉鎖障害

二分脊椎症
受胎前後の葉酸の摂取不足で起こる神経管の発育不全。二分脊椎とは，脊椎が完全に癒合されず，一部開いたままの状態をいう。

葉酸は，細胞の分化に重要な役割を担うため，細胞の分化が盛んな胎児には不可欠である。摂取不足で神経管異常の**二分脊椎症**の発生頻度が高まる。「日本人の食事摂取基準（2020年版）」では推奨量における妊婦の付加量を＋240μg/日とし，妊娠の計画，可能性のある女性は400μg/日の摂取が勧められている。

平成12（2000）年に，厚生労働省から「**神経管閉鎖障害**の発症リスク低減のための妊娠可能な年齢の女性等に対する葉酸の摂取に係る適切な情報提供の推進について」が通達された。野菜の摂取が推奨されている。

通常，日本人女性の食生活において欠乏状態はみられない。

●そのほかの栄養素

・ビタミンA：過剰摂取は**催奇形性**のリスクを有する。平成7（1995）年に厚生労働省から「妊娠3か月以内または妊娠を希望する女性」において，ビタミンA摂取に関する留意事項が通知された。

　ビタミンAの豊富な食品の連続摂取は避け，ビタミンAサプリメントや健康食品を摂取する際は含有量を確認する。「日本人の食事摂取基準（2020年版）」では成人の耐容上限量は2,700μgRAE/日であり，妊婦の場合も2,700μgRAE/日とするのがよいであろう。

・ミネラル：ミネラルの重要性はあまり明らかになっていない。動物実験では，欠乏による奇形，発育不全が確認され，妊婦においては亜鉛，銅欠乏の障害との関係性が示唆されている。また，若年女性のやせや，ダイエット志向は微量元素欠乏を引き起こす可能性もあり，妊娠時での影響が危惧される。

g 出産後の健康・栄養状態及びQOLの維持・向上

授乳期においては，**泌乳**を考慮する。「日本人の食事摂取基準（2020年版）」では，エネルギー，たんぱく質，*n*-6系脂肪酸と*n*-3系脂肪酸，ビタミンとミネラルに，付加量や授乳婦における目安量が設定されている（p.185～190参照）。

1 健康・栄養状態の維持・改善

妊娠中に変化した体型を元に戻すために，過度の減量（減食）をすることは，授乳期の女性には大きな危険因子となる。母親の栄養状態は母乳中の栄養状態に反映されるので，十分配慮しなければならない。

また，授乳期の女性は，健康状態，育児への不安，夫婦生活，対人関係，経済的負担など，心理的・社会的ストレスによる一過性の不眠，集中力の低下，情緒不安定など自律神経症状に合わせて軽いうつ状態になりやすい。これを，マタニティブルーという。低栄養，摂食障害，育児障害に陥ることもあるため，周囲の理解・支援が必要である。

出産後の健康・栄養状態の維持・改善には，次の点に注意する。

①母体が落ち着くまで十分に休養をとる。

②全身および局所の清潔を保つ。

③軽い運動をする。

④母乳育児を行うようにする。

⑤乳汁うっ滞を避け，**乳腺炎**を予防する。

⑥人工栄養では，適正な食事と運動により母体の肥満を防止する。

⑦妊娠糖尿病の妊婦は，出産後１～３か月間に糖負荷試験を行い，妊娠糖尿病が糖尿病に進展するのを防ぐ。

⑧各年齢期の推定エネルギー必要量に，母乳分泌と育児のためのエネルギー量（350kcal/日）を付加する。

⑨安静度が高い場合，授乳をしない場合，途中で授乳をやめた場合は，運動を心掛けたり，摂取エネルギーを抑制するなどして，肥満を予防する。

乳腺炎
乳腺の炎症疾患。乳腺の腫脹，発赤，乳様混濁液の分泌，疼痛を伴う。
・うっ滞性乳腺炎：妊娠後期，授乳初日に起こり，乳腺の痛みを伴う乳房の膨満。

●**授乳準備への対応**　乳汁産生には，十分な睡眠，精神的な安静，バランスのとれた食事が基本である。そのためには，食物を幅広く選択するようにする。食物繊維は有害物質を吸着し排出する作用があるので，穀類，いも類，野菜，藻類，豆類の摂取を心掛ける。

喫煙，飲酒はプロラクチンの分泌を抑制するため，乳汁分泌量の減少につながる。妊娠中の喫煙，飲酒については，p. 70，Column 参照。

●**母乳の質と量の保持・改善**　授乳のためには，母親の良好な栄養状態，精神的な安定，十分な静養と睡眠が必要である。母乳の質は母体の栄養状態に影響されるため，たんぱく質，カルシウム，鉄，ビタミン B_1・B_2 の摂取を心掛ける。また母乳の88%は水分であるので，水分補給を十分に行う。

母親が精神的に不安定な場合，乳児が母乳を十分に吸わない傾向もある。WHO・ユニセフ共同声明では，「母乳育児成功のための10か条（10ステップ）」（**表４-10**）を示している。

2　QOL の維持・向上

授乳期は，母体を回復させ，乳児の生活リズムを整え，授乳により親子の絆を深める時期である。母乳育児により母性意識・母性行動を高め，心身ともに安定した生活が必要である。また，環境因子を考慮した栄養ケアが必要である。

保健所，母子保健センター，市町村保健センター，福祉事務所，児童相談所，保育ママ，赤ちゃん110番などを積極的に利用し，母子の健康，授乳婦の QOL を高める援助とする（**図４-８**）。

h　妊産婦のための食生活指針◀

◀ 35-143

1　「妊産婦のための食生活指針」作成の基本的考え方

厚生労働省が平成18（2006）年２月に「妊産婦のための食生活指針」を策定，

表4-10 母乳育児成功のための10か条（10ステップ）

1 a.	母乳代替品のマーケティングに関する国際規準（WHO コード）と世界保健総会の決議を遵守する
1 b.	母乳育児の方針を文章にして，施設の職員やお母さん・家族にいつでも見られるようにする
1 c.	母乳育児に関して継続的な監視およびデータ管理のシステムを確立する
2．	医療従事者が母乳育児支援に十分な知識，能力，技術を持っていることを確認する
3．	すべての妊婦・その家族に母乳育児の重要性と方法について話し合いをする
4．	出生直後から，途切れることのない早期母子接触をすすめ，出生後できるだけ早く母乳が飲ませられるように支援する
5．	お母さんが母乳育児を始め，続けるために，どんな小さな問題でも対応できるように支援する
6．	医学的に必要がない限り，母乳以外の水分，糖水，人工乳を与えない
7．	お母さんと赤ちゃんを一緒にいられるようにして，24時間母子同室をする
8．	赤ちゃんの欲しがるサインをお母さんがわかり，それに対応できるように授乳の支援をする
9．	哺乳びんや人工乳首，おしゃぶりを使うことの弊害についてお母さんと話し合う
10.	退院時には，両親とその赤ちゃんが継続的な支援をいつでも利用できることを伝える

資料）WHO・ユニセフ共同声明（2018）

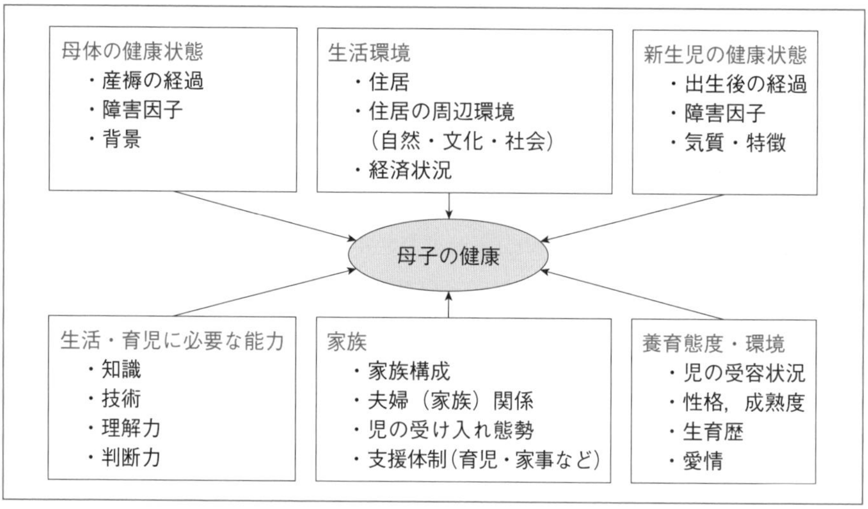

図4-8 母子の栄養ケアに関連する因子

資料）江守陽子：看護観察のキーポイントシリーズ改訂版母性Ⅱ，p. 63（2000）中央法規出版

令和（2021）年３月に改定し，名称を「妊娠前からはじめる妊産婦のための食生活指針」とした（**表４-11**）。この指針は，妊娠前からの食生活の重要性が再認識されることも視野に入れて作成されたものである。

指針は，妊産婦にとって具体的でわかりやすい内容とすることを基本とする一方で，保健医療従事者等の指導者が活用する際の参考となるよう，妊産婦が注意すべき食生活上の課題を明らかにした上で，妊産婦に必要とされる栄養素や食事内容，ライフスタイルにおける配慮点等について，科学的根拠に基づき，解説を加え，食生活のみならず，妊産婦の生活全般や，からだや心の健康にも配慮している。

また，指針の骨格となる健康づくりのために望ましい食事については，「日本人の食事摂取基準」および「食事バランスガイド」を基本とし，妊娠期・授乳期に付加すべき（留意すべき）事項を加えた「妊産婦のための食事バランスガイド」をあ

表4-11　妊娠前からはじめる妊産婦のための食生活指針

○妊娠前から，バランスのよい食事をしっかりとりましょう
　妊娠前にやせすぎ，肥満はありませんか。健康な子どもを生み育てるためには，妊娠前からバランスのよい食事と適正な体重を目指しましょう。
○「主食」を中心に，エネルギーをしっかりと
　妊娠期・授乳期は，食事のバランスや活動量に気を配り，食事量を調節しましょう。また体重の変化も確認しましょう。
○不足しがちなビタミン・ミネラルを，「副菜」でたっぷりと
　緑黄色野菜を積極的に食べて葉酸などを摂取しましょう。特に妊娠を計画していたり，妊娠初期の人には神経管閉鎖障害発症リスク低減のために，葉酸の栄養機能食品を利用することも勧められます。
○「主菜」を組み合わせてたんぱく質を十分に
　肉，魚，卵，大豆料理をバランスよくとりましょう。赤身の肉や魚などを上手に取り入れて，貧血を防ぎましょう。ただし，妊娠初期にはビタミンAの過剰摂取に気をつけて。
○乳製品，緑黄色野菜，豆類，小魚などで，カルシウムを十分に
　妊娠期・授乳期には，必要とされる量のカルシウムが摂取できるように，偏りのない食習慣を確立しましょう。
○妊娠中の体重増加は，お母さんと赤ちゃんにとって望ましい量に
　体重の増え方は順調ですか。望ましい体重増加量は，妊娠前の体型によっても異なります。
○母乳育児も，バランスのよい食生活のなかで
　母乳育児はお母さんにも赤ちゃんにも最良の方法です。バランスのよい食生活で，母乳育児を継続しましょう。
○無理なくからだを動かしましょう
　妊娠中の身体活動・運動は，早産および低出生体重児のリスクを増加させないことが明らかになってきました。医師に相談し，体調に合わせて，無理なくからだを動かしましょう
○たばことお酒の害から赤ちゃんを守りましょう
　妊娠・授乳中の喫煙，受動喫煙，飲酒は，胎児や乳児の発育，母乳分泌に影響を与えます。禁煙，禁酒に努め，周囲にも協力を求めましょう。
○お母さんと赤ちゃんのからだと心のゆとりは，周囲のあたたかいサポートから
　周囲の人は，お母さんの不安をやわらげ，母子ともに健やかな毎日を送れるよう，協力することが大切です。

資料）厚生労働省：妊娠前からはじめる妊産婦のための食生活指針（2021）

わせて検討し，食事の望ましい組み合わせや量について提示している。令和3年3月に新たなエビデンスを検証し見直しがなされ，発表された妊娠前からの食生活の重要性を明確にした。

2 母体の変化・代謝の変化への対応

　妊婦のライフスタイル，食生活の多様化に伴う過食，偏食，欠食，塩分過剰摂取，加工品の使用などの不規則な食事，調理技術の低下，運動不足，ストレス，生活リズムの乱れなど，個人の問題点に合わせた栄養管理が必要となる。

　妊娠初期から中期は，胎児の骨や内臓の形成期であり，過剰なエネルギー摂取は不要なので，良質でバランスの良い食事を心掛ける。妊娠中は便秘が起こりやすいので，起床時の冷たい水分の摂取や，果物，野菜（セルロースの多い食品）の積極的な摂取を必要とする。妊婦がアレルギー体質の場合，胎児のアレルギー対策のため，抗原性食品の摂取は控えたほうがよい。しかし，抗原性食品である牛乳，卵，大豆などは良質のたんぱく質，カルシウム源なので，アレルギー体質の妊婦は普通の妊婦以上に食生活に気を付けなければならない。

Column　子宮の復古現象

　授乳期は子宮の復古現象が顕著である。子宮は分娩直後は小児の頭大もあるが，12～14日後には腹壁外には触れなくなる。子宮内膜は3～4週間後に再生する。授乳が子宮復古の促進要因となる。逆に，出血，多胎・羊水過多症などの子宮過伸展，早産などが抑制因子となる。

Check 4 妊娠期，授乳期

問題 次の記述について，○か×かを答えよ。

妊娠期

1 妊娠期では見かけ上，血液が薄まる。
2 β-カロテンの大量摂取は胎児奇形をもたらす。
3 妊娠期では，基礎代謝が低下する。
4 妊娠前のBMIが18.5以上25.0未満の場合は，妊娠全期間をとおして，12～15kgの体重増加が推奨されている。

母乳とその分泌

5 初乳は，成乳に比べ乳糖が多く含まれる。
6 オキシトシンは，子宮復古（回復）を促進する。
7 ニコチンは，プロラクチンの分泌を促進する。
8 初乳中には，IgMが多く含まれている。

妊娠期の栄養および病態

9 ビタミンB_{12}不足により，神経管閉鎖障害（二分脊椎症など）を起こす危険性がある。
10 ビタミンAの不足は，胎児奇形を起こす危険性がある。
11 低出生体重児の頻度は，増加傾向にある。
12 妊娠高血圧症候群は，妊娠高血圧と加重型妊娠高血圧腎症に分類される。

解説

1 ○ 血液は見かけ上薄まり，赤血球数，血色素量，ヘマトクリット値が低下する。
2 × 動物性食品に含まれるビタミンAは過剰摂取で体内に蓄積される。β-カロテンは（植物性食品）体内で必要に応じてビタミンAに変わる。
3 × 妊娠後期から循環血液量が増加し，基礎代謝が20%上昇する。
4 × 12～15kgは，低体重（やせ）の場合の推奨体重増加量である。体格区分が普通の場合は，10～13kgが推奨される。妊娠期の体重増加は，妊娠前の体格（BMI）によって対応する。

---

5 × 乳糖の濃度は，初乳より成乳で高い。
6 ○
7 × ニコチンはプロラクチン分泌を抑制する。喫煙による母乳分泌量の減少が指摘されている。
8 × 初乳中に多く含まれているのはIgAである。

---

9 × 神経管閉鎖障害の発生頻度は葉酸の摂取不足で高まる。
10 × ビタミンAの過剰摂取に催奇形性がある。「日本人の食事摂取基準（2020年版）」で耐容上限量（成人で2,700μgRAE/日）が定められている。
11 ○
12 × 妊娠高血圧腎症，妊娠高血圧，加重型妊娠高血圧腎症，高血圧合併妊娠に分類される。

5 新生児期，乳児期

生後１歳に達するまでを乳児という。児童福祉法では「満１歳に満たないもの」と定められている。身体的，精神的に著しい成長・発育期にあることが特徴で，必要な栄養素の不足が，成長・発達に影響する。新生児とは，生後28日までの乳児のことをいう。新生児期は，母体外での生活への移行時期である。満期出産の新生児の平均体重は３kg，身長は50cm，胸囲は33cm である。

A 新生児期・乳児期の生理的特徴

a 呼吸器系・循環器系の適応◀

◀ 34-90

新生児は出生と同時に産声を上げ，肺呼吸を始める（第一呼吸）。羊水，二酸化炭素の排出・酸素の取り込みで肺が拡張して肺血流が増加し，血液循環が胎児循環（胎盤血行）から成人型循環に切り替わる。この呼吸，循環作用の開始により，体温調節，消化・排泄作用が整っていく。水分代謝はp. 94，f-2「脱水」参照。

1 呼吸器系

胎齢18週で胎盤を通した呼吸運動がみられ，羊水が出入りする。24週以降，肺胞内に液体が分泌され，27～28週で肺胞は子宮外での生活が可能な構造となる。産道を通過する際に，胸郭が圧迫され，肺，気道内の液体は押し出される。

分娩時の低酸素状態，高炭酸ガス状態，pH 低下の刺激で，生後数秒以内に第一呼吸が起こる。生後６時間以内に40～50回/分の呼吸数に安定する。

2 循環器系◀

臍動脈の拍動は生後３～５分で停止し，胎盤への血液の流入は中止される。静脈管も５～10分で閉鎖される。卵円孔（胎児期の心房中隔を貫く，右心房から左心房への血流路）は生後２～３分で，動脈管（肺呼吸をしていない胎児期に特徴的な，肺動脈から大動脈へ注ぐ血流路）は生後15時間前後で閉鎖される。生後３～４か月後には，機能的にも成人型循環になる。

心室重量は，生後４週までは右室が大きいが，それ以後，左室が肥厚してくる。

胎児期の造血部は肝臓，脾臓，骨髄であり，出生後は骨髄に限局される。生後１週間にみられる末梢血中への有核赤血球の出現（５％以下），**網状赤血球**の増加（50％）は生理的な現象である。

網状赤血球
網赤血球ともいう。ブリリアントクレシルブルーにより染色される，好塩基性の細胞質網をもつ幼若な赤血球。血液産生過程が活性化すると増加する。

- **新生児生理的黄疸**　特別な基礎疾患なしに新生児期にみられる黄疸のことをいう。生後２～３日に現れ，10～14日までに消える。出生直後に溶血が亢進し，遊離した多量のヘモグロビンから細網内皮系で多量の間接ビリルビンが産出されることが原因である。
- **胎児型ヘモグロビン（HbF）**　胎齢10週の胎児のヘモグロビンは100％ HbF

で，新生児も55～90％がHbFである。生後急速に減少し，生後5か月ではほとんどが成人型ヘモグロビン（HbA）となる。HbFはHbAに比べ酸素飽和度が高い。

◀34-90
34-91

b 体水分量と生理的体重減少◀

新生児は体重の80％が体液で，体重当たりの体水分量は，成人と比べて多い。その内訳は，細胞外液と細胞内液がほぼ等量である（それぞれ体重の40％）。

生後数日で，皮膚および肺からの水分蒸発（不感蒸泄）に起因する体重減少が150～250g程度起こる。これを**生理的体重減少**という。哺乳量の増加とともに体重は回復する。

哺乳量の適否は，児の体重を週1回測定し，母子健康手帳の体重増加曲線を用いて評価する。

●**哺乳量**　新生児は生後2～3日の間に生理的体重減少（出生体重の5～7％）をみるが，1週間～10日で出生体重まで回復する。生後1週間経っても体重が減少する，または2週間経っても体重増加がない場合は，哺乳量を算出する。初産婦，高齢出産では乳汁分泌量の低下を考慮する。哺乳不足の場合，発育低下のほか，睡眠障害，継続的な便秘と下痢，哺乳時間が長くなる，哺乳間隔が短くなるなどの兆候がみられるので，注意が必要である。

●**哺乳の反射運動**　新生児・乳児の哺乳は，乳首を探すこと（**探索反射**），くわえること（**捕捉反射**），吸うこと（**吸啜反射**），飲み込むこと（**嚥下反射**）という連続した反射運動により行われる。新生児の探索反射は，口への触感に反応して，刺激されたほうに口を開き，乳首を口に含もうとする反射である。2～3か月齢以後の乳児では発達に伴い，反射によらず乳首を捕捉できる。捕捉反射により，口唇への刺激に対してくわえるように口，舌を動かすようになる。生後1か月は吸啜反射により乳汁を吸引するが，それ以後は随意的哺乳（自律哺乳）が行えるようになる。

●**乳汁の嚥下**　乳児の嚥下は，成人と異なる。最初は蠕動運動が行われず，乳汁は上からの重力により食道を流れ，そのときは呼吸とともに空気も嚥下するため，授乳後に胃の中の空気をゲップさせる必要がある。次第に，正常な蠕動運動が行われるようになる。

c 腎機能の未熟性◀

腎臓は体内の物質代謝で生じた有害，不要になった物質を体外に尿として排泄する。

胎齢10週で，腎臓から尿が分泌される。胎児から排出される尿は，羊水の一部を占める。新生児では，腎臓の濃縮力が弱く，糸球体濾過量も低い。

新生児では，ある量が貯留すると神経の反射経路で伝達されるため，反射的に排尿が起こる。したがって，1日の回数は多くなる。生後1～2か月ごろまでは15～20回，1歳ごろまでは10～15回である。

乳児は，糸球体と細尿管の機能が未熟で，急速な水の負荷に対する適応力が低い。また，腎濃縮力が低く，浮腫，脱水状態に陥る危険性があり，水分摂取に留意する。ナトリウム，カルシウム，血液尿素窒素（BUN）を処理する能力も低く，食塩，カルシウム，たんぱく質などの摂取にも留意する。1～2歳ごろに成人と同様の機能になる。

d 体温調節の未熟性

体温はエネルギー（熱）の一つの形で，身体の細胞の代謝により産生される熱がその源である。また，身体から放散される熱との差で，人間の体温はほぼ一定に保たれている（このように体温が一定に保たれる動物を恒温動物という）。

しかし，乳幼児では，体温調節中枢が未熟であることから，環境温度，衣服などによる調節が必要である。乳幼児の体温には年齢差，個人差，また日内リズムもある。これは，食事摂取などにおける体温の産生が異なるためである。

e 新生児期，乳児期の発育

1 新生児期

在胎36週6日以前に出生した児は早産児，37週0日～41週6日は正期産児，42週0日以降で過期産児と呼ぶ。在胎期間は，器官系の成熟に影響する。

正期産児で，初体重2.5kg 以上，身長45cm 以上で，成熟徴候を示すものを**成熟児**という。成熟徴候は，出生直後に皮膚，乳腺，耳介，面疱，爪，産毛，胎脂，外陰部などを観察し評価する。

2 乳児期

乳児期は，以降の成長期（幼児期，学童期，思春期）と比べても特に成長が顕著であり，多くの栄養素を必要とする。また，生理・運動・精神機能の発達の過程にあり，ほかの時期と異なる成長・発達過程をとる。

1 体重

生理的体重減少回復（生後7～10日）後，生後6か月ごろまで急激な発育を示し，以降，漸次発育速度は緩慢になっていく。標準体重は，生後3か月で出生時体重の約2倍，1年で約3倍になる。1日平均体重増加量は，生後1～3か月で20～30g，3～6か月で20～25g，9～12か月では10～15g。ただし，発育速度には個人差があるので注意が必要である。

2 身長

生後1か月で4 cm，2か月で3 cm，3か月で3 cm，4～12か月までは1か

Column 胎便

出生直後，胎児の大腸内に形成される糞便。腸粘膜，胆汁成分，コレステロール結晶および羊水などの混合物で，暗緑色，クリーム状である。生後2～3日間に100g 程度排出する。

月で 1 cm 増加する。体重ほど健康状態に左右されない。生後，満 1 年で出生時の1.5倍になる。

◀1 35-88 32-88

3 頭囲・胸囲◀1

頭囲は生後 1 年間で約12cm， 2 年目で 2 cm， 3 年目で 1 cm 増加する。頭囲の発達は頭蓋骨の発達を反映する。生後 2 年ごろまでは脳髄の発達が著しい時期のため，頭蓋の発達も顕著となる。脳重量は新生児期に350～360g， 1 歳で900～950g， 4 ～ 5 歳で1,200g（成人の90％）にまでなる。新生児の脳は体重の約15％（成人は約 2 ％）と，体重に占める割合が大きい。脳の重量は，体重とともに増加する。

出生直後は，頭蓋の縫合が不完全であり泉門と呼ばれる孔が開いている。大泉門，小泉門，前側頭泉門（ 2 個），後側頭泉門（ 2 個）の計 6 個ある。大泉門以外はまもなく閉じるが，大泉門は生後 1 ～ 1 年半ごろに閉鎖する。

新生児期では頭囲のほうが胸囲より大きいが，生後 1 年でほぼ等しくなり，生後 2 年を過ぎると胸囲のほうが頭囲より大きくなる。

◀2 35-90 34-90

4 歯牙◀2

乳歯は生後 6 か月から生え始め， 3 歳までに上下20本が生えそろうが，個人差が大きい（図 5 - 1 ）。乳歯数は「乳歯数＝月齢－ 6 」の式で求められる。

5 骨格系

X 線で骨端の化骨核の出現，骨端部の形状，骨端軟骨の幅と閉鎖などを調べることで，骨格の発育を評価する。簡単な評価法としては，手根骨の化骨数（年齢と等しいか， 1 個多い）を調べる。

6 呼吸器系

乳児期では，胸郭の横断面はほぼ円形である。気道も直径が小さく，軟弱で，狭窄・閉塞を起こしやすい。呼吸の型は腹式呼吸である。

7 神経系

神経系は発育が早く，幼児期までにほとんど完成する。

永久歯

①中切歯，第一大臼歯：6 ～8 歳ごろ
②側切歯：7 ～ 9 歳ごろ
③犬歯：9～12歳ごろ
④第一，第二小臼歯：10～12 歳ごろ
⑤第二大臼歯：11～13歳ごろ
⑥第三大臼歯：16～40歳ごろ

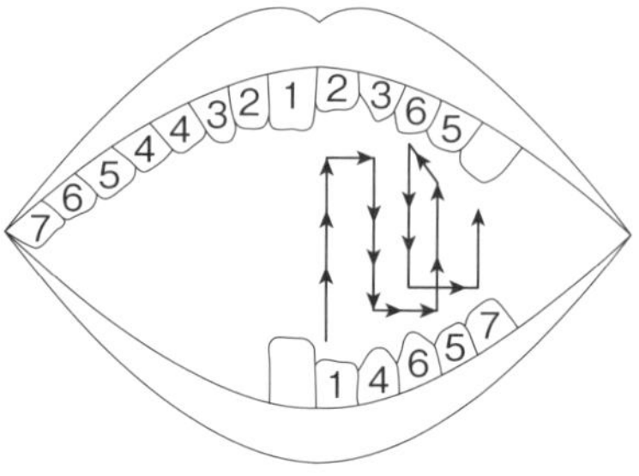

乳 歯

①下の乳中切歯：6 ～ 8 か月
②上の乳中切歯：8 ～ 9 か月
③上の第一乳側切歯：10～11 か月
④下の乳側切歯：満 1 歳ごろ
⑤上下の第一乳臼歯：14～17 か月
⑥上下の乳犬歯：16～18 か月
⑦第二乳臼歯：2 歳以降

図5-1 生歯の時期と順序

資料） 中野慶子：応用栄養学，p. 164（2006）第一出版

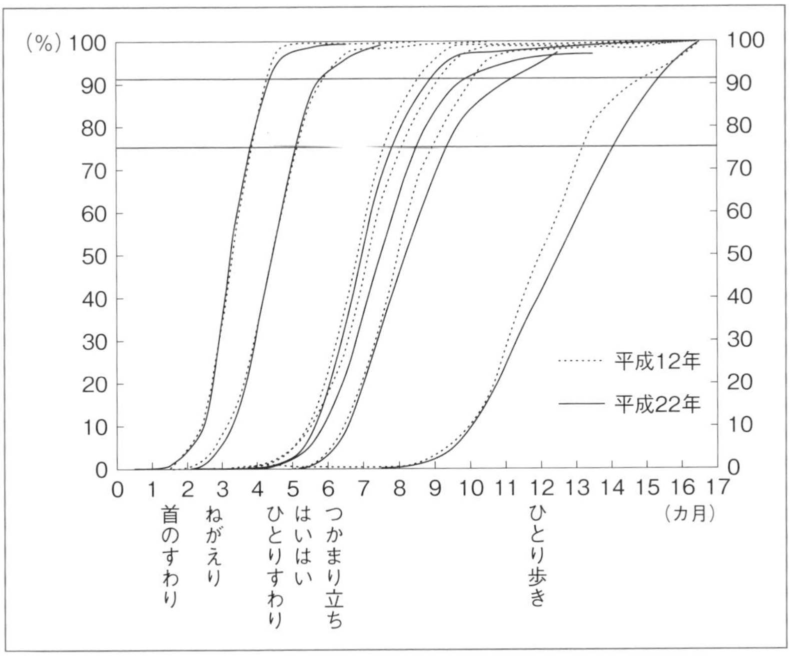

図5-2　一般調査による乳幼児の運動機能通過率

資料）厚生労働省：乳幼児身体発育調査（平成22年）

8 運動機能の発達

◀35-88

運動機能は一般に，頭部から下部へ，中枢から末梢へ，大きな運動（粗大運動，p. 109，**図6－2**参照）から細かい運動（微細運動）へと発達する（**図5－2**）。

9 感覚機能の発達

生後１か月を過ぎると，視覚，聴覚の発達が著しい。視覚では生後１日で対光反射，生後２週で明暗を感じる。３～６週で母親に視線を向け，４週で凝視できる。聴覚では生後１か月で音に反応し，２か月ごろは心地よい音により，泣くのをやめる。温覚や触覚は生後まもなく発達するが，痛覚は割合鈍い。

10 免疫系

免疫グロブリンは出生後に本格的に産生される。胎盤を通過しない IgM，IgA，IgD，IgE は生下時にほとんど認められない。IgG は胎盤を通過するので，生下時にも母体と同様の値がみられる。母体由来の IgG は生後減少し，生後２～４か月で最低値となる。初乳には感染抑制作用がある分泌型 IgA が多く含まれる。IgA の乳児自身の分泌は生後３か月ごろからである。

11 臓器の発育

身体の各種器官の発育速度は，一様ではない（p. 46，**図3－1**参照）。

12 咀嚼・嚥下機能の変化

●反射運動　生後６か月ごろまでは歯がなく，乳汁を吸うのに都合が良い。口腔の反射が発達しており，嚥下も反射によって行われる（p. 84）。

外界とのかかわりは，ほとんど反射運動で行われている。これを新生児反射といい，**哺乳行動**，瞬目反射，把握反射などがある。

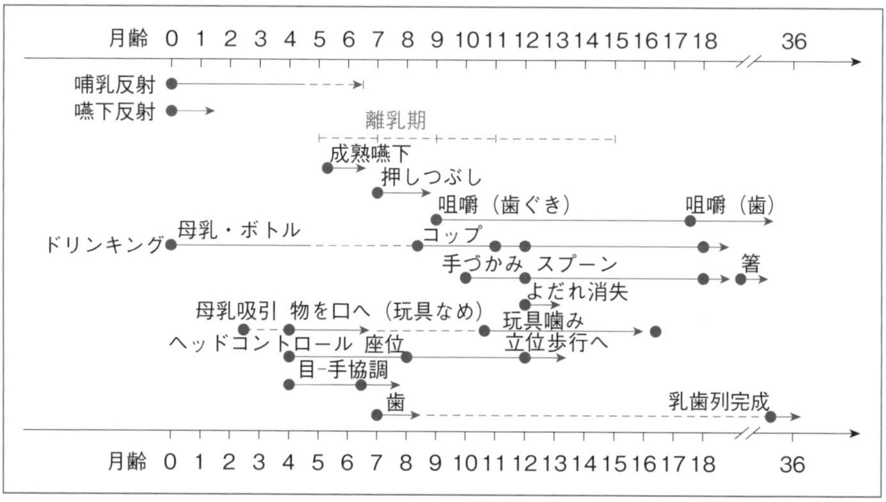

図5-3 摂食機能の発達

資料）澤　純子，ほか：応用栄養学第７版（2005）医歯薬出版

●咀嚼運動　離乳食の開始に合わせて，咀嚼を行うようになる。舌飲み期（５～６か月ごろ），舌食べ期（７～８か月ごろ），歯茎食べ期（９～11か月ごろ），乳歯食べ期（12～15か月ごろ）と進む（p. 99，**表５-４**参照）。顎，舌，歯茎，歯の相互作用による咀嚼が行われる。

13 食行動の変化

乳児期の食行動の発達を**図５-３**に示す。次のような変化がみられる。

・哺乳瓶，食事を見て興味・嬉しさを示す。
・安心の中で食べることを味わう気持ちをもつ。
・生後４か月過ぎには離乳食の準備として，スプーンを口に含む練習を始める。
・９～11か月には食物を自分で口に運ぼうとする。
・12～15か月ではコップで飲もうとする。

◀35-90

f 摂食・消化管機能の発達◀

●胃　新生児では容量が小さく，湾曲の少ない筒状である。噴門括約筋が未熟で，吐乳，溢乳を起こしやすい。新生児の胃液は中性から弱アルカリ性で，数時間後に強い酸性になる。ただし，無酸症も10～30％の頻度でみられる。胃液の分泌量は新生児で少なく，成長とともに増加する。新生児の胃リパーゼ活性は，成人レベルに上昇している。

●腸　腸の長さは身長の６～７倍で，成人と比べて相対的に長い。

消化酵素はすでにほとんどが存在し，たんぱく質，糖質の消化・吸収は良好である。消化酵素の新生児での発達を**表５-１**に示す。なお，新生児は唾液分泌が少なく，アミラーゼ含量も少ない。アミラーゼ活性は成人の１/５程度だが，離乳食でデンプンを摂取し始めると急速に唾液分泌とともにアミラーゼ分泌が増える。また，膵アミラーゼが欠乏しており，デンプンなど，多糖類の吸収率は生後３か月まで低い。

表5-1 消化酵素の発達

栄養素	消化酵素	新生児の特徴および発達
たんぱく質	トリプシン キモトリプシン	よく発達している。生後１か月でほぼ成人値に達する（消化は良好）
脂肪	膵リパーゼ	成人の１/10以下。生後数か月で成人値に達する
多糖類	膵アミラーゼ	生後２～３か月までは活性が低い（消化は不良）
麦芽糖	マルターゼ	在胎24週後に成熟児と同程度に発達
ショ糖	スクラーゼ	在胎24週後に成熟児と同程度に発達
乳糖	ラクターゼ	在胎40週ごろに成熟

資料）今津ひとみ，ほか編：母性看護学２ 産褥・新生児（1995）医歯薬出版を改変

表5-2 新生児マス・スクリーニング検査の対象疾患

アミノ酸代謝異常症	フェニルケトン尿症，メープルシロップ尿症（楓糖尿症），ホモシスチン尿症，シトルリン血症１型，アルギニノコハク酸尿症
有機酸代謝異常症	メチルマロン酸血症，プロピオン酸血症，イソ吉草酸血症，メチルクロトニルグリシン尿症，ヒドロキシメチルグルタル酸血症（HMG 血症），複合カルボキシラーゼ欠損症，グルタル酸血症１型
脂肪酸代謝異常症	中鎖アシル CoA 脱水素酵素欠損症（MCAD 欠損症），極長鎖アシル CoA 脱水素酵素欠損症（VLCAD 欠損症），三頭酵素／長鎖３-ヒドロキシアシル CoA 脱水素酵素欠損症（TFP/LCHAD 欠損症），カルニチンパルミトイルトランスフェラーゼ-１欠損症（CPT-１欠損症），カルニチンパルミトイルトランスフェラーゼ-２欠損症（CPT-２欠損症）
糖質代謝異常症	ガラクトース血症
内分泌疾患	先天性甲状腺機能低下症，先天性副腎過形成症

注）色文字：タンデムマス法を用いた新生児マス・スクリーニング検査の対象と考えられる疾病。
資料）厚生労働省：先天性代謝異常等検査の実施について（平成30年３月30日子母発0330第２号）

B 新生児期・乳児期の栄養アセスメントと栄養ケア

1 臨床検査

新生児マス・スクリーニング検査は，平成23（2011）年度まで６種類の疾病に関して行われていた。６種類の疾病とは，アミノ酸代謝異常症としてフェニルケトン尿症，ホモシスチン尿症，メープルシロップ尿症，糖代謝異常症としてガラクトース血症，内分泌疾患として先天性甲状腺機能低下症，先天性副腎過形成症である。平成26（2014）年10月より，47都道府県20指定都市でタンデムマス・スクリーニング検査が実施されている。タンデムマス（タンデム質量計）の導入により，１回の検査でアミノ酸代謝異常症，有機酸代謝異常症，脂肪酸代謝異常症の検査が可能となり，20疾患が新生児マス・スクリーニング検査の対象となった（**表５-２**）。また，黄疸の経過観察・治療のための血清ビリルビン検査や貧血の検査，低出生体重児や母親が糖尿病の新生児，巨大児では血糖検査を実施する。

たんぱく質の栄養評価には，血清総たんぱく質，アルブミン，血清比重，血清アルブミン/グロブリン濃度比（A/G 比）等が用いられる。ただし，総たんぱく質，アルブミンは代謝回転が遅く，栄養状態の反映が鈍い。代謝回転の速いプレアルブミン，レチノール結合たんぱく質（RBP）の測定が指標として有効である。

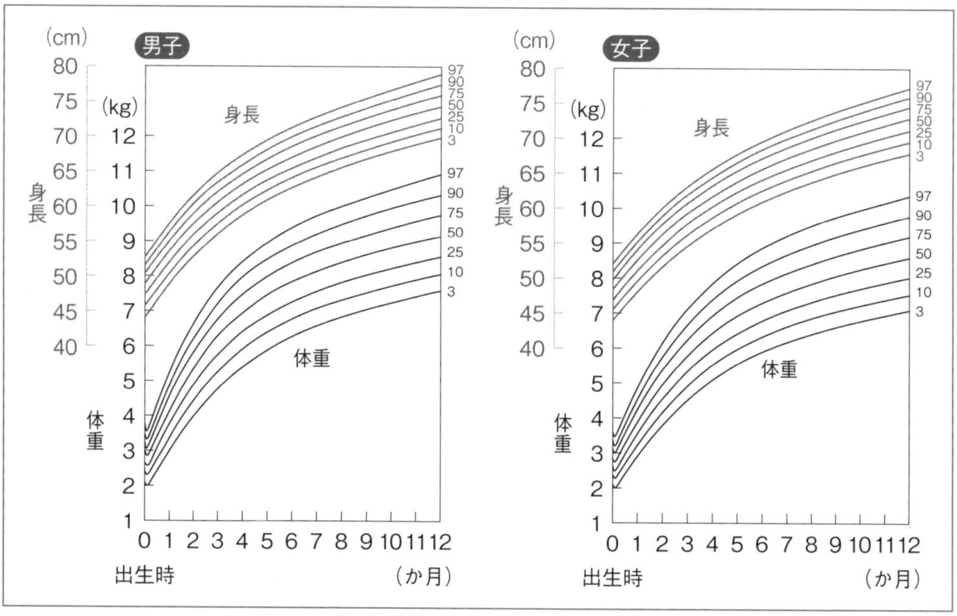

図5-4　乳児体重・身長発育パーセンタイル曲線

資料）厚生労働省：乳幼児身体発育調査（平成22年）

脂肪の不足は，体重増加不良につながるが，血液中の脂質変動は起こりにくい。しかし，必須脂肪酸欠乏には注意が必要である。

貧血は赤血球・ヘモグロビン・ヘマトクリットで調べ，血清鉄は貧血の種類の判定に役立つ。

血清たんぱく質，血清脂質，尿中クレアチニン値を発育や障害の指標とする。

◀36-91
35-91
32-88

2 身体計測◀

身体計測の項目を下記に示す。

●**身長**　1歳までの身長は仰臥位身長を示す。

●**体重**　栄養状態，特に乳汁摂取量の指標となる。

●**頭囲**　脳疾患の指標として用いられる。

●**乳幼児身体発育値**　乳幼児の成長発育の基準値は，10年ごとに行われる厚生労働省の全国調査「乳幼児身体発育調査」に基づいて決められており，使われている。現在は平成22（2010）年の調査結果が使用されている。

●**乳児身体発育曲線**（図5-4）　身長，体重，頭囲，胸囲が発育値の3**パーセンタイル値**未満および97パーセンタイル値以上の場合に，発育の偏りとして問題にされることが多い。94%のうちにあれば，発育上問題ないとされる。体重曲線の乱れには注意する。

パーセンタイル値
全体を100として小さい方から数えて何番目になるのかを示す数値で，50パーセンタイル値が中央値である。つまり，「30パーセンタイルの人」は「100人のうち小さい方から数えて30番目」ということになる。

●**カウプ指数**　「体重(g)/身長(cm)^2×10」で表される。男女差は考慮しない。年齢によって諸説あるが，一般に3か月以上の乳児では，20以上を肥満，18～20を肥満傾向，15～18を標準，13～15をやせ傾向，13未満をやせとしている。

3 臨床診査

授乳法・離乳法の適切性，摂取量，離乳食の摂取状況，食欲や嗜好の変化を評価するため，臨床診査（栄養補給歴，他覚症状，理学的検査）が行われる。

新生児の体温，脈拍，呼吸は，出生後の時間経過により変化し，24時間後に安定する。また，顔色（蒼白，黄疸，チアノーゼ），けいれん，嘔吐，全身状態の観察を行う。乳児期には，月齢に応じた身体発育，運動機能，精神発達状況を把握することが必要である。

a 低出生体重児

生後直後の体重を出生時体重といい，それによって，出生児は**図5-5**のように分類される。低出生体重児（2,500g 未満），極低出生体重児（1,500g 未満），超低出生体重児（1,000g 未満）は，呼吸管理などの完備された保育器で育てられる。

Column 先天性代謝異常◀

500種類以上の疾患が知られている。アミノ酸代謝異常，糖代謝異常，脂質代謝異常，ミネラル・金属代謝異常などがある（表）。治療の遅れが重篤な障害につながる疾患が多い。

表 先天性代謝異常症と栄養管理

病　名	概　念	症　状	栄養管理	発見患者数* 発見率*
1．フェニルケトン尿症	フェニルアラニンをチロシンに転換する酵素（フェニルアラニン水酸化酵素）が先天的に欠如しているため，フェニルアラニンが血液中，体液中に異常蓄積する（特に知的障害児で多量に蓄積）	神経中枢障害（異常脳波，けいれん，精神発達遅延，てんかん様発作）	発育に必要なエネルギー，たんぱく質は十分に摂取 乳児期は治療乳ロフェミルク（低フェニルアラニン特殊ミルク）を用い，血中フェニルアラニン濃度を10mg/dL 以下に保つ 離乳食開始後も15mg/dL 以下に要注意	発見患者数 延べ687人 発見率 1/70,300
2．ガラクトース血症	ガラクトースを分解する酵素の欠損（活性低下）による中間代謝産物の異常蓄積。酵素欠損の部位により3型ある	症状発現は乳汁摂取と深く関与。授乳開始後より嘔吐，下痢の出現から黄疸，白内障，知能障害，低血糖，けいれんなどを起こす	乳糖摂取量を0にすることが大切であるため，乳糖除去ミルクまたは大豆乳を用いる	発見患者数 延べ1,271人 発見率 1/38,000
3．ホモシスチン尿症	メチオニンからシスチンを生成する途中に生じるホモシスチンの代謝異常によるホモシスチンの体内異常蓄積	脳障害，眼症状，血栓症	シスチン添加低メチオニンミルク	発見患者数 延べ211人 発見率 1/228,900
4．メープルシロップ尿症（楓糖尿症）	脂肪族側鎖アミノ酸（イソロイシン，ロイシン，バリン）から生じるα-ケト酸の分解に障害	尿が楓糖のような甘い臭気を放つ。知能障害	イソロイシン・ロイシン・バリン除去ミルク	発見患者数 延べ96人 発見率 1/503,000

資料）＊厚生労働省：先天性代謝異常等検査実施状況，平成28年度

◀ 32-92

（中野慶子：応用栄養学，p. 188（2006）第一出版より，一部改変）

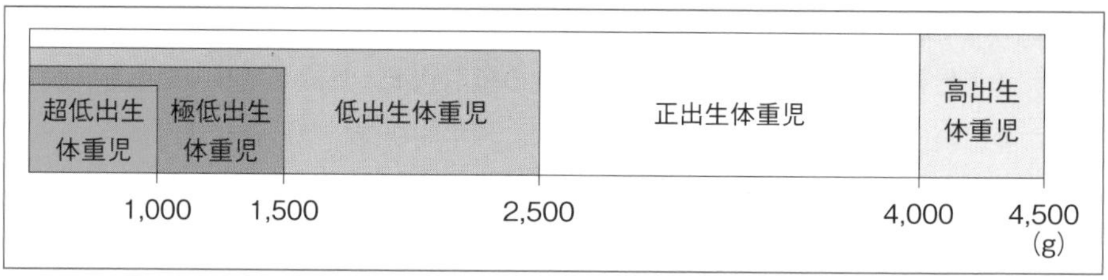

図5-5　出生児の分類（出生体重からの定義）

資料）平成24年度厚生労働科学研究「低出生体重児保健指導マニュアル～小さく生まれた赤ちゃんの地域支援～」（平成24年12月）

●低出生体重児の望ましい発育　どの程度の割合で体重の増加を進めていくのが適切かについて，現段階で明確な指針はない。出生後できるだけ早期に在胎期間別出生時体格標準値で評価することが良いとされている（平成23年1月1日以降の出生児の評価に用いる：低出生体重児の保健指導マニュアル平成24年12月）。

NICU に入った新生児の母乳育児は，多くの場合，搾乳した母乳を与えることから始められる。直接授乳の開始時期は，新生児の状態によって異なるが，可能な限り直接授乳が速やかに経験できるようにすることが重要である。

NICU
neonatal intensive care unit。新生児集中治療室。低出生体重児や，先天性のハイリスク疾患のある新生児に専門医療を行うためのスタッフや設備を整えた施設。

母乳には，人工乳に含まれない免疫物質（抗体，マクロファージ，ラクトフェリン，リゾチームなど），抗炎症・抗酸化物質，成長因子・修復因子（インスリン様成長因子，神経成長因子，ヌクレオチドなど），ホルモン類（甲状腺ホルモン，消化管ホルモンなど）が含まれる。特に，早産した母親の母乳には，未熟な状態で生まれた児に必要な成分が含まれることが特徴である。そのため，早産児やハイリスク児には，できる限り早期から直接授乳や母親自身の搾母乳を使用することが推奨されている。

極低出生体重児や超低出生体重児の発育は，下記のように進める。

・出生後できるだけ早期に在胎期間別出生時体格標準値に近づける。
・母乳の利点を生かした栄養摂取とすることとし，むやみにエネルギーの高い人工乳に変更することは行わない。
・急激な体重増加は，筋肉量や骨塩量の増加より脂肪の蓄積が増えてしまうこともあるため，体重増加を急がず，母乳中心にする。

b 低体重と過体重

乳児期の発育は，その後の身体的・精神的発育に影響を与える。十分な栄養知識が必要である。

継続した成長を知るためには，身長・体重成長曲線を使用し，身長と体重の変化を注意深く検討する必要がある。また，数値が示されているのはカウプ指数で，13未満をやせすぎ，20以上を肥満としている（p. 90）。BMI 絶対値を用いて，肥満の判定はできない。国際的には，2歳以降で BMI パーセンタイル値が85.0～94.5パーセンタイルを過体重，95パーセンタイル以上を肥満と判定する。

1 低体重

消化器系の障害，代謝障害，母乳不足，調製粉乳の希釈法の誤り，不適切な離乳食が原因として考えられる。消化器系障害，代謝障害などの二次発症では，疾患（感冒，気管支炎など）の治療を進めながら，消化の良い食事を与え，食欲増進への工夫をする。

2 過体重

乳児の場合，一過性，良性の肥満と考えられ，ほとんどの場合，生後6カ月ごろまでに肥満し，1歳を過ぎるころからは，軽度肥満か正常上限の体重で経過することが多い。発育途中であるため，食事制限は行わない。

c 哺乳量と母乳性黄疸◀

◀32-92

泌乳量は分娩直後は少量であるが，出産後数日で増加し，3か月ごろに最多となる。出生直後と離乳期ごろでは，泌乳量と哺乳量は大きく異なるが，個人差も大きい。食事摂取基準では1日の泌乳量を0.78Lと仮定し，付加量，目安量を策定している（p. 36参照）。

母乳性黄疸は，新生児生理的黄疸（p. 83参照）が生後1～2か月続くことをいう。黄疸はビリルビンが血中に多く存在することで起こる。ビリルビンは肝臓で分解されるが，乳児が母乳を飲むと分解が抑制され，ビリルビンの分解が長引く。その結果，黄疸も長引く。母乳性黄疸は母乳を飲むと必ず起こるわけではないが，母親の食事に注意が必要である。母乳栄養児の約10～15%にみられるといわれている。

哺乳量と母乳性黄疸の関連について，現在のところ明確なデータはない。

d ビタミンK摂取と乳児ビタミンK欠乏性出血症◀

ビタミンKは，成長すると腸内細菌により産生されるようになる。

ビタミンKは胎盤を通過しにくく，母乳中にはビタミンKが少なく，腸内のビフィズス菌がビタミンK合成を阻害するため，新生児において，母乳栄養児は人工栄養児に比べビタミンK欠乏に陥りやすい。出生後数日に**新生児メレナ**（消化管出血），約1か月後に**特発性乳児ビタミンK欠乏症**（頭蓋内出血）を来すことがある。生後早期と1か月検診時に，ビタミンK_2の経口投与が行われる。

Column 発達遅延

乳児期での身体発達の停滞・後退は，全身状態の発達の遅延につながり，運動機能の発達の遅れ，運動障害，脳性麻痺や知的障害などが出現する場合がある。影響因子として年齢，性別，遺伝的素因，妊娠中の母体の感染，放射線被曝，化学物質や薬剤の作用，栄養，出生後の病気，鉄欠乏性貧血などがある。

また，乳児期に3か月以上，鉄欠乏性貧血が続くと，精神的発達，運動発達が遅れる。この場合，鉄剤投与で貧血を解決しても，精神・運動発達の遅れは数年にわたり持続する。これが永続的か否かは不明である。

e 鉄摂取と貧血

乳児の鉄摂取は，母乳を介して行われる。血液量は成長に伴い増加し，ヘモグロビン中の鉄蓄積，非貯蔵性組織鉄の増加，貯蔵鉄の増加により鉄が蓄積される。

生後，胎児型ヘモグロビン（HbF）が分解されて鉄が遊離され，成人型ヘモグロビン（HbA）の生合成が始まり，血液中ヘモグロビン濃度は生後４～６か月の間に最小値となる。鉄欠乏がない限り，その後次第に増加する。

満期産で出生体重３kg 以上の新生児では，生後約４か月までは体内貯蔵の鉄を利用して正常な鉄代謝を営むため，鉄欠乏性貧血は乳児期後期（離乳期）に起こりやすい。０～５か月児では，母乳からの鉄摂取で十分と考えられ，食事摂取基準では目安量が算定されている。出生体重３kg 未満の乳児では，母乳だけでは鉄必要量を満たせない場合があると考えられる。鉄欠乏性貧血の有無と程度を判断し，必要に応じて鉄の補給を考慮すべきと考えられる。

f 乳児下痢症と脱水

1 乳児下痢症

乳児下痢症の原因は，食事，感染，薬物，体質，環境などで，このうち感染によるものが多い。胃腸がウイルスなどの病原体に感染して起こる病気で，ウイルス性胃腸炎ともいう。ロタウイルス，ノロウイルス（小型球形ウイルス），アデノウイルスなどがあり，ロタウイルスに感染して発症することが多い。

初期症状は嘔吐から次第に下痢を生じるようになり，発熱を伴うこともある。下痢は水溶性で，血液が混じることもある。嘔吐と下痢のために，脱水症状が引き起こされることが多いため，適切な水分補給が最も大切である。

2 脱水

乳児は成人に比べ，体水分含量比率が高いため，脱水症を起こしやすく，水分のほか種々の電解質が失われる。また，体表面積が大きいので，失われる水分も多い。したがって，水分必要量は，体重当たり成人の約３倍である。一般に体重の５～10％の脱水が発生すると，皮膚の緊張感が低下し，舌・唇が乾燥し，脈拍数が増大し，不安状態に陥る。また，大泉門（p. 86参照）は陥没し，尿量が減る。

脱水症には，低張性（電解質喪失が多い），等張性（水分と電解質の喪失が等しい），高張性（水分喪失が多い）があり，一般には等張性が多い。

発汗の多いとき，喘息発作時，発熱・下痢・嘔吐症状があるときは，哺乳量，水分摂取には十分に注意が必要である。皮膚，口唇・口腔粘膜の乾燥状態，表情，尿量を確認する。下痢の場合でも，食欲があるようならばそのまま母乳を続ける。人工栄養では，ミルクを薄める必要はない。

◀32-92

g 二次性乳糖不耐症◀

乳糖不耐症には，先天的なものと，二次性の（後天的な）ものがある。乳糖分解酵素ラクターゼの欠損または活性が低い場合，未分解の乳糖により下痢が生じる。

●先天性乳糖不耐症　ラクターゼの欠損による先天性の乳糖不耐症は極めてまれであるが，生後１～２週間以内に出現し，腹痛，下痢，膨満感，吐乳などが起こる。

●二次性乳糖不耐症　腸管粘膜の傷害（ウイルスや細菌性の腸炎，急性下痢症）によって発生する。

乳糖不耐症の多くは二次性の（後天的な）ものであり，ウイルスや細菌による急性胃腸炎に罹患したときに起きる。腸の粘膜がただれて機能が低下し，一時的に乳糖分解酵素の分泌が悪くなって下痢，酸性便を来す。これを**二次性乳糖不耐症**と呼ぶ。重症な場合には，体重増加不良を起こす。

長期間（２週間以上）下痢が持続する場合，人工栄養児であれば，一時的に無乳糖乳（ラクトレス，ノンラクト，ボンラクトなどの製品がある）へ切り替える。また，乳糖分解酵素を，母乳や人工乳を飲む前に内服させる。

h 食物アレルギー

特定の食物により異常な過敏反応を生じ，病的症状になるものをいう。現在，特定原材料７品目（下記）が表示義務と規定され，特定原材料に準ずるものとして21品目の表示が推奨されている。

●原因

①腸管のIgA分泌が少ない。

②新生児期，乳児期は食物抗原物質の腸管における透過が亢進しているため，例えばこの時期の牛乳摂取が牛乳**感作**（かんさ）を成立させる。

③母親が授乳中に摂取した食物により，母乳を通じて感作される（経母乳感作）。

④まれに，母親が妊娠中に摂取した食物によって胎生期に感作される場合もみられる（経胎盤感作）。

感作
体内に抗原が入ると，免疫反応により，その抗原と結合してアレルギー反応を起こす抗体が作られること。

●原因食品　特定原材料７品目は，卵，乳，小麦，落花生，えび，そば，かにである（えび，かにの発症時期は成人期が多い）。

即時型反応の原因食品は鶏卵が33.4%，乳製品が18.6%，木の実類が13.5%（前回8.2%），小麦類が8.8%（令和４年消費者庁，令和３年度食物アレルギーに関連する食品表示に関する調査研究事業報告書）であった。しかし，アレルギーの患者数が増加し，特に木の実類は１～２歳から７～17歳で上位にある。幼児期の落花生，魚卵（イクラ），また，クルミによるアレルギーが増え，加工食品の食品表示基準の改正が検討されている。食文化，食生活の変化がみられる。

Column　エピペン® の使用

学校給食において，アナフィラキシーショックによる死亡事故が起きたことから，「エピペン®」の使用法について検討されている。エピペン®は，症状の進行を一時的に緩和してショックを防ぐ，アナフィラキシー補助治療剤（アドレナリン自己注射薬）である。医師の診断により処方され，家族と学校などの組織で認識しておくことが要求される。

アトピー性皮膚炎
食物によるアレルギー反応。皮膚に過敏な反応を起こす。小児がほとんどで，成長に伴い次第に減る。近年は成人のアトピー性皮膚炎が増えている。

アナフィラキシーショック
アレルギーによる急激で重篤なショック症状。顔面浮腫，呼吸困難感，血圧降下，動悸，全身にかゆみを伴う浮腫，紅斑などが起こり，死に至ることがある。

●**症状**　**アトピー性皮膚炎**，じんましん，**アナフィラキシーショック**，気管支喘息，嘔吐，下痢，腹痛など。

i 便秘

乳児期の便秘は，３日以上排便がない，毎日排便があってもコロコロとした便の場合をいう。原因としては，母乳の摂取不足，人工栄養児の哺乳量不足，離乳食の摂食不足，食品の偏り，腹圧不足，腸管運動の異常などがあげられる。母乳栄養児の場合，便秘に，機嫌が悪い，体重増加不良といった症状を伴う場合は，母乳不足の可能性があるため，混合栄養が勧められる。生後１～２か月の乳児で，母乳の分泌も乳児の体重増加も良好の場合は，腹圧不足を疑う。

また，哺乳量が十分でも便秘がある場合は，マルツエキス（小児用便秘薬），水あめ，ヨーグルトなど，発酵性食品を与える。離乳期では，ヨーグルト，乳飲料，海藻類，野菜，いも類などを取り入れる。

j 授乳期の栄養補給法；母乳栄養，人工栄養，混合栄養，離乳食

乳汁栄養と離乳期栄養に区別される。

①乳汁栄養：生後５～６か月ごろまでに行われる乳汁，育児用調製粉乳，そのほかによる栄養法。母乳栄養，人工栄養，混合栄養に分けられる。

②離乳期栄養：生後５～６か月ごろから約18か月ごろまで行われる，乳汁から固形食物への移行の栄養法。

1 母乳栄養

乳汁が母乳である場合を母乳栄養という。

生後３～６日ごろに乳汁来潮があり，生後７，８日ごろには，分泌量は１日500 mL 程度になる。次第に分泌量が増加し，生後２週間もすれば乳児は10～15分で十分量を飲めるようになる。食事摂取基準では基準哺乳量を0.78L/日としている。

授乳回数は，体重増加が順調な場合で，生後１か月では３時間おきに１日６～８回，２～３か月では３～４時間おきに１日５～６回，それ以降は４時間おきに１日５回を目安に行う。母乳は児の食欲生体リズムに合わせて自律授乳法で与える。

●**母乳育児の利点**　下記のことなどがあげられる。

①乳児に最適な成分組成で，少ない代謝負担。

②感染症の発症および重症度の低下。

③母子関係の良好な形成。

④出産後の母体回復の促進。

●**母乳栄養の問題点**　**２**-2「人工栄養と母乳栄養の比較」（次頁）参照。

●**授乳方法のポイント**

①静かな環境，落ち着いた気分で，母子ともに楽な姿勢で授乳させる。

②授乳前に母親は手を洗い，乳頭をガーゼなどで拭き清潔にする。

③乳児の鼻がふさがらないように，乳頭を深くくわえさせる。

④授乳後もしばらく姿勢を保持し，乳児の上半身を軽く前傾させ，背を下から上に向けて軽くさすってやり，飲み込んだ空気をゲップさせる。

2 人工栄養

1 人工栄養とは

人工栄養とは，母乳以外の乳汁（乳児用調製粉乳，全粉乳，脱脂粉乳，牛乳など）を用いることである。乳児用調製粉乳が一般的である。

●**乳児用調製粉乳の成分**　生乳，牛乳もしくは特別牛乳またはこれらを原料として製造した食品を加工し，または主要原料とし，これに乳幼児に必要な栄養素を加えて粉末状にしたもの。近年では，母乳成分に近づけるとともに，不足しがちな栄養素を強化している。

●**乳児用調製粉乳の種類**　育児用のほかに低出生体重児用粉乳，アレルギーを中心とした特殊用途粉乳，先天性代謝異常症などの治療用としての特殊ミルク，およびフォローアップミルク（p. 100参照）などがある。

●**調乳方法**　無菌操作法と終末殺菌法がある。

●**乳児用液体ミルク（乳児用調製液状乳）**　2018年8月から日本国内で製造・販売が許可された。正式名は「乳児用調製液状乳」といい，液体状の密閉された人工乳のことを指す。調乳済み，滅菌済みのため，粉を溶かさず，そのまま飲むことができる。常温（おおむね25℃以下）で保存ができるのが特徴であるが，高温下に置かないよう注意が必要である。

2 人工栄養と母乳栄養の比較

●**栄養面**　**表5－3**に，人乳，牛乳と乳児用調製粉乳の標準組成を示す。

・母乳の組成は，栄養バランスが最適で，易消化，ビフィズス菌が優位である。しかし，母乳はビタミンK含量が低い（p. 93，B-d 参照）。

・乳児用調製粉乳は，母乳の成分に類似しているが，ミネラルの一部が母乳よりも多い。成分の違いはないが，消化面でやや劣る。

・牛乳と母乳とでは，化学的組成がかなり相違している。牛乳は成分組成，消化面，衛生的見地から人工栄養乳として適当ではなく，1歳までは勧められない。

●**罹患率**

・母乳には免疫物質が含まれているため，人工栄養児のほうが罹患しやすく死亡率も高い。

・母乳では，乳首から直接吸うため細菌汚染の心配が少ないが，母乳を介した**AIDS**，**成人T細胞白血病**，**サイトメガロウイルス**の感染，ニコチン，アルコール，薬剤の移行がある。また，アレルギー体質の乳児の場合，母乳中に母親が摂取したアレルゲンが分泌され，アレルギー症状が現れることがある。

●**哺乳量**

・母乳では，分泌不足や乳児の食欲旺盛時には相対的に不足することがある。また，哺乳量が正確に把握できないため，**母乳不足**になることがある。したがって，乳児の体重増加等のアセスメントから不足に気付くよう注意し，母乳不足

◀36-89
35-90
33-91

AIDS
後天性免疫不全症候群。HIV（ヒト免疫不全ウイルス）の感染によるウイルス感染症。日本では，カリニ肺炎が多いため，発熱，咳，痰，息切れなどの呼吸器症状が最も多くみられる。妊娠初期のHIV検査が母子感染予防対策として有効であり，推奨される。

成人T細胞白血病
ATL。ウイルスHTLV-1の感染。母体のもつウイルスによる出生時の産道感染，母乳を介しての感染が主である。日本で高率にみられる白血病である。ウイルスに感染した人の一部が40歳以降に発症する。

サイトメガロウイルス
ヘルペスウイルスの一つ。胎盤を通して感染し，新生児に小頭症，肺炎など先天異常を起こす。出生後感染では症状は出ない。免疫不全状態では肺炎，肝炎，発熱などの全身症状がある。

表5-3 人乳，牛乳および調製粉乳の標準組成表

品名	ビーンスターク すこやかM1	明治ほほえみ	和光堂レーベンスミルク はいはい	森永はぐくみ	森永 E赤ちゃん	人乳	普通牛乳
会社名	雪印ビーンスターク	明治	アサヒグループ食品	森永乳業	森永乳業	日本食品標準成分表2020	
標準組成	13%液 100mL 中	13.5%液 100mL 中	13%液 100mL 中	13%液 100mL 中	13%液 100mL 中	100g 中	
たんぱく質 (g)	1.4[*1]	1.50[*1]	1.5[*1]	1.37[*2]	1.37[*2]	1.1	3.3
脂質 (g)	3.6	3.52	3.6	3.51	3.51	3.5	3.8
炭水化物 (g)	7.3	7.79	7.3	7.48	7.48	7.2	4.8
灰分 (g)	0.29	0.31	0.3	0.3	0.3	0.2	0.7
水分 (g)						88.0	87.4
エネルギー (kcal)	66.8	68	67	67	67	61	61
ビタミンA (μg)	58.5	53	55	53	53	46[*3]	38[*3]
B_1 (mg)	0.05	0.054	0.05	0.046	0.046	0.01	0.04
B_2 (mg)	0.10	0.081	0.08	0.091	0.091	0.03	0.15
B_6 (mg)	0.05	0.041	0.04	0.039	0.039	Tr	0.03
B_{12} (μg)	0.20	0.27	0.2	0.20	0.20	Tr	0.3
C (mg)	7.8	9.5	8	7.8	7.8	5	1
D (μg)	1.2	0.88	0.9	0.85	0.85	0.3	0.3
E (mg)	0.59	0.84	0.6	1.3	1.3	0.4[*4]	0.1[*4]
カルシウム (mg)	45.5	51	49	49	49	27	110
マグネシウム (mg)	4.8	5.4	5	5.9	5.9	3	10
ナトリウム (mg)	19.5	19	18	18	18	15	41
カリウム (mg)	65.0	66	62	64	64	48	150
リン (mg)	26.0	28	27	27	27	14	93
塩素 (mg)	40.3	42	42	40	40		
鉄 (mg)	0.81	0.81	0.8	0.78	0.78	0	0
銅 (mg)	0.04	0.043	0.042	0.042	0.042	0.03	0.01
亜鉛 (mg)	0.39	0.41	0.4	0.39	0.39	0.3	0.4

注）[*1]窒素-たんぱく質換算係数6.25，[*2]窒素-たんぱく質換算係数6.38，
[*3]レチノール45μg．β-カロテン12μgの合計でレチノール当量46μgとなる，[*4]α-トコフェロールとして
資料） 特殊ミルク情報，57（2022）より一部改変

の場合には混合栄養を検討する。

・人工栄養は，食欲旺盛時に過栄養になりやすい。

●**簡便性**　人工栄養は消毒と器具の煩わしさはあるものの，哺乳量は母乳より正確に把握しやすい。

●**経済面**

・母乳の分泌を正常に保つためには母体の健康管理が重要なため，全く経済的負担がないというわけではない。

・人工栄養（調製粉乳）では，1か月で4kg以上は必要となる。

●**心理的因子**　母乳栄養では，母乳を与える行動により，母子間の情緒関係の安定が得られ，母性意識・母性行動を育むことができる。

3 混合栄養

母乳不足や，母親の就労など何らかの理由で哺乳できない場合に，母乳と人工乳を使用する栄養方法を混合栄養という。まず母乳を与えた後で不足量を人工乳で与える。

4 離乳食

◀36-90
34-91
33-92
32-91

乳汁のみの栄養から，固形食により栄養を摂取する形態に移行する過程を離乳という。「**授乳・離乳の支援ガイド**」によると，「離乳とは，母乳または育児用ミルクなどの乳汁栄養から幼児食に移行する過程をいう。この間に乳児の摂食機能は，乳汁を吸うことから，食物をかみつぶして飲み込むことへと発達し，摂取する食品は量や種類が多くなり，献立や調理の形態も変化していく。また，摂食行動は次第に自立へと向かっていく」としている。**表5-4**に，離乳食の進め方の目安を示す。

離乳期に与える食品は，離乳の段階に沿って，食品の種類を増やしていく（**表5-5**）。また，新鮮な食品を衛生的に調理することが大切である。アレルギーが認められた場合は，すぐに原因食品を除去する。

表5-4 離乳食の進め方の目安

		離乳の開始 ━━━━▶			離乳の完了
		以下に示す事項は，あくまでも目安であり，子どもの食欲や成長・発達の状況に応じて調整する。			
		離乳初期 生後5～6か月頃	離乳中期 生後7～8か月頃	離乳後期 生後9～11か月頃	離乳完了期 生後12～18か月頃
食べ方の目安		○子どもの様子をみながら1日1回1さじずつ始める。 ○母乳や育児用ミルクは飲みたいだけ与える。	○1日2回食で食事のリズムをつけていく。 ○いろいろな味や舌ざわりを楽しめるように食品の種類を増やしていく。	○食事リズムを大切に，1日3回食に進めていく。 ○共食を通じて食の楽しい体験を積み重ねる。	○1日3回の食事リズムを大切に，生活リズムを整える。 ○手づかみ食べにより，自分で食べる楽しみを増やす。
調理形態		なめらかにすりつぶした状態	舌でつぶせる固さ	歯ぐきでつぶせる固さ	歯ぐきで噛める固さ
1日当たりの目安量 Ⅰ	穀類（g）	（つぶしがゆから始める。 すりつぶした野菜等も試してみる。 慣れてきたら，つぶした豆腐・白身魚・卵黄等を試してみる。）	全がゆ 50～80	全がゆ 90～軟飯80	軟飯80～ ご飯80
Ⅱ	野菜・果物（g）		20～30	30～40	40～50
Ⅲ	魚（g）		10～15	15	15～20
	又は肉（g）		10～15	15	15～20
	又は豆腐（g）		30～40	45	50～55
	又は卵（個）		卵黄1～全卵1/3	全卵1/2	全卵1/2～2/3
	又は乳製品（g）		50～70	80	100
歯の萌出の目安			乳歯が生え始める。	1歳前後で前歯が8本生えそろう。	離乳完了期の後半頃に奥歯（第一乳臼歯）が生え始める。
摂食機能の目安		口を閉じて取り込みや飲み込みが出来るようになる。 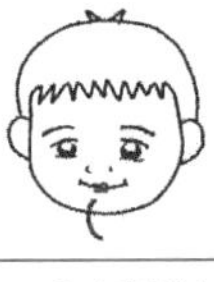	舌と上あごで潰していくことが出来るようになる。 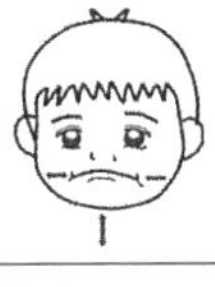	歯ぐきで潰すことが出来るようになる。 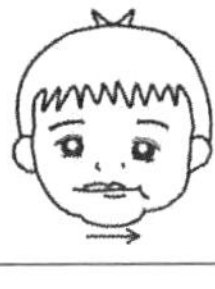	歯を使うようになる。

注）衛生面に十分に配慮して食べやすく調理したものを与える。
資料）厚生労働省：授乳・離乳の支援ガイド（2019）

1さじ
小さじ5cc。離乳食スプーンで少しずつ与える。新しい食品は，医療機関があいている平日の午前中に始めるとよい。

表5-5 離乳期の食事の目安

食品の種類と組合せ①	離乳の開始では， ・アレルギーの心配の少ないおかゆ（米）から始める。 ・新しい食品を始める時には1日1種類を**1さじ**ずつ与え，乳児の様子をみながら量を増やしていく。 ・慣れてきたらじゃがいもや野菜，果物，さらに慣れたら豆腐や白身魚など，種類を増やしていく。 ・はちみつは乳児ボツリヌス症予防のため満1歳までは使わない。
②	離乳が進むにつれ， ・魚は白身魚から赤身魚，青皮魚へ，卵は卵黄から全卵へと進めていく。 ・食べやすく調理した脂肪の少ない肉類，豆類，各種野菜，海藻と種類を増やしていく。 ・脂肪の多い肉類は少し遅らせる。野菜類には緑黄色野菜も用いる。 ・ヨーグルト，塩分や脂肪の少ないチーズも用いてよい。 ・牛乳を飲用として与える場合は，鉄欠乏性貧血の予防の観点から，1歳を過ぎてからが望ましい。 離乳食に慣れ，1日2回食に進む頃には，穀類（主食），野菜（副菜）・果物，たんぱく質性食品（主菜）を組み合わせた食事とする。また，家族の食事から調味する前のものを取り分けたり，薄味のものを適宜取り入れたりして，食品の種類や調理方法が多様となるような食事内容とする。
③	フォローアップミルクは，母乳または育児用ミルクの代替品ではない。必要に応じて（離乳食が順調に進まず，鉄の不足のリスクが高い場合など）医師に相談し，検討する。 母乳育児の場合6か月以降で鉄，ビタミンD欠乏の報告がある。 鉄が不足しやすいので，赤身の魚や肉，レバーを取り入れ調理に使用する。 牛乳・乳製品のかわりに育児用ミルクを使用する等工夫する。

注）このほか，離乳の進行に応じてベビーフードを適切に利用することができる。
資料）厚生労働省：授乳・離乳の支援ガイド（2019）

●**ベビーフード**　現在は，多くのベビーフードが市販されているが，これらの製品は衛生管理などについて厳しく規制され，栄養表示がされている。乳児の月齢に合わせて，単独あるいは，家庭で調理した離乳食と組み合わせて用いる。

●**フォローアップミルク**　離乳期から幼児期にかけて不足しやすい栄養素の補給目的で利用される。消化・吸収の良い乳清たんぱく質，DHA（p. 74参照），鉄，ビタミン，ミネラルをバランスよく含んでいる。ビフィズス菌を増やすオリゴ糖が添加され，味もさっぱりして摂取しやすいようになっている。

●**離乳食の調理形態・調理方法**　離乳の進行に応じ，食べやすく調理したものを与える。乳児は細菌への抵抗力が弱いので，調理を行う際には衛生面に十分に配

Column　食環境の整備

厚生労働省では，国民が日常の食事を介して食品中に残留する農薬（39物質）をどの程度摂取しているかを把握するため，国民健康・栄養調査を基礎としたマーケットバスケット調査方式で一日摂取量調査を実施している。平成27年度調査結果で，平均一日摂取量の対ADI*比は，国民が一生涯にわたって毎日摂取したとしても健康に影響を生じるおそれはないものと考えられると報告した。

地域社会の育児支援への環境づくり，流通食品の安全性と適正化，育児に関する的確な情報を多く入手するための環境整備，行政の支援等が望まれる。安全な生活環境と生活条件の整備が重要である。

補足　*ADI：acceptable daily intake。毎日一生涯にわたって摂取したとしても健康に影響を生じないとされる量

慮する。

・米がゆは，乳児が口の中で押しつぶせるように十分に煮る。初めは「つぶしがゆ」とし，慣れてきたら粗つぶし，つぶさないまま，軟飯へと移行する。

・野菜類やたんぱく質性食品などは，初めはなめらかに調理し，次第に粗くする。

・離乳の開始ごろは，調味料は必要ない。離乳の進行に応じて，食塩，砂糖など調味料を使う場合は，食品のもつ味を生かしながら，薄味でおいしく調理する。油脂類の使用も少量とする。

k 授乳・離乳の支援ガイド

平成31（2019）年４月に「授乳・離乳の支援ガイド」（厚生労働省）が改定され，授乳・離乳の支援のポイントや離乳食の進め方の目安などが示された。

1 授乳の支援に関する基本的考え方

授乳は，赤ちゃんが「飲みたいと要求」し，その「要求に応じて与える」という両者のかかわりが促進されることによって，安定して進行していく。

●**授乳の支援の基本**　母乳や育児用調製粉乳といった乳汁の種類にかかわらず，母子の健康の維持とともに，健やかな母子・親子関係の形成を促し，育児に自信をもたせる。

●**授乳の支援のねらい**

①妊娠中から退院後まで継続した支援。

②保健医療従事者における支援に関する基本的情報の提供・共有化。

③社会全体で支援を進める環境づくりの推進。

●**授乳の支援のポイント**　表５－６参照。

2 離乳の支援に関する基本的考え方◀ ◀36-90 34-91

離乳は，乳児の食欲，摂食行動，成長・発達パターンあるいは地域の食文化，家庭の食習慣等を考慮した無理のない離乳の進め方，離乳食の内容や量を母親などが判断できるよう情報提供を心がける。

●**離乳の支援の基本**

①子どもの健康を維持し，成長・発達を促すよう支援するとともに，授乳の支援と同様，母親などの考えを尊重し，健やかな母子・親子関係の形成を促し，育児に自信をもたせる。

Column　適切な食習慣の形成

乳児期の授乳や離乳食のあり方は，食習慣の基礎を形成する幼児期につながる。

離乳食を与える時間は，授乳時間に置き換えて規則的な食生活を心掛ける。また，調味，食物選択，食環境づくりに留意し，楽しい食事，良い食習慣の習得への働き掛けを心掛ける。

栄養効率は体のリズムと摂食リズムを合致させることにより高まり，臓器への負担が軽減する。しかし，大人の生活の影響で，乳児の生活・授乳・食事リズムが乱れることがあるので注意する。

咀嚼機能の臨界期は１歳半ごろまでで，咀嚼トラブルの予防にも，離乳食の適切な進め方が重要である。

表5-6 授乳等の支援のポイント

<table>
<tr><th></th><th>母乳の場合</th><th>育児用ミルクを用いる場合</th></tr>
<tr><td>妊娠期</td><td colspan="2">・母子にとって母乳は基本であり，母乳で育てたいと思っている人が無理せず自然に実現できるよう，妊娠中から支援を行う。
・妊婦やその家族に対して，具体的な授乳方法や母乳（育児）の利点等について，両親学級や妊婦健康診査等の機会を通じて情報提供を行う。
・母親の疾患や感染症，薬の使用，子どもの状態，母乳の分泌状況等のさまざまな理由から育児用ミルクを選択する母親に対しては，十分な情報提供の上，その決定を尊重するとともに，母親の心の状態に十分に配慮した支援を行う。
・妊婦及び授乳中の母親の食生活は，母子の健康状態や乳汁分泌に関連があるため，食事のバランスや禁煙等の生活全般に関する配慮事項を示した「妊産婦のための食生活指針」を踏まえた支援を行う。</td></tr>
<tr><td rowspan="2">授乳の開始から授乳のリズムの確立まで</td><td colspan="2">・特に出産後から退院までの間は母親と子どもが終日，一緒にいられるように支援する。
・子どもが欲しがるとき，母親が飲ませたいときには，いつでも授乳できるように支援する。
・母親と子どもの状態を把握するとともに，母親の気持ちや感情を受けとめ，あせらず授乳のリズムを確立できるよう支援する。
・子どもの発育は出生体重や出生週数，栄養方法，子どもの状態によって変わってくるため，乳幼児身体発育曲線を用い，これまでの発育経過を踏まえるとともに，授乳回数や授乳量，排尿排便の回数や機嫌等の子どもの状態に応じた支援を行う。
・できるだけ静かな環境で，適切な子どもの抱き方で，目と目を合わせて，優しく声をかける等授乳時の関わりについて支援を行う。
・父親や家族等による授乳への支援が，母親に過度の負担を与えることのないよう，父親や家族等への情報提供を行う。
・体重増加不良等への専門的支援，子育て世代包括支援センター等をはじめとする困った時に相談できる場所の紹介や仲間づくり，産後ケア事業等の母子保健事業等を活用し，きめ細かな支援を行うことも考えられる。</td></tr>
<tr><td>・出産後はできるだけ早く，母子がふれあって母乳を飲めるように支援する。
・子どもが欲しがるサインや，授乳時の抱き方，乳房の含ませ方等について伝え，適切に授乳できるよう支援する。
・母乳が足りているか等の不安がある場合は，子どもの体重や授乳状況等を把握するとともに，母親の不安を受け止めながら，自信をもって母乳を与えることができるよう支援する。</td><td>・授乳を通して，母子・親子のスキンシップが図られるよう，しっかり抱いて，優しく声かけを行う等暖かいふれあいを重視した支援を行う。
・子どもの欲しがるサインや，授乳時の抱き方，哺乳瓶の乳首の含ませ方等について伝え，適切に授乳できるよう支援する。
・育児用ミルクの使用方法や飲み残しの取り扱い等について，安全に使用できるよう支援する。</td></tr>
<tr><td rowspan="2">授乳の進行</td><td colspan="2">・母親等と子どもの状態を把握しながらあせらず授乳のリズムを確立できるよう支援する。
・授乳のリズムの確立以降も，母親等がこれまで実践してきた授乳・育児が継続できるように支援する。</td></tr>
<tr><td>・母乳育児を継続するために，母乳不足感や体重増加不良などへの専門的支援，困った時に相談できる母子保健事業の紹介や仲間づくり等，社会全体で支援できるようにする</td><td>・授乳量は，子どもによって異なるので，回数よりも１日に飲む量を中心に考えるようにする。そのため，育児用ミルクの授乳では，１日の目安量に達しなくても子どもが元気で，体重が増えているならば心配はない。
・授乳量や体重増加不良などへの専門的支援，困った時に相談できる母子保健事業の紹介や仲間づくり等，社会全体で支援できるようにする。</td></tr>
<tr><td>離乳への移行</td><td colspan="2">・いつまで乳汁を継続することが適切かに関しては，母親等の考えを尊重して支援を進める。
・母親等が子どもの状態や自らの状態から，授乳を継続するのか，終了するのかを判断できるように情報提供を心がける。</td></tr>
</table>

注）混合栄養の場合は母乳の場合と育児用ミルクの場合の両方を参考にする。
資料）厚生労働省：授乳・離乳の支援ガイド（2019）

②特に，子どもの成長や発達状況，日々の子どもの様子をみながら判断できるよう情報提供を心がける。

●離乳の支援のねらい　生活リズムを身につけ，食べる楽しさを体験していけるよう，一人ひとりの子どもの「食べる力」を育むための支援を推進する。

●離乳の支援のポイント　表５－７参照。

3 成長の目安

食事量の評価は，成長の経過で行う。具体的には，成長曲線のグラフに，体重や身長を記入して，成長曲線のカーブに沿っているかどうか成長の経過を確認する。からだの大きさや発育には個人差があり，一人ひとり特有のパターンを描きながら大きくなっていく。

体重増加がみられず成長曲線からはずれていく場合や，急速な体重増加がみられ成長曲線から大きくはずれるような場合は，医師に相談して，その後の変化を観察しながら適切に対応する。また，家庭での養育状況，家族関係などにも目を向ける。

表5-7　離乳の支援のポイント◀

離乳の開始	・離乳の開始とは，なめらかにすりつぶした状態の食物を初めて与えた時をいう。 ・発達状況の目安としては，首のすわりがしっかりして寝返りができ，５秒以上座れる，スプーンなどを口に入れても舌で押し出すことが少なくなる（哺乳反射の減弱），食べ物に興味を示すなどがあげられる。 ・時期は生後５～６か月頃が適当である。
離乳の進行	・発育および発達の状況に応じて食品の量や種類および形態を調整しながら，食べる経験を通じて摂食機能を獲得し，成長していく過程である。 ・食事を規則的に摂ることで生活リズムを整え，食べる意欲を育み，食べる楽しさを体験していくことを目標とする。 離乳初期（生後５～６か月頃） ・離乳食を飲み込むこと，その舌ざわりや味に慣れることが主目的である。 ・離乳食は１日１回与える。 ・母乳または育児用ミルクは，授乳のリズムに沿って子どもの欲するままに与える。 離乳中期（生後７～８か月頃） ・舌でつぶせる固さのものを与える。 ・離乳食は１日２回にして生活リズムを確立していく。 ・母乳または育児用ミルクは離乳食の後に与え，このほかに授乳のリズムに沿って母乳は子どもの欲するままに，ミルクは1日に3回程度与える。 離乳後期（生後９～11か月頃） ・歯ぐきでつぶせる固さのものを与える。 ・離乳食は１日３回にし，食欲に応じて，離乳食の量を増やす。 ・離乳食の後に母乳または育児用ミルクを与える。このほかに，授乳のリズムに沿って母乳は子どもの欲するままに，育児用ミルクは１日２回程度与える。 ・手づかみ食べは，生後９か月頃から始まり，１歳過ぎの子どもの発育および発達にとって，積極的にさせたい行動である。食べ物を触ったり，握ったりすることで，その固さや触感を体験し，食べ物への関心につながり，自らの意志で食べようとする行動につながる。
離乳の完了	・形のある食物をかみつぶすことができるようになり，エネルギーや栄養素の大部分が母乳または育児用ミルク以外の食物から摂取できるようになった状態をいう。 ・時期は生後12～18か月頃である。 ・食事は１日３回となり，その他に１日１～２回の補食を必要に応じて与える。 ・母乳または育児用ミルクは，子どもの離乳の進行および完了の状況に応じて与える。 ・離乳の完了は，母乳または育児用ミルクを飲んでいない状態を意味するものではない。

資料）厚生労働省：授乳・離乳の支援ガイド（2019）より抜粋

◀33-92，32-91

Check 5 新生児期，乳児期

問題 次の記述について，○か×かを答えよ。

授乳・離乳の支援ガイド

1 離乳の開始は，生後９か月ごろが適切である。
2 離乳を開始して１か月を過ぎたころから，離乳食は１日２回にしていく。
3 生後７，８か月ごろから全卵１/２を与える。
4 はちみつは，生後９か月ごろから与えてよい。

新生児期，乳児期

5 特発性乳児ビタミンＫ欠乏症（頭蓋内出血）は，生後１週間以内に起こる。
6 母乳栄養児と比べて，人工栄養児のほうが罹患率，死亡率ともに低い。
7 人工栄養乳として牛乳を与えてもよい。
8 乳児の体重当たりの水分必要量は，成人の約３倍である。
9 新生児では，消化酵素はすべて存在しており，消化・吸収は良好である。
10 発育速度は出生直後から８か月ごろまで急激で，それ以降は緩慢になる。

解説

1 × 離乳の開始は，生後５，６か月ごろが適当である。
2 ○ 生後７，８か月ごろには１日２回食で，食事のリズムをつけていく。
3 × 生後７，８か月ごろは卵黄1～全卵１/３，９～11か月ごろに全卵１/２を与える。
4 × はちみつは，乳児ボツリヌス症予防のため満１歳までは使わない。

---

5 × 特発性乳児ビタミンＫ欠乏症は，生後約１か月後に発症する。新生児ではビタミンＫ欠乏に陥りやすいため，生後早期と１か月検診時に，ビタミンK_2の経口投与が行われる。
6 × 母乳には，免疫物質が含まれているため，母乳栄養児のほうが罹患率，死亡率が低い。
7 × 牛乳と母乳では化学的組成が大きく異なる。牛乳は成分組成，消化面，衛生的見地から人工栄養乳として適切ではないため，１歳までは与えないようにする。
8 × 成人の約３倍必要とされる。乳児は成人に比べて体水分含量比率が高く，脱水症を起こしやすい。また，体表面積が大きいため，失われる水分も多い。
9 × 出生時には十分に発達していない消化酵素もある。たんぱく質・糖質の消化・吸収は良好であるが，生後２～３か月まで膵アミラーゼの活性が低いため，デンプンの消化力が弱い。
10 × 出生後数日は生理的体重減少が起こり，回復後，６か月ごろまで急激な発育を示す。

6 成長期（幼児期，学童期，思春期）

A 成長期の生理的特徴

幼児期（満１歳～５歳の小学校就学にいたるまで）は発育に合わせて幼児前期（１～２歳），幼児後期（３～５歳）に区分され，乳児期に引き続いて，成長・発達の活発な時期である。身長・体重等の成長は乳児期に比べて緩やかとなるが，運動・精神面で著しい発達をみる。エネルギー・たんぱく質の必要量は体重当たりで成人の２～３倍程度にもなるが，消化・吸収・代謝面などが未熟である。◀ ◀33-93

また，幼児期は完全な成人の食事へ移行する時期でもある。食事は幼児の精神生活を豊かにし，自立心や社会性を育むものであり，食を通してのマナーやルールを学ぶしつけの時期ともいえる。

学童とは，小学校に学ぶ６～11歳の学齢児童をいう。学童期前半は比較的穏やかな発育を示すが，後半は発育急進期にあたり，精神の発達にも密接な関係がある。

思春期は，第二次性徴の発現から性成熟までの期間を指すが，明確に定められてはいない。学童期後半と期間の一部が重なる。性ホルモン，成長ホルモンが盛んに分泌され，第二次性徴，発育の急進（成長のスパート，growth spurt）という，大きな身体的変化がみられる。

1 幼児期の成長

●**身長**　身長の伸びは１～２歳で10～12cm，２～３歳で６～７cm，４～５歳で５～７cmと，増加の勢いは徐々に緩やかになる。４歳ごろに100cmに到達する（出生時の約２倍）。

●**体重**　体重の増加は，１～２歳で約３kg，その後，１年で1.5～２kgの増加となる（２歳６か月で出生時の約４倍，４歳で約５倍になる）。

●**体型**　四肢が大きく伸び，骨格・筋肉の成長に合わせ皮下脂肪が少なくなり，丸みを帯びた体型から筋肉質になっていく。２歳児では５頭身であったものが，幼児期後半には６頭身に近づく。

2 学童期・思春期の成長

身長・体重の増加は学童期前半には比較的緩やかである。それに対して，学童期後半以降にあたる思春期は第二発育急進期と呼ばれる時期で，特に女子においては著しい発育がみられる。幼児期後半に６頭身であった体型は，学童期後半には７頭身となり成人型に近付いていく。学童期の体水分率は約65％程度であるが，運動量の増加や，体温調節の重要性を考慮し，水分補給は重要である。また，体脂肪率は約25％程度で，思春期以前には男女差はあまりない。

スキャモンの発育曲線では，一般型で身長，体重，胸囲，座高等の外形計測値，骨格，筋肉，血液量，呼吸器，消化器等の発育が示され，幼児期と学童期後半以降の両時期に発育がみられる（p. 46，図３－１参照）。

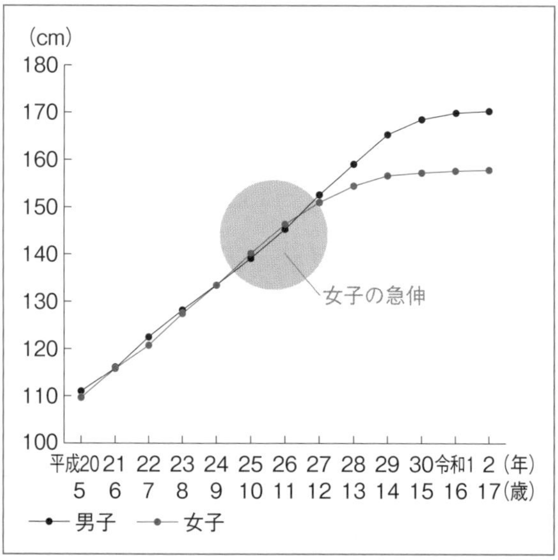

図6-1　平成20年（5歳）から令和2年（17歳）までの同一集団の身長の伸び（男女）

資料）文部科学省：学校保健統計調査

1　学童期前半（6～9歳ごろ）

男女とも1年間で身長約5.5～6.0cm程度，体重約3kg程度と一定の成長を示す。

2　学童期後半（9～12歳ごろ）

旺盛な成長がみられ，これを胎児期の終わりから乳児期にかけての第一発育急進期に対して，**第二発育急進期**と呼んでいる。

◀33-94
3　思春期◀

女子は9～12歳ごろ，男子は11～14歳ごろ，発育速度は乳児期に次いで顕著になる。急激な身長・体重の増加がみられ，**発育の急進**と呼ぶ。

● **女子の発育**　9～12歳ごろに成長のピークとなる。1年間で身長約7～8cm，体重約5kg以上の成長を示し，男子よりピークが早いため，一時的に男子の体位を上回る（**図6-1**）。17歳前後で終了する。急進期後に初経がある場合が多い。

● **男子の発育**　女子より2歳ほど遅れて，11～14歳ごろにピークとなる。1年間で身長約9～10cm，体重約5.5kgの成長を示す。18歳前後で終了する。身長促進期の前後に体重増加促進期が到来する場合が多い。

● **近年の傾向**　発育の急進の開始年齢の繰り上がり，および女子の初潮年齢の繰り上がり傾向がある（発達の加速現象）。これらは，生活環境の近代化，さらに過栄養状態に起因することが推測される。

4　身長と体重

伸長期と充実期が交互に現れる。

・身長が急伸する時期：伸長期

・体重増加が著しい時期：充実期（伸長期の1年後）

●身長　身長の伸びは遺伝的な影響を受けやすいが，適切な栄養状態と身体運動により，伸びを大きくし，骨密度も高くすることが期待できる。学童期の身長の伸びは，1年間に約5～6cmであるが，女子の場合，中学校入学後，伸びは半減する。男子は高校入学後も伸び続ける場合が多い（図6-1）。

●体重　体重は，成人では摂取エネルギーと消費エネルギーのバランスによって増減するが，学童期にあっては減少は健康的ではない。増加の程度は各種体格指数の判断基準に照らして，肥満または，やせ傾向にならないように観察すべきである。

●身体発育の個人差　学童期後半に，個人差が大きくなっていく。

・個人差の出現要因：遺伝的要因，内分泌要因，栄養摂取状況，身体活動状況など。

a 生理機能の発達

幼児期においては，歯や顎の成長が顕著で，機能発達に応じた栄養補給が特に重要である。学童期，思春期では，脳・神経系器官の成長はほぼ成人と同じレベルに達する。思春期においては男女差の発現がみられる。

1　幼児期

◀ 36-91

1　口腔機能の発達

●歯の状況　乳歯は1～3歳にかけて咀嚼に重要な第二乳臼歯が生え，3歳までに20本生えそろい，咀嚼力が急激に発達する。歯は使わなければ自然と退化するので，噛む習慣を身につけさせることが大切である。

●顎の発育　軟らかい物ばかり食べる習慣は顎の発育を遅らせる。顎が小さいと歯並びが悪くなり，歯並びは咀嚼力，消化活動にも影響し，全身の成長にも影響を及ぼす。

●噛む習慣　脳細胞を刺激し，唾液，胃液の分泌を促し，消化活動を活発にする。歯肉をマッサージし鍛えることになるので，歯槽膿漏の予防にもなる。

なお，乳歯は，顎の発育とともに自然と歯列の調整を行っている。永久歯は，学童期前半にあたる6～7歳ごろより生え始め，乳歯から生え替わる。学童期後半にあたる11歳ごろまでに第二大臼歯が生え，28本の永久歯が生えそろう。第三大臼歯（親知らず）は個人差が大きく，生涯生えない者もいる。

2　臓器の発達

●胃腸　胃は容量が増え，1回当たりの食事量の増加に対応できるようになる。乳児期に比べ，消化酵素の働きは強まり，消化機能も増強されるが，胃や腸での細菌感染に対する抵抗力はまだ弱い。

●肝臓・腎臓　肝臓の解毒作用，腎臓の尿濃縮能力も未熟であり，下痢・嘔吐・消化不良性中毒・**自家中毒**を起こしやすい。多量の尿を排泄し，不感蒸泄量・発汗量が多いため，水分必要量が多く，水の代謝には注意が必要である。

自家中毒
自己の体内で生じた有毒物質により起こる中毒症。小児にみられる周期性嘔吐症である。疲労したときに起こり，血中，尿中のケトン体が増加する。

◀1 33-88

2 学童期 ◀1

1 各器官の発達

心臓は重量が増し，全血量も増えていく。血液の1回拍出量が増加し，心拍数は減少する。生殖器型では，子宮，卵巣，精巣，前立腺などが思春期以降極めて急速に発達することが示される（第二次性徴，p. 112，e 参照）。

2 脳・免疫機能の発達

●**脳・神経系器官**　脳，脊椎，視覚器官，聴覚器官などの脳・神経型の発達は，10～12歳ごろに完成する（p. 46，図3-1参照）。精神発達の速度には個人差があるが，小学校低学年では幼児期同様に自己中心的思考が強く，次第に協調性，社会性，理解力，記憶力，創造力などが発達し，客観的，抽象的，論理的な思考ができるようになる。

脳の重量は，成人男性で約1,300g，女性で約1,200gであるが，4～5歳児では約1,200gと成人の90%の重量に達している。学童期では重量の増加は止まり，機能的な発達が著しくなる。

●**免疫機能器官**　リンパ組織，胸腺，扁桃腺，アデノイド（咽頭扁桃）などのリンパ器官は，生後から5～6歳ごろに急激に発達し，10～12歳ごろには成人の2倍となる。その後，退縮する（p. 46，図3-1参照）。

3 思春期

e「第二次性徴」（p. 112）参照。

b 運動機能の発達

幼児では骨・筋肉の成長に伴い，歩行をはじめとして日々著しい発達がみられる。学童期では敏捷性・持久力などの伸びがある。思春期は，身体能力の伸びとともに，激しい運動に耐える筋力や精神力の向上が目覚ましい時期である。

1 幼児期

幼児期は，運動機能をはじめ，知能，情緒，社会性などの発達が著しい時期である（図6-2）。

●**筋肉，平衡器官の発育・発達**　歩行・階段の昇降・片足立ち，片足跳び，三輪車乗りやボール蹴りなどの運動ができるようになる。幼児の運動能力測定方法を**表6-1**に示す。

●**中枢神経の発達**　形を描く，クレヨンで塗る，はさみの使用，衣服の着脱，ボタンかけ，ひも結びなどの微細運動が行えるようになる。また，食事の際にスプーンなどの食具が使えるようになる。

◀2 34-92

2 学童期 ◀2

学童期は乳児期，幼児期に次いで体重当たりの必要エネルギー量（基礎代謝基準値）が多い。この時期には骨格筋や呼吸機能の発達により，敏捷性や柔軟性，持久力などの運動能力が向上することで，身体活動度が高まることにも由来している。しかしながら，全体に運動量は減少の傾向にあり，特に学童期後半の女子では発育

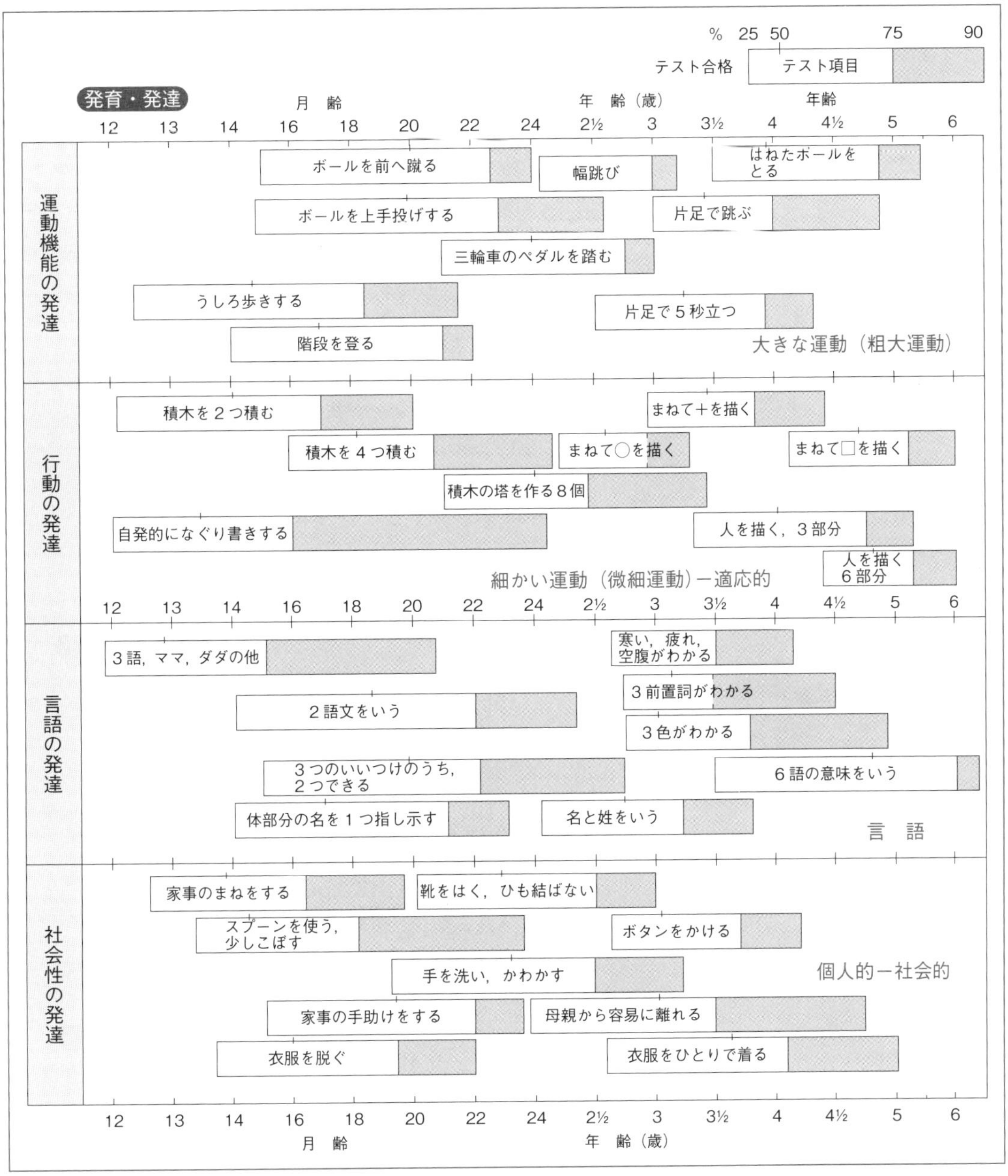

図6-2　幼児の発達

資料）The Denver Developmental Screening Test（1967）

に比して（p. 106参照），総運動時間の伸びがみられない（図6-3）。

●子どもの生活パターンの個人差とエネルギー出納の適正

- 運動クラブ，長距離歩行通学，放課後戸外での遊び時間確保が可能な児童は摂取エネルギーと消費エネルギー出納の均衡を保ちやすい。
- 室内活動系クラブ，交通機関利用通学，パソコン・ゲームなどの屋内遊び，塾通いと夜間型生活の児童は消費エネルギーが低くなりがちで，食生活状況によってはエネルギー出納が正に偏る傾向がある。

表6-1　幼児の運動能力測定方法

	種　目		種　目
跳ぶ	1．連続スキップ 2．縄跳び	受ける	13．大型ボール受け 14．小型ボール受け
投げる	3．大型ボールねらい投げ 4．小型ボールねらい投げ	転がる	15．でんぐり返し
		跳び越す	16．跳び箱開脚跳び越し
打つ	5．静止ボール打ち 6．中型ボール打ち返し 7．小型ボール打ち返し 8．風船つき（3回以上） 9．風船打ち	平衡	17．平均台上歩き 18．平均台上走り 19．平均台上方向転換 20．こま回し
蹴る	10．静止ボール蹴り 11．転がりボール蹴り 12．空中ボール蹴り	鉄棒	21．しり上がり 22．前回りおり 23．足抜き回り 24．さか上がり

資料）松井（1987）

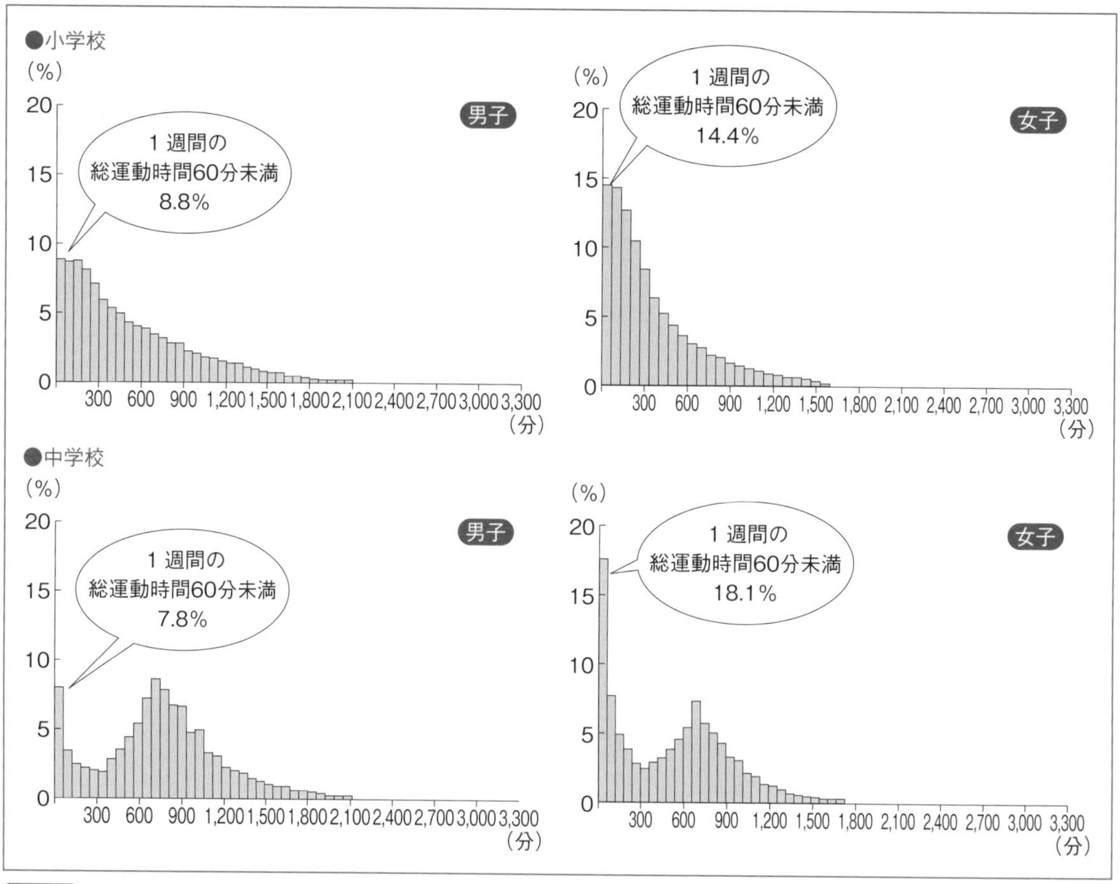

図6-3　1週間の総運動時間の分布

資料）スポーツ庁：令和3年度全国体力・運動能力，運動習慣等調査結果・特徴

C 精神機能の発達

1 幼児期

スキャモンの発育曲線（p. 46，**図 3 - 1** 参照）では，脳・神経系はほかの器官より発達が早い。脳重量は 4 ～ 5 歳で成人の約90％となり，言語，知能，情緒，社会性の発達がみられる。

・すべての感情がこの時期に分化する。
・第一反抗期が 2 ～ 3 歳で現れる。
・自我の芽生えがみられ，**偏食や食欲不振**も現れやすい。
・認知能力と嗜好性が生じる。

2 思春期

1 身体発育と精神発達の不調和とゆがみ

身体発育や体力の目覚ましい伸びにより，外見上は成人にほぼ匹敵する成長段階とみられがちであるが，その反面，精神発達は複雑で未熟である場合が多い。また，親の過干渉や過保護により精神的発育が阻害されることもある。自我の目覚めとともに自己の意志が明確になるが，統制力が不十分であるため反抗が目立ち，登校拒否や非行，家庭内暴力や自殺などの逸脱した行動が顕著になる例もある。

2 情緒不安定，精神神経疾患の増加

強い自尊心や劣等感，自立性と依存性の同居状態，自己の容姿や能力・性格への

Column　幼児期の生活習慣

●食事

生活リズムの乱れが，食欲不振や朝食欠食につながる。運動不足・睡眠不足，おやつ（特に甘いもの）の過食，不適切時（食事前，就寝前）のおやつ，遅い夕食などは問題である。夕食は午後 6 時以降，遅くとも午後 8 時までにはとる。

●睡眠

食事と同様に生活リズムを形成する柱であり，家族の就寝時間に影響されやすい。最近は，夜型化に改善傾向がみられる（**図**）。しつけの方法に問題があると，情緒不安定による睡眠不足がみられることもある。1 ～ 2 歳は11～12時間（昼寝を含む），3 ～ 6 歳は昼寝なしで10～11時間の睡眠時間が必要である。

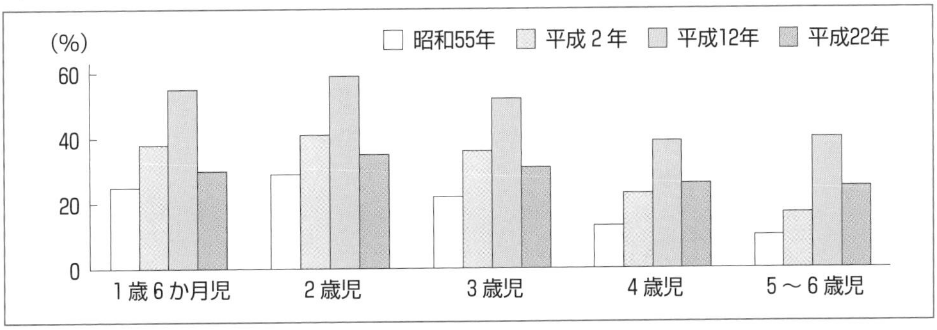

図　午後10時以降に就寝する児の割合

資料）日本小児保健協会：幼児健康度調査（平成22年度）

◀ 34-92

悩みなど，感情の起伏や情緒の不安定さもこの時期の特徴である。異性への関心も強くなり，神経性やせ症（p. 120参照）も起こしやすい。

不安感情が繰り返し到来することで，頭痛，腹痛，発熱，下痢などの身体的症状を訴えることがある。また，心理的，精神的ストレスにより，ぜんそく，胃潰瘍，潰瘍性大腸炎などが現れることがある。治療には，ストレスとなる心理的要因について慎重に解消する必要がある。

d 社会性の発達

言語や情緒，知能の発達は自我の芽生えをもたらし，自己を主張しながらも他者への興味をもつようになる。通園・通学により仲間との関係を深め，組織の中での役割を果たし，善悪の判断・感情のコントロールなども円滑にできるようになる。「食」を介してのコミュニケーションは社会性を培う良い手段となる。

1　幼児期

社会性は遊びの中で発達していく。３歳ごろには，仲間をつくって遊ぶことに興味を示し，４歳ごろには集団遊びを楽しむといった社会性が発達する。家族とのコミュニケーションや生活能力は，食事づくりや片付けを通して身につけていくことができる。発達の内容と時期の例は**図６－２**（p. 109）参照。

●言語と社会性の発達

- １歳から大人の行動の真似をする。
- １歳３か月で簡単ないいつけを理解し，いわれたものを持ってきたりする。単語をいい始める。自分でさじを持ち，一人で食べられるようになる。
- １歳６か月～２歳で単語が増える。
- ２歳でままごとや積み木で遊ぶ。簡単な２語文（早い幼児では３語文）を話す。
- ３歳で年長者と会話ができる。
- ５歳で子ども間の会話ができるようになる。

2　学童期

通学により起床・就寝時間の規則性が守られ，生活のリズムが整っていく。社会の中での規範やルールを知り，集団内の役割分担や相互協力などができるようになる。

3　思春期

小学校高学年では，学校生活や地域社会での各種行事参加，さまざまな体験の積み重ねから，社会の一員としての自覚が芽生える時期である。中学校では部活動や見学・研修等を通して行動範囲や人間関係も広範となり，社会性が一層豊かになることが期待される。

e 第二次性徴

思春期は諸器官が急激に成長し，男女ともそれぞれの性ホルモンにより内外の生殖器官が成熟して，乳房の発達や声変わりなどの変化がみられる時期である。これらの変化を第二次性徴の発現と呼ぶ。この時期は体の変化に伴い，イライラや頭痛，腰痛などの不定愁訴が多く現れるのも特徴である。

1 女子の場合◀1

◀1 32-94

●**性ホルモンの影響による生理的変化**　脳視床下部より性腺刺激ホルモン放出ホルモンの分泌が始まる（7～8歳ごろより）。それにより，**卵胞刺激ホルモン**（**FSH**），**黄体形成ホルモン**（**LH**）の大量分泌が始まる（10～11歳ごろより）。卵巣が活動を開始して月経が始まり，子宮，卵管，膣など生殖器官が成熟する。卵胞が成熟すると女性ホルモンである卵胞ホルモン（**エストロゲン**）や黄体ホルモン（プロゲステロン）が分泌される。乳房，乳腺の発達もみられる。

FSH，LH，エストロゲン
FSHは卵胞の発育を促進し，LHやエストロゲンは排卵を促進する。これらの血中ホルモンは7～8歳ごろから漸増し，12～13歳ごろを分泌のピークとし，以後一定となる。

●**発育の急伸と月経の開始**　思春期前期である9～12歳ごろに，身長が年間に7～8 cm，体重が5 kg以上増加する時期がある。この時期は**第二発育急進期**と呼ばれ，その後月経が始まる場合が多い。上記の女性ホルモンの影響で，胸部，下腹部，大腿部への皮下脂肪沈着や女性形骨盤形成があり，女性らしい体つきとなる。陰毛，腋毛の発生もみられる。

補足　下記が月経のメカニズムである。月経開始時期は無排卵性月経や，周期が不順である場合が多いが，数年で規則正しい周期となる。
①卵胞刺激ホルモン（FSH）および黄体形成ホルモン（LH）の分泌が始まると，卵巣は活動を開始する。
②原始卵胞の1個が14日間で成熟卵胞になり，さらに黄体形成ホルモンにより排卵が促される。
③排卵後の卵胞は黄体を形成し，黄体ホルモンを分泌する。
④黄体ホルモンは子宮内膜を肥厚させ，受精卵の着床に向けて待機する。
⑤受精・着床がなければ，子宮内膜は粘液や血液とともに排出される。

●**成長の完了**　第二次性徴の発現後，身長の伸びも停止し，16～17歳ごろに成長はほぼ完了する。

2 男子の場合◀2

◀2 33-94

●**性ホルモンの影響による生理的変化**　脳視床下部より，性腺刺激ホルモン放出ホルモンが分泌される（9～10歳ごろより）。それにより，性腺刺激ホルモン（ゴナドトロピン）の分泌が始まる。精巣の発育が促進され，精子の産生が開始されると同時に，男性ホルモン（テストステロン）が分泌される。

●**男性ホルモン（テストステロン）の分泌と性器の発育促進**　陰茎の伸長肥大，精巣上体の発育，精嚢腺，前立腺の発達がみられる。陰毛，腋毛，剛毛の発生，声帯の発達と変声がある。また骨格が発達し，筋肉質の男性らしい体つきとなる。副腎の発育があり，副腎髄質より**アドレナリン**が，副腎皮質より**コルチゾール**が分泌される。

アドレナリン
糖質，脂質の分解を促し，血糖値の上昇作用があるホルモン。心臓血管に作用して血圧を上昇させる。

コルチゾール
ストレス負荷時に分泌されるホルモン。血糖値の上昇にかかわる。

●**成長の完了**　男子は第二次性徴発現の時期が女子より約2年遅れ，成長は18歳ごろまででほぼ完了する。

f 精神的不安定

思春期では，社会的環境の影響を受け，精神発達は目覚ましい。急激な身体の変化や知的な成熟がみられる一方，異性への関心や交友関係の不安から悩みも多い。

感受性が強く，精神的な不安定から，ときには攻撃的になる場合もあり，いじめや不登校など個人・集団のトラブルが指摘される。

B 成長期の栄養アセスメントと栄養ケア

a やせ・低栄養と過体重・肥満

身長・体重・諸臓器の成長の盛んな時期であり，適切な栄養ケアは極めて重要である。食欲のままに食事や間食を与えたり，偏食を放置したり，食行動の異変に気付かないことで正常な発育が妨げられる例も散見されるのが現状である。家庭でも園や学校でも，常にその発育状況を観察・記録しておくことが求められる。

◀32-93

1 やせ・低栄養◀

やせとは，体重が異常に減少した状態をいい，標準体重の－20%以下である場合を指す。幼児（３～５歳児）ではカウプ指数14.5以下の場合にその傾向があるといえる。やせていても運動が活発で食欲不振がみられず，健康と思われる場合は体重増加の推移を観察する。学童期ごろの出現率は，男子で12歳の3.03%，女子で12歳の3.55%をピークとし，肥満傾向児出現の半数以下となっている（令和３年度学校保健統計調査)。

●やせの成因

- 体質性やせ：体質的なもので疾患がないもの。欠食や少食，偏食，食欲不振などにより摂取エネルギーが不足していることによって起こる。
- 症候性やせ：消化，吸収，代謝などに障害があるもの。

●やせの問題点

- やせ願望の低年齢化がみられ，ダイエット開始が早いほど，将来，骨粗鬆症を発症しやすい傾向がある。
- 長期の低栄養下では，消化機能の低下と継続的な食欲不振がみられる。

乳幼児では，皮膚の緊張の喪失，しわ，胸部の皮下脂肪の減少，腹部の膨隆が確

Column　小児期の生活習慣病

●小児２型糖尿病

- **判定**：空腹時血糖110～125mg/dL であれば高血糖と考えられる。また，空腹時血糖126mg/dL 以上，経口ブドウ糖負荷試験血糖200mg/dL，随時血糖200mg/dL 以上のいずれかに該当し，さらに HbA1c 6.5%以上であれば，小児２型糖尿病と診断される。
- **現状**：多くの場合，家族歴がある肥満傾向児に２型糖尿病がみられることが多い。肥満対策を優先的に行う必要がある。

●小児メタボリックシンドローム

- **内臓脂肪型肥満**：ウエスト周囲長75cm 以上〔中学生（12歳以上）は80cm 以上〕を伴い，血中脂質：中性脂肪120mg/dL 以上ないし HDL コレステロール40mg/dL 未満，血圧：収縮期125mmHg 以上ないし拡張期70mmHg 以上，空腹時血糖：100mg/dL 以上のうち２項目以上に該当すれば，小児メタボリックシンドロームと診断され，将来，動脈硬化症，虚血性心疾患へ移行するリスクが非常に高いとされる。また，腹囲/身長が0.5以上であれば該当するとされる。

表6-2 マラスムスとクワシオルコル（カシオコア）の特徴

	原　因	主な症状
マラスムス	たんぱく質とエネルギーの摂取不足（あるいは吸収障害）	体重減少，成長障害，筋肉や皮下組織の消耗，ビタミン B_1 欠乏症・貧血，浮腫なし
クワシオルコル（カシオコア）	たんぱく質の摂取不足(急性や慢性感染症疾患にしばしばみられる）	脂肪肝による肝腫大，食欲不振，皮膚病変，浮腫あり，死亡率高い
マラスムスとクワシオルコルの混合型	栄養素の摂取不足の病態に感染などが合併した場合	浮腫，成長障害，軽度の皮膚や頭髪の変化，脂肪肝

資料）西村政子：応用栄養学，p. 78（2005）朝倉書店を一部改変

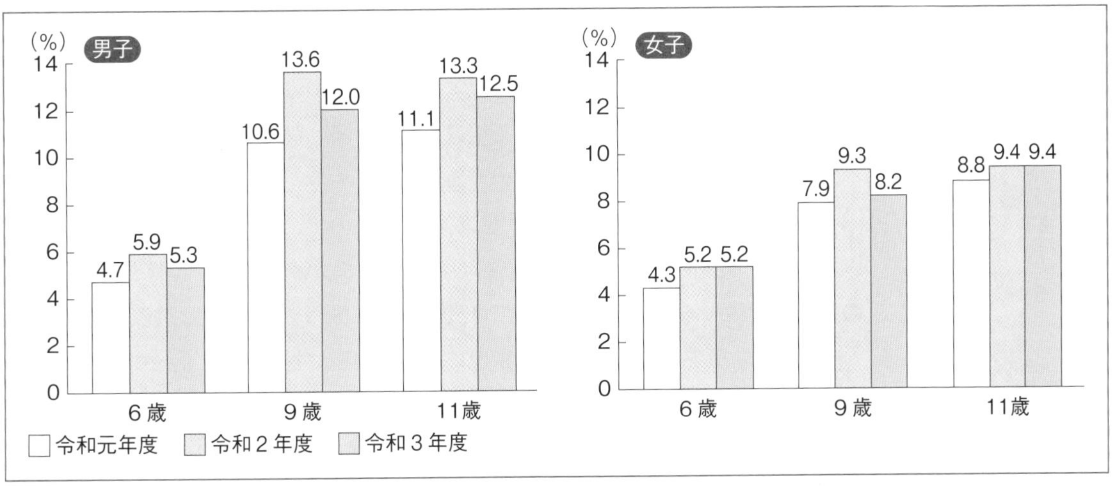

図6-4 肥満傾向児の出現率

資料）文部科学省：学校保健統計調査（令和元～3年度）
注）令和3年度の数値についても，調査時期の影響が含まれるため，令和2年度に引き続き令和元年度までおよび令和2年度の数値と単純な比較はできない。

認できる場合，低栄養を疑う。1歳未満に多いマラスムスと，1～3歳に多いクワシオルコル（カシオコア）がある（**表6-2**）。

2 過体重・肥満◀ ◀34-92

肥満とは，皮下脂肪または内臓脂肪が蓄積した状態のことである。学校保健統計調査報告書によれば，学童期における肥満傾向児の出現率は年々増加傾向にあったが，平成15年度あたりから減少傾向になり，平成28年以降，再び増加傾向に転じた。10～11歳では11～13%程度の肥満傾向児がみられるが，これは第二発育急進期の準備期における一時的な体重増加である場合も多い（**図6-4**）。肥満の判定は，**表6-3**（p. 117参照）参照。

●肥満の成因

・遺伝的要因：親に肥満がみられると，高率に肥満傾向の子どもが出現する。
・環境的要因：過食，偏食，運動不足，精神的ストレス。

●肥満の種類

・単純性（原発性）肥満：エネルギー過剰摂取，運動不足に由来する脂肪組織の増加によるもの。成長期肥満のほとんどは単純性である。

・症候性（二次性）肥満：何らかの病的原因に基づくもの。

●肥満の問題点

・成長期の肥満では脂肪細胞の増大に加え細胞数の増加があり，小児肥満の約7割が成人期肥満に移行し，生活習慣病の素地となりやすい。

・循環器，呼吸器への負担が大きくなり，高血圧，脂質異常症，糖代謝異常へのリスクが高まる。

・敏捷性，瞬発力，持久力などの運動能力が低下する。

・体格由来の劣等感が心の不健康状態につながる。

●肥満への対応　幼児期では単純性肥満がほとんどであるが，特別に運動療法や食事療法を行わなくても，身長に見合ったエネルギー摂取と外遊びで対応できるため，成人のような食事制限は禁止する。学童期では肥満度のレベルにより運動や食事の指導を個別対応で行い，経過を観察する。両親が肥満である場合は，家族全体の生活を見直すことが重要である。

◀36-91 35-91 33-93 32-88

3 成長期の体格判定と栄養アセスメント◀

幼児期では毎月，学童期，思春期（中学生）では年2回身体計測を行い，成長の状況を記録することが望ましい。身長や体重の推移をみながら成長が順調であるかを見極め，異常が発見されれば状況によって早期に対処することが求められる。

●身体発育曲線　ある乳幼児の成長記録が，一般的な身体発育曲線（成長曲線，図6-5）とほぼ平行に描かれていれば問題はないが，急にラインがそれる場合は肥満，やせ，疾病等を考慮する必要がある。ただし，体重の増加が顕著でも，身長の伸展も同様であれば急激な成長と判断できる。

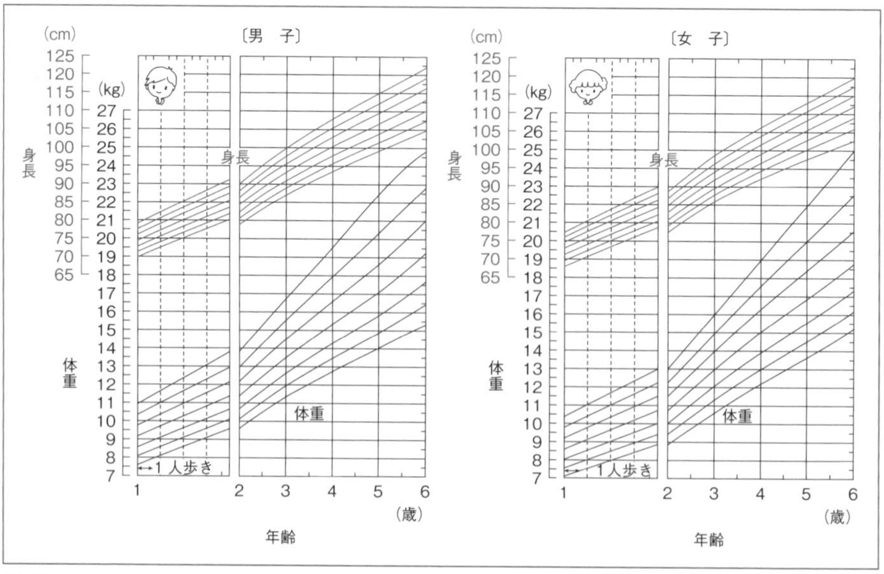

図6-5　幼児身体発育曲線

注）上から97，90，75，50，25，10，3％曲線を示した。なお，2歳未満の身長は寝かせて測り，2歳以上は立たせて測ったもの。

資料）厚生労働省：乳幼児身体発育調査（平成22年）

表6-3 学童期体格指数および肥満度の算出方法

ローレル指数（学童期体格判定）

（算出式）

$$ローレル指数=\frac{W}{L^3}\times 10^7$$

W；体重（kg）
L；身長（cm）

（指数の基準値は，身長によって異なる。p. 117本文中参照）

肥満度*

（算出式）

肥満度（過体重度）＝〔実測体重（kg）－身長別標準体重（kg）〕／身長別標準体重（kg）×100（％）

身長別標準体重（kg）＝ a ×実測身長（cm）－ b

（係数）

年齢	男		女		年齢	男		女	
	a	b	a	b		a	b	a	b
5	0.386	23.699	0.377	22.750	12	0.783	75.642	0.796	76.934
6	0.461	32.382	0.458	32.079	13	0.815	81.348	0.655	54.234
7	0.513	38.878	0.508	38.367	14	0.832	83.695	0.594	43.264
8	0.592	48.804	0.561	45.006	15	0.766	70.989	0.560	37.002
9	0.687	61.390	0.652	56.992	16	0.656	51.822	0.578	39.057
10	0.752	70.461	0.730	68.091	17	0.672	53.642	0.598	42.339
11	0.782	75.106	0.803	78.846					

＋20％以上を肥満傾向，＋20～30％を軽度肥満，＋30～50％を中等度肥満，＋50％以上を高度の肥満とする。
－20％以下をやせ傾向，－20％～－30％をやせ，－30％以下は高度のやせとする。

資料）*日本学校保健会：児童生徒の健康診断マニュアル（改訂版）（2006）

●**カウプ指数**　乳幼児の成長に対応し，やせ・肥満の判定を行うための算出式および指数である。カウプ指数の判定に男女差はないが，年齢により異なるので注意を要する。3～5歳では，14.5～16.5を標準と判定する。

●**ローレル指数**　学童期の成長を判定するための算出式（**表6-3**）および指数である。年齢，性別は判定に関与しない。身長の低い者は指数が高く出る傾向にある。そこで身長別に110～129cm では指数180以上，130～149cm は170以上，150cm 以上では160以上を肥満としている。

●**BMI**　体格指数と呼ばれ，成人の体格判定に用いられる。思春期前期（女子では小学校高学年，男子では中学校1～2年程度）まではローレル指数を用いるが，思春期後期では BMI を体格の指標とする。以下に算出式を示す。

$$BMI=体重(kg)/身長(m)^2$$（やせ：＜18.5，肥満：≧25（日本肥満学会））

思春期では肥満の兆候を知るにあたって，筋肉量の増加や骨格の発達により判定が難しい場合は，生体インピーダンス法（p. 8 参照）などによる体脂肪量や皮下脂肪厚の測定も併用するとよい。

●**標準体重と肥満度**　標準体重＝身長$(m)^2$×22で示される。肥満度については**表6-3**に示す。

b 脱水

◀36-86

脱水症は，5歳以下の幼児や高齢者に圧倒的に多く，血清ナトリウム濃度によって，高張性脱水症，等張性脱水症，低張性脱水症と分類される（p. 94参照）。日本では幼児脱水の約95％は等張性，約５％が高張性で，低張性は極めて少ない。

幼児の体重における水分の割合は80％と，成人に比べ20％多い（p. 48参照）。水分必要量は，体重１kg当たり成人の約２倍で，100mLが生理的に必要である。また，成人より貯蔵水の割合が少なく，下痢・発熱・発汗・暑熱環境下での水分消失は，容易に脱水症状を引き起こす。

学童期，思春期では，激しい運動で発汗した後は水分の補給のみでなく，塩分の補給も必要である。急に気温が上昇した日，湿気の多い日は熱中症が起こりやすく，脱水を伴い重篤な症状に陥ることもある。適時の休養やスポーツドリンクの携帯によりこれを予防することができる。

c う歯

う歯は，虫歯菌，歯の形質，食物の３要素が絡み合って起こる。歯の表面に付着した歯垢中の細菌がつくり出す酸によって，歯の組織の無機質が脱灰され，歯が部分的に破壊される疾患である。

幼児期の歯の健康は，乳歯だけでなく，その奥にすでに基礎が形づくられている永久歯のためにも必要である。重度の歯の障害は，永久歯の萌出を阻害するだけでなく，食生活にも多大な影響を及ぼす。

唾液は洗浄作用，殺菌作用，緩衝作用，抗脱灰作用があり，う歯の予防に役立つので，よく噛んで食事する必要がある。また，噛み応えのある食べ物を意識的に与えることや，食後のお茶，水の飲用や歯磨き習慣も，う歯の予防には必要である。

口腔内の衛生管理や歯の健康維持は成長期における咀嚼の発達と栄養補給のためには欠かせない。継続的に骨や歯の成分となるカルシウム，マグネシウムなどのミネラルの摂取も心掛けたい。

Column　幼児期の食事のポイント◀

●食事の注意点

①１～２歳：煮込んだり，とろみをつけるなどして，水分が多く，粘稠性のある料理にする。

②３～５歳：徐々に成人の食事に近付ける。噛み応えのある食品を選ぶようにする。

●間食の注意点

①間食には，食事を補うものとして，楽しみや気分転換としての目的と，３回の食事のエネルギーや栄養素を補う目的とがある。

②量的，質的に消化しやすいものを選び，間食を与える時間は，次の食事との間隔を２時間以上あける。

③できるだけ精製されていない自然な食品を選び，食事に不足しがちな水分，ビタミン，ミネラルを補う内容にする。

④容積が大きく，満腹感が大きく，胃に停滞する時間が短いものがよい。

⑤食事とは異なった趣とし，子どもの心にくつろぎや喜びをもたらすようなものがよい。ただし，遊びと同様に扱われやすいものは避けたい。

⑥おやつは，発育・発達状況等に応じて１日給与栄養量の10～20％（１～２歳児10～20％，３～５歳児10％）程度の量を目安とする（児童福祉施設への母子保健課長通知）。

◀ 33-93, 32-93

表6-4　う歯（虫歯）の者の割合の推移

（％）

		昭和63年度	平成10年度	20年度	30年度
小学校	計	90.05	82.07	63.79	45.30
	処置完了者	34.74	40.08	30.89	23.07
	未処置歯のある者	55.31	41.99	32.90	22.23
中学校	計	90.54	81.89	56.00	35.41
	処置完了者	41.50	45.78	30.36	20.41
	未処置歯のある者	49.04	36.11	25.64	15.01
高等学校	計	94.45	88.18	65.48	45.36
	処置完了者	45.26	50.00	35.99	27.11
	未処置歯のある者	49.19	38.18	29.49	18.25

注）四捨五入しているため計と内訳が一致しない場合がある。
資料）文部科学省：学校保健統計調査

う歯は，有病率・通院率の低い学童・思春期においても，幼稚園，小学校では疾病・異常の第１位，中学校，高等学校では「裸眼視力1.0未満の者」に次いで第２位となっている（令和３年度学校保健統計調査）。しかし，予防の知識と早期の治療により，飛躍的に改善されている。う歯の有病率の推移を**表６－４**に示す。

d 偏食，食欲不振

●偏食　ヒトは本来雑食であり摂取食品数が極めて多い。しかし，食の嗜好にも個人差がある。自我の発達に伴い２歳半前後から好き嫌いがはっきりする。

しかし，基本的には必要量を満たし，バランスがとれていることが必要であり，偏食が生じても代替できる食物で補えばよい。よって少々の偏食の改善は，無理に強制する必要はない。ただし，栄養素等の不足や，食生活への影響が考えられる場合は，適切な対策が必要となる。偏食対策として，①原因の除去，②調理法の工夫，③強制は避ける，④家族全員で協力して食事の雰囲気を楽しくする，⑤母親や家族の偏食を直す，⑥子ども同士で一緒に食べさせる，などがあげられる。

●食欲不振　日々成長する時期にあって食事の受け手である子どもたちは，毎回の食事が待ち遠しく，食欲旺盛でなければならない。しかし，子どもを取り巻く食環境は，さまざまな理由から子どもの食べる意欲を損なう結果を招いている。以下に，食欲不振につながる素因を示した。

・大人に同調する夜型の生活による，生活リズムおよび食事リズムの乱れ
・外遊びや運動習慣の欠如
・交通機関の利用と歩行の不足
・安全な遊び場の不足とパソコン，ゲームなどの室内遊び
・核家族，母親の就労による孤食
・コンビニエンスストアの存在と自由な飲食

偏食や食欲不振は成長期に必要な各種栄養素の摂取不足を来し，思春期では体調不良につながりやすい。食べる意欲を喚起するような良好な生活・食事リズムの調

整が重要である。

e 摂食障害

摂食障害は，思春期女子を中心に発症する心身症*であり，神経性やせ症（神経性食欲不振症，拒食症）と神経性過食症に分けられる。発達の加速現象（p. 106, 3参照）に伴い，思春期と学童期の重なりが拡大されつつあり，ダイエット開始も低年齢化傾向にある。成長期における誤ったダイエットや痩身志向は深刻な疾患の引き金になるとともに，将来の妊娠・出産にも悪影響を及ぼすことが危惧されている。

補足 *思春期の発現の低年齢化に対し，社会的成熟の遅れが，身体の発育状況と精神的状況に大きなずれを発生させる。食欲の旺盛さは，不安やいらだちを誤った摂食行動へ導く。突如甘いものを食べたくなること，起きたい時間に起き，食べたいものを食べることへの欲求はこの時期の特徴であり，甘え・依存の気持ちと反発の気持ちが共存している。精神的な病理が食行動となって現れる時期である。

◀32-94

1 神経性やせ症（神経性食欲不振症，拒食症）◀

●**思春期の精神的状況**　自己の内面への関心，周囲への反抗，感情の起伏の激しさ，異性への関心の高まりと自己の容姿への執着など，精神的に不安定な時期である。

●**思春期の食欲増大とダイエット志向**　発育の急進期であり，食欲は増大する。臀部や大腿部への脂肪沈着はこの時期の生理的特徴であるが，肥満と混同する傾向があり，極端な痩身願望により頑強な拒食状態に陥る。拒食症状から過食に転じる場合が多く，この繰り返しに苦しむ。極端なダイエットや拒食による急激な体重減少により，月経異常を来す場合もある。

●**診断基準**　**表6-5**に示す。やせの原因としての器質性疾患はないことが多い。

●**症状**　貧血，低体重，低体温，低血圧，月経異常，便秘，浮腫，徐脈，う歯になりやすく，自発的嘔吐の繰り返しによる低ナトリウム・低カリウム血症，肝機

表6-5　神経性やせ症の診断基準

①標準体重の－20%以上のやせ	④発症年齢：30歳以下
②食行動の異常（不食，大食，隠れ食いなど）	⑤（女性ならば）無月経
③体重や体型について歪んだ認識	⑥やせの原因と考えられる器質性疾患がない

資料）厚生省特定疾患・神経性食欲不振症調査研究班（1990）

Column　起立性調節障害

下肢筋と心筋の収縮力の弱まりは，静脈還流の弱まりと脳血流量の減少をもたらす。その結果，めまい，立ちくらみ，目覚めの悪さ，倦怠感といった症状が現れる。自律神経失調症の一種であり，テレビやゲームに費やす時間の長さと関係があるともいわれる。

能障害に陥る。最悪の場合，死に至ることもある。

●**成因**　体型・容姿へのイメージの歪み，ダイエット志向，心理的・社会的ストレス（患者周囲の社会的状況，家庭環境，生育歴，いじめ）などが考えられる。

●**現状**　ダイエット志向は低年齢化の傾向にあるが，痩身願望は，マスメディアなどの社会環境からの影響も大きい。男子のダイエット志向は低く，男子1に対して女子9程度とされている。

●**治療**　早急なカウンセリングが必要である。食事方針は消化の良い高エネルギー・高たんぱく食を少量ずつ与えることが望ましい。

2 神経性過食症

食欲の異常亢進，コントロールできない摂食行動が拒食期と交代で出現するケースが多い。体重増加を防ぐ目的で自ら嘔吐を誘発する，緩下剤・利尿剤・浣腸を使用するなどの行為がみられる。症状としては歯のエナメル質の消失，虫歯，耳下腺の腫れ，月経異常などがある。過食症は男子にも発現する。

f 鉄摂取と貧血

◀ 33-93
33-94
32-94

各組織，細胞へ酸素を運搬する赤血球中のヘモグロビンの合成には鉄が必要であり，血液中のヘモグロビン濃度が低値になると，顔色がすぐれない，息切れ，めまい，頭痛，集中力低下などの体調不良を訴える場合が多い。成長期には，循環血液量が増大することによる鉄需要の増加，鉄摂取量の不足などにより，鉄欠乏性貧血を発症する。成長期にみられる貧血の多くは鉄欠乏性貧血である。思春期では，月経による鉄の損失が大きいため，男子と比べて女子で頻度が高くなる。

以下に，鉄欠乏性貧血について示す。

●**貧血の判定**　血中ヘモグロビン濃度により判定する。

・学童期：男女とも12g/dL 以下

・思春期：男子14g/dL，女子12g/dL 以下

●**貧血の成因**　偏食，欠食，食欲不振による鉄やたんぱく質，そのほか必要栄養素の摂取不足，過激な運動による消耗など。

●**貧血の対策**　鉄は，成長期には吸収率はやや高まるものの，吸収しにくい栄養素である。ビタミンCなどの還元性物質があると，食物中の鉄吸収が促進される。また，**ヘム鉄**は非ヘム鉄より効率良く吸収される。造血のためにはたんぱく質，ビタミンB_6・B_{12}，葉酸などの栄養素も必要である。鉄を多く含む食品を**表6-6**に示す。

ヘム鉄
ヘム鉄は赤身の肉や魚，レバーなどの動物性食品に含まれる。非ヘム鉄は，穀類や野菜などの植物性食品に含まれる。貧血がみられる場合は，吸収率の高いヘム鉄が推奨される。

表6-6 鉄を多く含む食品

牛ヒレ，豚レバー，鶏レバー，牛レバー，まいわし，あさり，しじみ，大豆，卵，ひじき（鉄釜加熱），ほうれん草，春菊，ピュアココア

g 適切な栄養状態の維持，疾病予防，健康の維持増進

◀34-92
33-93
32-93

●**幼児期**　幼児期の食のあり方が生涯の健康を左右し，成人後の食習慣の基礎となるといわれる。育児にかかわる者が次のような配慮をすることが望ましい。

①食べる意欲，食べる楽しみを育むこと。そのためには，食べやすい盛り付け，食器・食具とし，自ら食べる意欲をもてるようにすること。また，変化に富む献立を心掛け，食べる楽しみを見出せるよう工夫すること。

②咀嚼能力に応じた調理法を用い，薄味を心掛けること。

③規則的な摂食リズムに導くこと。

④食品の組み合わせや，適切な量，季節や旬について教えること。

⑤うがい，手洗い，歯磨きの習慣を身につけさせること。

⑥間食は，１日の摂取エネルギー量の10～20%とすること。

●**学童期**　学童期にあっては生活習慣病の素地をつくらないことが非常に重要であり，次のような指導が望まれる。

①肥満（やせ）の予防：規則正しい食事・生活リズムと過食（欠食）への警告。

②主食を重んじる：米飯を中心とし，未精白の穀類や雑穀も取り入れる。

③脂肪の制限と種類の確保：脂肪エネルギー比率を20～30%とする。多価不飽和脂肪酸を取り入れるため，肉料理に偏らず，魚介類や大豆製品を積極的にとる。

④ミネラル・ビタミンの確保：欠食をさせない。副菜に重きを置き，野菜，いも，海藻などを意識的に料理に取り入れる。外食・中食に頼り過ぎない。

⑤間食の種類と量の意識付け（正しい選択能力の育成）：ファストフード，スナック菓子，清涼飲料の多食を禁じ，果物や乳製品，噛み応えのあるせんべい等を選択できるようにする。

⑥塩分を控える：薄味の料理をゆっくりよく噛んで食べる習慣付けをする。

●**思春期**　思春期ではエネルギーおよび各種栄養素の必要量が一生で最大となる。旺盛な食欲にバランスのとれた食事で対応し，成人期へと移行させなければならない。健康であることの大切さを学び，さらに食を営む能力の育成にも力を入れたいところである。

Column 成長期の不適切な身体活動・生活習慣・食生活

●朝食欠食

近年では低年齢化の傾向がみられ，幼児においても認められている（**表**）。１日に必要なエネルギーを残りの食事で満たさなければならないので，消化能力の未熟な幼児では，摂取量の不足に陥ることもある。

夜食の摂取，遅寝遅起きなどの生活習慣と深い関係がある。

●孤食

幼児においても増加傾向にある。食欲低下，偏食を助長し，栄養のバランスが崩れるだけでなく，情緒不安定なども引き起こす。食卓の雰囲気は食欲や心の成長に影響を及ぼすので，孤食を防ぐことは食を通じた健全育成の目標としてあげられる。

表 年齢別の欠食状況

（%）

		年齢（歳）			
		1～6	7～14	15～19	20～29＊1
平成４年	朝食	2.2	2.2	10.8	21.9
	昼食	0.3	0.1	1.2	3.3
	夕食	0.5	0.2	0.6	1.2
平成９年	朝食	0.8	3.3	10.4	23.6
	昼食	0.5	—	1.6	3.1
	夕食	0.4	0.2	0.3	1.2
平成14年＊2	朝食	4.7	4.1	12.9	23.3
	昼食	0.7	0	1.6	3.8
	夕食	0.7	0.1	0.7	0.7
平成19年＊2	朝食	6.4	6.7	12.5	26.2
	昼食	1.4	0.7	2.3	4.2
	夕食	0.6	0.2	0.5	1.1
平成24年＊2	朝食	5.6	4.1	11.6	25.6
	昼食	0.4	0.2	1.3	6.3
	夕食	0.5	0.2	0.5	1.4
平成29年＊2	朝食	6.4	5.3	13.1	27.3
	昼食	0.3	0.3	2.1	4.3
	夕食	0.5	0.0	0.0	1.9

注）＊1 平成４年は年齢20～24歳の数値。＊2「菓子・果物などのみ」，「錠剤などのみ」，「何も食べない」者の状況。なお，平成24年は全国重み付け補正値。

資料）厚生労働省：国民健康・栄養調査（平成12年までは，国民栄養調査）

Check 6 成長期（幼児期，学童期，思春期）

問題 次の記述について，○か×かを答えよ。

成長期における発達

1 胃の容量は乳児期とほぼ同じである。
2 脳の重量は，４～５歳で成人の半分程度になる。
3 乳歯は３歳までに生えそろう。
4 身長は６歳ごろに出生時の約２倍となる。

学童期

5 う歯（むし歯）のある児童の割合は，約80%である。
6 学童期の肥満は，成人の肥満に移行しない。
7 最も多い貧血は，巨赤芽球性貧血である。
8 学童期のローレル指数による肥満判定基準は，年齢によらず同じである。

第二次性徴

9 女子の身長が最も伸びる時期は，12歳前後である。
10 女子では，性腺刺激ホルモン放出ホルモンが分泌された直後に月経が始まる。
11 男子では，精子の産生が開始されると同時に，男性ホルモンであるエストロゲンが分泌される。
12 男子では副腎の発育により，副腎髄質からアドレナリン，副腎皮質からコルチゾールが分泌される。

幼児期

13 単純性（原発性）肥満より，症候性（二次性）肥満が多い。
14 体重当たりのエネルギー必要量は，成人より少ない。
15 体水分に占める細胞外液量の割合は，成人より高い。
16 総エネルギー摂取量の30～40%を間食から摂取する。

解説

1 × 乳児期に比べて容量が増えて１回当たりの食事量の増加に対応できるようになり，消化酵素の働きが強まって，消化機能も増強される。
2 × ４～５歳で成人の約90%となる。スキャモンの成長曲線によると，脳・神経系はほかの器官より発達が早い。
3 ○
4 × 出生時と比べて，４歳で身長は約２倍，体重は約５倍となる。

---

5 × う歯のある児童の割合は約45%である。
6 × 小児肥満は成人期肥満に移行しやすい。
7 × 鉄欠乏性貧血である。
8 ○

---

9 × 女子の身長が最も伸びるのは９～12歳ごろで，17歳前後で発育が終了する。男子は11～14歳ごろで，18歳前後で発育が終了する。
10 × ７～８歳ごろから性腺刺激ホルモン放出ホルモンの分泌が始まり，10～11歳ごろからFSH，LHの放出が始まる。これを受けて卵巣が活動を開始し，その後に月経が始まるため，直後とはいえない。
11 × 分泌されるのはテストステロンである。
12 ○

---

13 × 症候性（二次性）肥満より，単純性（原発性）肥満が多い。
14 × 体重当たりのエネルギー必要量は，成人より多い。
15 ○
16 × 総エネルギー摂取量のうち，１～２歳児で10～20%，３～５歳児で10%を間食から摂取する。

7 成人期

A 成人期の生理的特徴

a 生理的変化と生活習慣の変化

1 生理的変化

30歳を迎えるころからすべての臓器に機能低下の傾向がみられる。各臓器の組織の実質細胞も減少し始め，除脂肪体重が減少する傾向にある。脳の重量と容積も減少し始め，**リポフスチン**などが蓄積されていく。しかし，すべての機能が一様に低下するのではない。基礎代謝量，神経伝達速度，細胞内水分量などの変化は少ないが，呼吸器系，循環器系では加齢による影響が大きい（p. 144，**図8－3**参照）。恒常性機能や免疫機能の低下も始まり，インスリンに対する感受性，ホルモン分泌などの内分泌系機能の低下がみられるようになる。女性は妊娠，分娩を体験し，やがて更年期をむかえ心身の不調を訴えるようになる。

リポフスチン
過酸化脂質とたんぱく質の反応で生成した褐色色素。生理的に心筋，肝細胞，尿細管上皮，神経細胞，横紋筋，平滑筋，副腎皮質の網状帯（色素帯），精巣などに黄褐色の微細な色素顆粒として存在する。

このような身体的，生理的変化から，成人期の栄養摂取も直接的に影響を受ける。また，社会環境，生活環境とともに個人の体質，ライフスタイル，食事内容や食事のとり方などが関与し，長年の不適切な生活習慣が生活習慣病の誘因となる。

2 生活習慣の変化

成人期は，青年期（18～29歳），壮年期（30～49歳），中年期（実年期）（50～64歳）に区分される。

青年期は，気力・体力ともに充実した働き盛りの世代で，就職や結婚，出産，子育て等により生活が大きく変化する時期である。一方，就職等の新環境下で，日々の生活が不規則になり，朝食の欠食，外食の増加がみられるようになる。

壮年期は，社会生活においても充実する一方で，不規則な生活の中で，疲労，ストレス，運動不足に加え，偏った食生活による健康障害を生じやすくなる。メタボリックシンドロームへの対策など生活習慣病予防の観点から，生活習慣，運動習慣，食習慣を見直し，自らの健康管理に努めることが重要な時期である（**図7－1**）。

中年期は，身体的体力が徐々に低下し，食生活の乱れは，肥満，高血圧，糖尿病脂質異常症などの，生活習慣病の発症につながる。

●**社会環境**　成人期の人口は労働人口の大部分を占めている。労働内容は，労働意識や産業構造の変化により肉体的には軽減され，身体活動レベルが高くない労働者が多くなっている。また，ハイテク機器の導入，単身赴任，終身雇用の見直し，労働環境や複雑な人間関係からくる精神的ストレスは増加し，ひいては健康への影響，食生活の乱れなどを生じさせている。

●**生活環境**　生活環境がさまざまで，家庭と家族，職場と人間関係，社会背景などの多様性がみられる。生活リズムは，自然の生体リズムに逆行していく傾向に

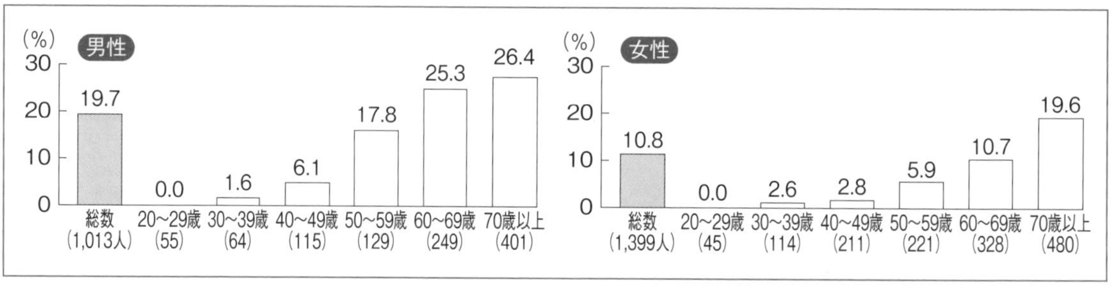

図7-1 「糖尿病が強く疑われる者」の割合（20歳以上，性・年齢階級別）

資料）厚生労働省：令和元年国民健康・栄養調査

あり，職種によっては，朝起きて夜寝るという生体リズムに逆らって仕事をしている労働者（医師，看護師，ドライバー，警備員，種々のサービス従事者など）が増加傾向にある。生体リズムの乱れは疲労，睡眠障害，食欲不振，過食などの身体異常を生じ，生活習慣病の誘因ともなっている。

●**食環境**　核家族化，女性の就労の増加，外食産業・食品産業の発展により，不規則な食事時間，欠食，外食，加工食品や調理済み食品による栄養バランスの乱れなど，健康を損なう要因が多くなっている。

基礎代謝量や日常の身体活動レベルも低下している。それに対して食環境における選択肢は多種多様で，個々人は飽食を満喫している。また，ストレス解消のために飲酒，喫煙，過食に頼ることが多く，不規則な生活習慣・運動不足とあいまって生活習慣病の発症を早めている。この時期は生活習慣病とともに，加齢に伴うほかの疾患も顕在化してくる。

◀36-92
35-92
34-93
32-95

b 更年期の生理的変化◀

女性が性成熟期の終わりに達し，更年期になって卵巣の活動性が次第に消失し，ついに月経が永久に停止することを「閉経」といい，45～55歳ころにみられる。その時期を「閉経期」と定義している。**更年期**は生殖期から老年期への移行期で，閉経期の前後数年間とされている。

1 内分泌系●

内分泌系として卵巣から分泌されている女性ホルモンは，エストロゲンとプロゲステロンの２種類であり，いずれもステロイドホルモンである。女性ホルモンの減少，卵胞数の減少，黄体形成ホルモン（LH）や卵胞刺激ホルモン（FSH）に対する感受性の低下により，**エストロゲン**（卵胞ホルモン）の分泌が減少する。エストロゲンは下垂体からの FSH をフィードバックしているので，エストロゲンの分泌減少は FSH 高値を招く。

エストロゲンの分泌低下と FSH の増加というホルモンのアンバランスが自律神経失調の原因となり，さまざまな症状が起こる（図７-２）。これは，自律神経は下垂体からの FSH 分泌を促す視床下部の近くにあり，心臓の拍動や血管の収縮など，働いている範囲が広いため，心身両面に影響を及ぼすことになるためである。

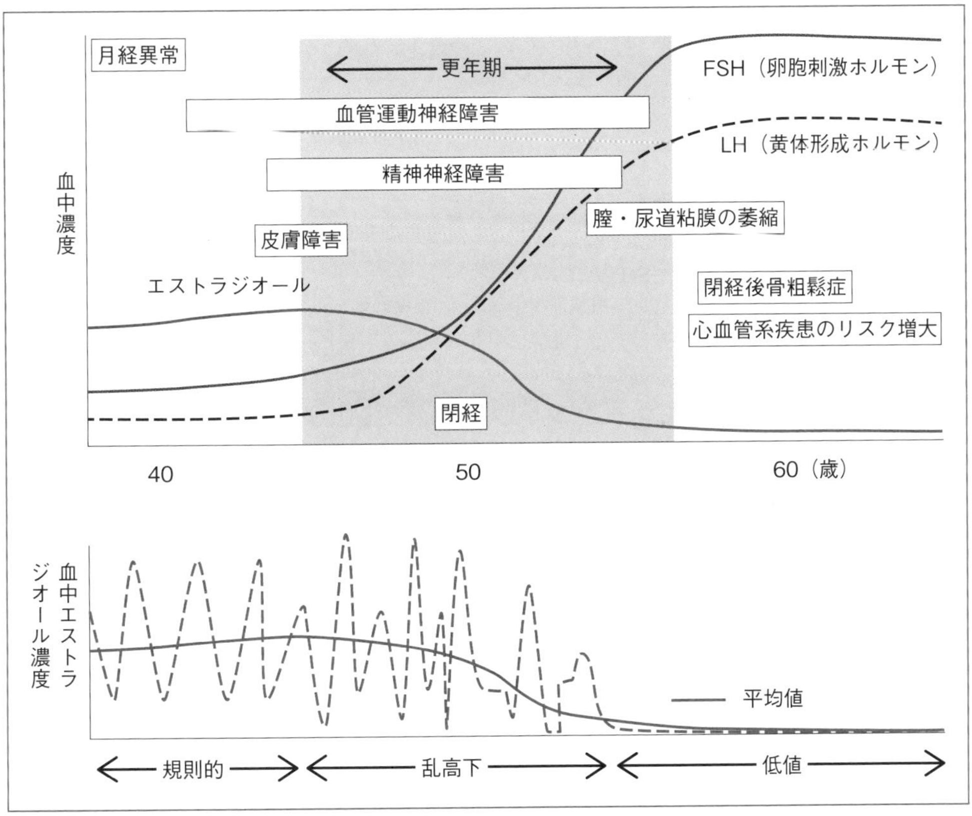

図7-2　血液中の女性ホルモン濃度の変化と更年期症状

注）エストラジオールとは，卵胞ホルモン（エストロゲン）の一種で，もっとも活性が強いホルモン。

2　生殖系

卵巣機能の低下に伴ってエストロゲンの分泌量が減少するため，生殖器官における変化が最も著しい。卵巣からのエストロゲン分泌低下，下垂体からのFSH分泌亢進により，視床下部-下垂体-卵巣系の機能失調を生じ（**図7-3**），やがて閉経をむかえる。

エストロゲンの低下は，月経周期だけでなく子宮や膣や周辺の組織などのエストロゲンに感受性を有する器官に影響する。子宮では筋層および内膜が次第に萎縮し，子宮頸部からの分泌物も減少する。さらに，エストロゲンが低下すると，膣粘膜の上皮細胞が萎縮する結果，膣内細菌叢に変化が生じて，病的細菌に対する膣粘膜の抵抗性が低下するようになる。

3　代謝

1　脂質代謝とコレステロール値の上昇

エストロゲンは，肝臓や末梢組織でのLDLコレステロールの取り込みを促進させ，その血中濃度を低下させる作用がある。エストロゲンの分泌低下が起こる更年期では，エストロゲン合成に利用されていたコレステロールの利用が減少し，さらにLDLコレステロールの取り込みが低下する。その結果，血中のLDLコレステ

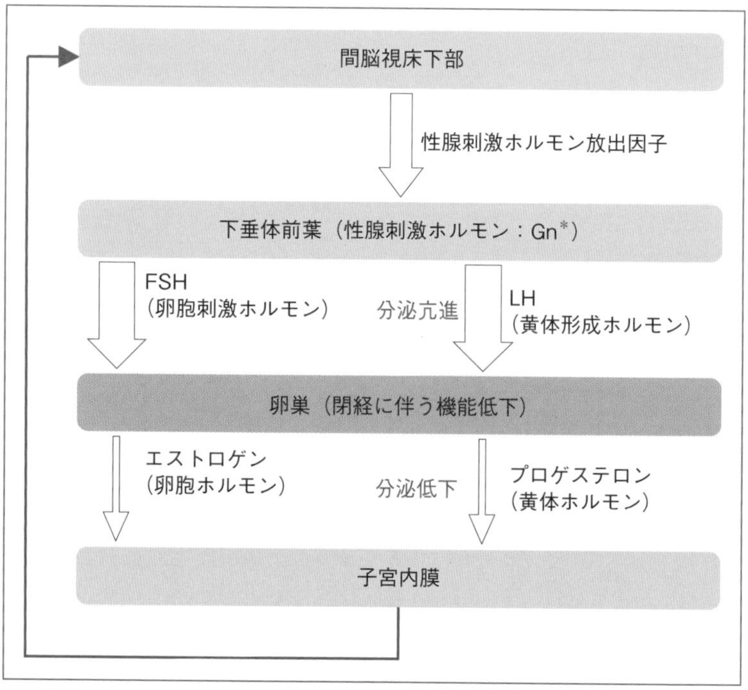

図7-3 内分泌腺と更年期の女性ホルモンのフィードバック

注）＊ゴナドトロピン

ロールの増加が起こり，コレステロール値が急増する。また，エストロゲンはHDLコレステロール増加作用をもっているが，閉経後はエストロゲンの分泌低下により，HDLコレステロールは低下する。

2 カルシウム代謝と骨密度の低下

p. 133，B-g「骨粗鬆症の予防」を参照。

3 エネルギー代謝と肥満

基礎代謝の低下やインスリン感受性低下による耐糖能の低下，さらに運動量の減少などによって肥満になりやすく，血中トリグリセリドの上昇もみられる。更年期には，除脂肪量の減少，脂肪組織の増加とともに，その体内分布が変化し，糖質代謝や脂質代謝に悪影響を及ぼす腹腔内脂肪蓄積型肥満に移行することが懸念される。

B 成人期の栄養アセスメントと栄養ケア

a 肥満とメタボリックシンドローム

肥満とは，体組成に占める体脂肪量が過剰に蓄積された状態と定義され，日本肥満学会ではBMI 25以上を肥満と判定している。令和元（2019）年国民健康・栄養調査によると，肥満者（BMI≧25）の割合は，男性は約３割（33.0%），女性は約２割（22.3%）であった。肥満者の割合が最も高いのは，男性は40～49歳で39.7%，女性は60～69歳で28.1%であった。成人期は，不規則かつ多忙な生活から，運動不足に加え栄養バランスが崩れやすく，肥満が目立っている。

肥満には**内臓脂肪型肥満**と**皮下脂肪型肥満**がある。

・**内臓脂肪型肥満**：脂肪細胞の質的異常（内臓脂肪の蓄積）により，２型糖尿病，脂質異常症，高血圧，冠動脈疾患などの健康障害を引き起こす。

・**皮下脂肪型肥満**：脂肪細胞の量的異常（皮下脂肪の増加）によるものである。脂肪の蓄積により体重が増加すればするほど，睡眠時無呼吸症候群，変形性関節症などの健康障害を起こしやすくなる。

肥満と高血圧，耐糖能異常などは同一患者で合併することが多く，内臓脂肪型肥満に加えて高血糖，高血圧，脂質異常のうちいずれか２つ以上を併せもった状態はメタボリックシンドロームとよばれ，動脈硬化を引き起こし心筋梗塞や脳卒中などを発症する。

メタボリックシンドロームの診断基準を**表７−１**に示す。内臓脂肪が病態の根本にあるものとし，その簡易な指標として腹囲測定が行われる。

メタボリックシンドロームの治療は，現在の体重や腹囲の５％減を目安に設定する。同時に現在の食習慣や身体活動などの生活習慣の問題点を明らかにし，改善策を立てる。肥満の成因は，食生活，飲酒，身体活動など，さまざまである（**表７−２**）。

表7-1　メタボリックシンドロームの診断基準（2005）

Ⅰ．内臓脂肪蓄積
　ウエスト周囲長（腹囲）男性≧85cm，女性≧90cm
　（内臓脂肪面積　男女とも≧100cm²に相当）

Ⅱ．上記に加え以下の２項目以上
　①血清トリグリセライド値≧150mg/dL（高トリグリセライド(TG)血症）　かつ／または HDL コレステロール値＜40mg/dL（低 HDL コレステロール(HDL-C)血症）
　②収縮期血圧≧130mmHg　かつ／または　拡張期血圧≧85mmHg
　③空腹時血糖値≧110mg/dL

表7-2　肥満・肥満症の成因

食生活	・エネルギー摂取量の過多は体重増加を来す（低エネルギー食は体重減少を来す）。 ・糖質摂取割合が高いことは肥満と関連する（低糖質食は低脂質食に比し1年後の体重減少を来しやすい）。 ・たんぱく質摂取割合が低いことは肥満と関連する（高たんぱく質摂取は低たんぱく質摂取より６か月後の体重減少，長期の体重減少維持を来しやすい）。 ・早食いはエネルギー摂取量と独立して肥満と関連する。
飲酒	・重度飲酒はエネルギー過剰摂取を介し体重増加リスクを上昇させる。
身体活動	・生活活動を含む日常の身体活動量の増加は肥満を抑制する。 ・定期的な運動と食事介入の併用は肥満予防効果を高める。 ・不活発な座位時間の長さは体重増加と関連する。
睡眠	・短時間睡眠は体重増加と関連する。
喫煙と禁煙	・喫煙曝露量（本数と期間）が大きいと禁煙後の体重増加量が大きい。 ・重度喫煙者は肥満度，ウエスト周囲長が大きい。
職業要因	・労働時間の長さ，交代勤務の有無，職階は食習慣や身体活動量の違いを介して体重に影響する。

資料）日本肥満学会編：肥満症診療ガイドライン，p. 18（2016）ライフサイエンス出版より作成

b インスリン抵抗性と糖尿病

インスリン抵抗性とは，インスリンが十分効果を発揮できない状態をいう。インスリン抵抗性では，血中インスリン濃度が高いにもかかわらず（高インスリン血症），高血糖がみられ，糖尿病，脂質異常症，高血圧，動脈硬化などの発症につながる。肥満では，肥大した脂肪細胞からの種々の**アディポサイトカイン**分泌不全，機能障害が起こり，動脈硬化やインスリン抵抗性を生じる。

アディポサイトカイン
脂肪細胞から分泌される生理活性たんぱく質である。動脈硬化を促進させる方向に働くTNF-α，PAI-1と，動脈硬化に予防的に働くレプチン，アディポネクチンなどが含まれる。

2型糖尿病は，インスリン分泌低下やインスリン抵抗性を来す要因を含む複数の遺伝的要因に加えて，肥満，過食や運動不足，ストレス，喫煙の習慣や加齢によるものである。また，病状が進行すれば網膜症，腎症，神経症などの合併症が生じる。これに加えて，慢性的合併症として動脈硬化へと進展することが多く，心血管疾患のリスクが高くなるため，血圧，脂質代謝異常症に注意を払うことが大切である。

2型糖尿病の発症に関連する，BMIと体脂肪，食習慣，運動習慣，喫煙・飲酒といった因子について是正することで，発症の予防，もしくは進行を遅らせることが可能である。

c 脳血管疾患の予防

脳血管障害は，脳梗塞と脳出血，クモ膜下出血などの脳の病気の総称であり，頭蓋内の血管に異常が発生し，出血による炎症・圧排（押されて変形している状態）または虚血による脳組織の障害により発症する。令和2（2020）年人口動態統計では，死因の第4位である。また，脳血管障害は，寝たきりの原因の第1位である。脳血管障害の危険因子は，高血圧，糖尿病，脂質異常症，心房細動，喫煙，飲酒であり，生活習慣病予防などの，日常生活上の対策が大切である。

d 虚血性心疾患の予防

虚血性心疾患とは，冠動脈の閉塞や狭窄などにより心筋への血流が阻害され，心臓に障害が起こる疾患の総称であり，**動脈硬化**などで冠動脈に十分な血液が流れない状態になると，心臓はエネルギー不足に陥り虚血状態となり，心筋は数十分で壊死する。虚血が一過性の場合を狭心症，心筋が壊死した場合が心筋梗塞という。

動脈硬化
心臓から全身に血液を送り込む役割を担う動脈の内壁が粥状（アテローム性）の隆起（プラーク）により肥厚し硬化した状態。

日本人の危険因子としては高血圧，糖尿病，喫煙，脂質異常症，肥満であり，虚血性心疾患の予防には，生活習慣の改善を行い，危険因子を回避することが重要である。動脈硬化性疾患予防のための生活習慣改善項目を**表7-3，4**に示す。

e 生活習慣病の予防

1 成人期

成人期は，社会的・家庭的責任が重く，名実ともに社会を支える時期で，多種・多様・多忙な生活が営まれる。不規則かつ多忙な生活からストレスや運動不足のほか，外食や欠食，飲酒の機会が増えて栄養バランスが大きく崩れるなど，健康を妨

表7-3　動脈硬化性疾患予防のための生活習慣の改善

・禁煙は必須。受動喫煙を防止する
・定期的に体重を測定する。BMI<25であれば適正体重を維持する。BMI≧25の場合は，摂取エネルギーを消費エネルギーより少なくし，体重減少を図る
・中程度*以上の有酸素運動を中心に，習慣的に行う（毎日合計30分以上を目標）。日常生活の中で，座位行動**を減らし，活動的な生活を送るように注意を促す。有酸素運動のほかにレジスタンス運動や柔軟運動も実施することが望ましい
・アルコールはエタノール換算で１日25g***以下にとどめる。休肝日を設ける

注）*　中程度以上とは３メッツ以上の強度を意味する。メッツは安静時代謝の何倍に相当するかを示す活動強度の単位。
**　座位行動とは座位および臥位におけるエネルギー消費量が1.5メッツ以下のすべての覚醒行動。
***およそ日本酒１合，ビール中瓶１本，焼酎半合，ウイスキー・ブランデーダブル１杯，ワイン２杯に相当する。
資料）日本動脈硬化学会：動脈硬化性疾患予防ガイドライン2022年版を一部改変

メッツ
身体活動の強さを表す単位。座って安静にしている状態を１メッツとし，ある生活活動・運動の強度が安静時の何倍に相当するかを示す。普通歩行は３メッツ。

表7-4　動脈硬化性疾患予防のための食事指導

1．過食に注意し，適正な体重を維持する
　・総エネルギー摂取量（kcal/日）は，一般に目標とする体重（kg）*×身体活動量（軽い労作で25～30，普通の労作で30～35，重い労作で35～）を目指す
2．肉の脂身，動物脂，鶏卵の大量摂取を控える
3．魚の摂取を増やし，低脂肪乳製品を摂取する
　・脂質エネルギー比率を20～25%，飽和脂肪酸エネルギー比率を７%未満，コレステロール摂取量を200mg/日未満に抑える
　・*n*-３系多価不飽和脂肪酸の摂取を増やす
　・トランス脂肪酸の摂取を控える
4．未精製穀類，緑黄色野菜を含めた野菜，海藻，大豆および大豆製品，ナッツ類の摂取量を増やす
　・炭水化物エネルギー比を50～60%とし，食物繊維は25g/日以上の摂取を目標とする
5．糖質含有量の少ない果物を適度に摂取し，果糖を含む加工食品の大量摂取を控える
6．アルコールの過剰摂取を控え，25g/日以下に抑える
7．食塩の摂取は６g/日未満を目標にする

注）*18～49歳：[身長（m）]^2×18.5～24.9kg/m^2，50～64歳：[身長（m）]^2×20.0～24.9kg/m^2，65～74歳：[身長（m）]^2×21.5～24.9kg/m^2，75歳以上：[身長（m）]^2×21.5～24.9kg/m^{2}とする。
資料）日本動脈硬化学会：動脈硬化性疾患予防ガイドライン2022年版

表7-5　生活習慣と疾病との関連

食習慣	２型糖尿病，肥満，脂質異常症（家族性のものを除く），高尿酸血症，循環器病（先天性のものを除く），大腸がん（家族性のものを除く），歯周病など
運動習慣	２型糖尿病，肥満，脂質異常症（家族性のものを除く），高血圧など
喫煙	肺扁平上皮がん，循環器病（先天性のものを除く），慢性気管支炎，肺気腫，歯周病など
飲酒	アルコール性肝疾患など

資料）平成８年12月厚生省公衆衛生審議会意見具申を一部改変

げる要因が増え，生活習慣病（**表７－５**）の発症リスクが高くなる時期である。

心身の健康維持のための基本要件である栄養，運動，心のリラクゼーション（休養）のバランスをとることが重要である。

生活習慣病発症の予防には，「健康づくりのための食生活指針」，「食事バランスガイド」，「健康づくりのための身体活動基準2013」，「健康づくりのための身体活動指針（アクティブガイド）」などを参考に，健康的な生活習慣を自分で確立することが必要となる。

ステップ1 内臓脂肪蓄積のリスク判定		
腹囲とBMIで内臓脂肪蓄積のリスクを判定する		
腹囲	男性85cm以上 女性90cm以上	A
腹囲	男性85cm未満 女性90cm未満 かつ BMI≧25kg/m²	B

➡

ステップ2 追加リスクの数の判定と特定保健指導の対象者の選定		
検査結果および質問票より追加リスクをカウントする		
メタボリックシンドロームの判定項目	①血圧	収縮期血圧130mmhg以上 または 拡張期血圧85mmhg以上
メタボリックシンドロームの判定項目	②脂質	中性脂肪150mg/dL以上 または HDLコレステロール40mg/dL未満
メタボリックシンドロームの判定項目	③血糖	空腹時血糖100mg/dL以上 または HbA1c（NGSP）5.6％以上
そのほかの関連リスク	④質問票	喫煙歴あり
そのほかの関連リスク	⑤質問票	①，②または③の治療に係る薬剤を服用している

➡

ステップ3 保健指導レベルの分類		
ステップ1，2の結果を踏まえて，保健指導レベルをグループ分けする。 ④喫煙歴については①から③のリスクが1つ以上の場合にのみカウントする		
Aの場合	ステップ2の追加リスクが	
Aの場合	2以上	積極的支援レベル
Aの場合	1	動機付け支援レベル
Aの場合	0	情報提供レベル
Bの場合	ステップ2の追加リスクが	
Bの場合	3以上	積極的支援レベル
Bの場合	1または2	動機付け支援レベル
Bの場合	0	情報提供レベル

図7-4 特定保健指導のイメージ

また，厚生労働省は，睡眠時間の不足や睡眠の質の悪化は，生活習慣病のリスクにつながることがわかってきたことから，「健康づくりのための睡眠指針2014」により睡眠情報を示し，適切な量の睡眠の確保，睡眠の質の改善，睡眠障害への早期からの対応によって，事故の防止とともに，からだとこころの健康づくりを目指している。

40歳以上の加入者を対象に特定健診・特定保健指導が義務化され，メタボリックシンドローム（内臓脂肪症候群）該当者および予備群を減少させることを目的として実施され，該当者と予備群に対して，特定保健指導（積極的支援，動機付け支援）が行われる（図7－4）。

2 更年期

女性では，更年期に始まるエストロゲン分泌低下により，骨代謝の平衡が崩れ，骨粗鬆症（次頁参照）の発生率は男性に比べ高くなる。また，脂質代謝の変化により脂質異常症の傾向となり，男性よりも動脈硬化や循環器疾患のリスクは高くなる。そのほか一般的な注意としては，肥満防止や糖尿病の発症予防なども念頭に置かなければならない。さらに，子宮内膜がん，乳がん，卵巣がん，および大腸がんなどは食習慣と深い関係にある。この点においても十分な栄養管理が必要となる。また，自律神経のバランスを崩す誘因となる夜更かし，睡眠不足，飲酒，喫煙，ストレスを避けるようにする。

◀32-95

f 更年期障害◀

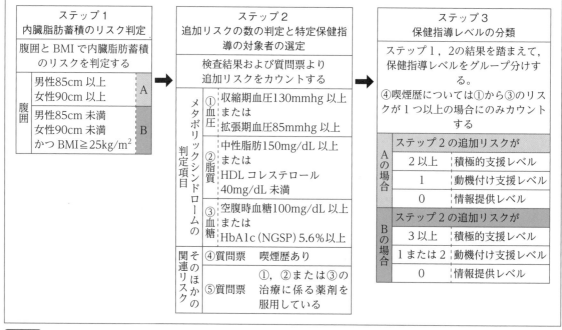

前述したように，更年期をむかえると卵巣の機能が衰え，卵巣からのエストロゲ

ン分泌が急激に低下し，下垂体からの卵胞刺激ホルモン（FSH）の分泌が亢進する。このようなホルモンバランスの崩れが自律神経失調症を招き，**不定愁訴**（ふていしゅうそ）と呼ばれる不快な症状が現れる。また，エストロゲンの減少は，骨粗鬆症，動脈硬化や心血管系疾患（血中コレステロールが増加するため発生しやすくなる）などを引き起こす。

●**エストロゲン（卵胞ホルモン）**　精巣，副腎皮質からも少量分泌される。卵巣からの分泌は，下垂体から分泌されるFSHによって促進される。

・主な作用：思春期の卵巣・子宮等の生殖器の発達促進，月経周期の維持，妊娠の維持の作用を有する。種々の代謝作用もあり，血中コレステロール低下作用（LDLコレステロールを低下させ，HDLコレステロールを増加させる），骨密度の増加作用を有する。

●**原因**　閉経による卵巣からのエストロゲンの分泌の低下・減少によるが，精神的・社会的要因もある。加齢とともに下垂体から分泌される性腺刺激ホルモン（LH，FSH）に対する卵巣の反応性が低下し，エストロゲン産生が低下・減少する。なお，フィードバックにより下垂体からのFSH分泌は増加する。

●**症状**　ほてり感，のぼせ，発汗などの訴えが多い。ほかに，倦怠感や睡眠障害，抑うつ，頭痛，めまい感，動悸，関節痛，肩こり，手足の冷感，しびれ感などの訴えも多く，その現れ方も一定しないため，不定愁訴と呼ばれる。これらの症状の程度は個人により異なる。

エストロゲン減少によって，高コレステロール血症を来しやすく，脳卒中，狭心症，心筋梗塞などの心血管疾患の危険性が増す。また，骨吸収の亢進ももたらし，その結果，骨量は減少し，骨粗鬆症を来す場合がある。

●**診断**　年齢，月経の状態，症状の原因となる身体異常がないことなどにより診断される。また，血液中の女性ホルモンレベルも検査される。

●**治療**

・歩行，自転車こぎなどの運動やカウンセリングが症状軽減に有効とされる。
・エストロゲンを補うホルモン補充療法が行われる。しかし，乳がんや血栓塞栓症のリスクが増す可能性があるので，通常は長期には行われない。短期間で症状が軽快する場合も多い。そのほか，自律神経調整薬や抗不安薬などが投与される場合もある。

g 骨粗鬆症の予防◀

◀32-95

骨粗鬆症は，低骨量と骨組織の微細構造の異常を特徴とし，骨の脆弱性の増大に伴い，骨折の危険性が増大する疾患である。

骨は，コラーゲンを主成分とする骨基質に，カルシウムとリンを主成分とする骨塩が沈着した硬組織であり，カルシウムの貯蔵庫としての役割を担っている。

骨は絶えず**骨形成**と**骨吸収**を繰り返しながら，体内のミネラルバランスを保っている。骨量は胎児のときから徐々に増大し，学童期から思春期にかけて質的量的な増加を示し，20歳前後でほぼ最大となる（**図7－5**）。その後骨量は比較的安定し

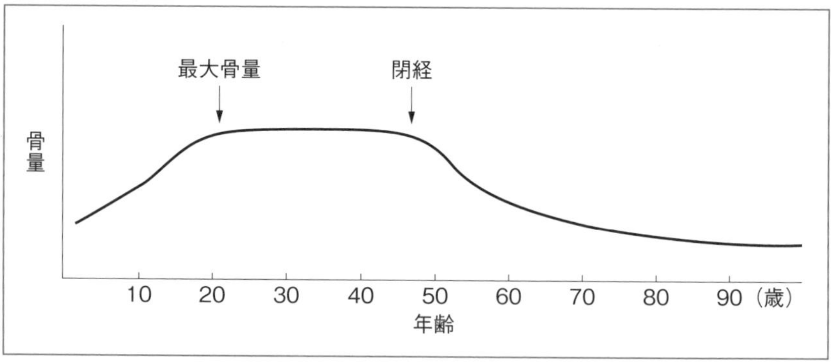

図7-5 骨量の経年的変化

資料）鈴木隆雄：骨量の自然史と骨粗しょう症，骨折の予防戦略，日本臨床，**62**（増 2），225-232（2004）

表7-6 骨粗鬆症の治療時に推奨される食品，過剰摂取を避けた方がよい食品

推奨される食品	カルシウムを多く含む食品（牛乳・乳製品，小魚，緑黄色野菜，大豆・大豆製品），ビタミンDを多く含む食品（魚類，きのこ類），ビタミンKを多く含む食品（納豆，緑色野菜），果物と野菜，たんぱく質（肉，魚，卵，豆，牛乳・乳製品など）
過剰摂取を避けた方がよい食品	リンを多く含む食品（加工食品，一部の清涼飲料水），食塩，カフェインを多く含む食品（コーヒー，紅茶），アルコール

資料）骨粗鬆症の予防と治療のガイドライン2015年版

て推移するが，女性では50歳前後で閉経に伴うエストロゲンの急激な低下に伴い，閉経後10年ほどの間に骨量は著しく減少し，骨粗鬆症発症のリスクが高まる。骨粗鬆症による骨折は，大腿骨近位部骨折のみならず，椎体骨折においても日常生活動作（ADL）・QOL低下と死亡のリスクを著しく増加させる。骨折の発生がその後の新たな骨折発生の危険因子となるため，初発骨折の予防が重要となる。

カルシウムは骨のミネラル成分の重要な構成栄養素であり，骨粗鬆症の予防，治療に不可欠である。カルシウム摂取量を増やすことは骨粗鬆症の予防，治療に有効であるが，腸管からのカルシウムの吸収量は，ある摂取量以上では平衡状態になる。また，腸管からのカルシウムの吸収はビタミンDの栄養状態によっても影響を受け，吸収されたカルシウムが骨に沈着するかどうかは骨形成の状態によって決まる。したがって，カルシウム摂取量のみを考えるのではなく，栄養素全体を考えることが重要である（**表7-6**）。

①カルシウムを十分に摂取する。

②脂質の吸収低下，皮膚でのプロビタミンD生成の減少，日光曝露の減少などが考えられることから，ビタミンDを含む魚類（サケ，ウナギ，サンマなど）を摂取する。

③ビタミンKはオステオカルシン合成の補酵素となっていることから，緑の葉の野菜，納豆の積極的な摂取が望まれる。

④ビタミンB_6，ビタミンB_{12}，葉酸はホモシステイン代謝にかかわるビタミン

であり，これらのビタミン摂取量が少ない場合には，血中ホモシステイン濃度の上昇がみられる。高ホモシステイン血症は骨密度とは独立した骨折の危険因子であることが示されており，注意が必要である。

⑤リン，食塩，カフェイン，アルコールの過剰摂取は控えるように心掛ける。

Check 7 成人期

問題 次の記述について，○か×かを答えよ。

成人期の栄養ケア

1 成人期ではすべての臓器に機能低下がみられ，基礎代謝量，細胞内水分量は加齢に伴い特に大きく変化する。
2 皮下脂肪型肥満では，脂肪細胞の質的異常により，２型糖尿病，脂質異常症，高血圧などの健康障害を引き起こす。
3 ヨウ素が不足すると，体内でのカルシウム利用能が低下する。

更年期の身体の変化

4 卵胞刺激ホルモン（FSH）の分泌が低下する。
5 エストロゲンの分泌が増加する。
6 更年期の自律神経失調の原因となるのは，エストロゲンの分泌低下と，FSH の分泌増加である。
7 内分泌系として卵巣から分泌されているホルモンは，エストロゲンのみである。

更年期

8 更年期障害が診断されるのは，年齢，月経の状態，症状の原因となる身体異常がみられる場合である。
9 閉経後の女性で発生する骨粗鬆症の原因は加齢とエストロゲン分泌低下であり，生活習慣は影響しない。
10 インスリン感受性の低下により，耐糖能の上昇がみられる。
11 女性では，男性よりも動脈硬化や循環器疾患のリスクが高くなる。

解説

1 × 基礎代謝量，神経伝達速度，細胞内水分量などは変化が少ないが，呼吸器系，循環器系の機能は加齢に伴い大きく低下する。
2 × 内臓脂肪型肥満では脂肪細胞の質的異常によりさまざまな健康障害を引き起こす。皮下脂肪型肥満は脂肪細胞の量的異常によるものである。
3 × ビタミン D が不足するとカルシウム吸収量が減少するため，体内でのカルシウム利用能が低下する。

---

4 × 更年期では，卵巣機能の衰退により卵胞刺激ホルモン（FSH）に対する感受性が低下し，卵胞ホルモン（エストロゲン）の分泌が減少する。エストロゲンが減少すると，フィードバックにより下垂体からの FSH 分泌が増える。
5 × 卵巣機能の低下に伴って分泌量は減少する。エストロゲンの減少は，骨粗鬆症，動脈硬化，心血管系疾患などを引き起こす。
6 ○ 卵巣機能の衰えによりホルモンバランスが崩れることで，自律神経失調を招く。エストロゲンは卵巣から，卵胞刺激ホルモン（FSH）は下垂体から分泌される。
7 × エストロゲンとプロゲステロンの２種類で，どちらもステロイドホルモンである。

---

8 × 年齢，月経の状態のほか，身体異常がないことにより診断される。
9 × 加齢，エストロゲン分泌低下のほか，遺伝的要因や食生活，喫煙，過剰飲酒などの生活習慣が影響する。
10 × インスリン感受性の低下は，耐糖能の低下をもたらす。更年期では耐糖能の低下と，基礎代謝の低下，運動量の減少などによって肥満になりやすい。
11 ○ 女性では脂質代謝の変化により脂質異常症の傾向があり，動脈硬化や循環器疾患のリスクが高くなる。

8 高齢期

高齢者の身体的・精神的変化，健康状態は，基礎知識としてよく理解し，その変化に常に注目している必要がある。

加齢により，生殖機能，運動機能，代謝機能，感覚機能など肉体・生理的に，また，精神機能など精神的にも退化する。これを**老化現象**という。老化現象は誰にでも起こる変化であるが，個人差が大きい。特に，疾患を伴う場合は，身体的機能の低下が著しい。

また，高齢者では慢性疾患などの治療薬の常用による食欲の減退が多くみられる。多科受診，多剤併用の機会も増加しているため，薬剤相互作用についての知識が必要になっている。一方で，運動不足や過食による肥満，生活習慣病への配慮が必要である。生活習慣病は，不適切な食生活，運動・休養の不足，喫煙，節度を超えた飲酒などの影響を受けて発症し，改善がなければ進行する。健康のために，日常の食生活に問題がないかをチェックし，家族と高齢者自身が，食事に対する意識を高めることが必要である。

栄養状態の改善については，栄養素等摂取状況にばかり注目しがちであるが，高齢者では，食事摂取を可能にする「食べる機能」に注意を払うことが重要である。高齢者の摂食機能に関する身体的変化は，**表 8 - 1** の通りである。

A 高齢期の生理的特徴

加齢に伴い，身体の各組織や臓器が萎縮，機能低下することを老化という。老化の程度，スピードは個人差が大きい。これは，個人の遺伝要因，環境要因（地理・地域，居住環境），生活要因が影響するためである。一方，加齢による腹筋の弛緩，消化・吸収能の低下がみられる。消化・吸収能の低下は，消化酵素の分泌量，活性の低下により起こるが，摂食機能が普通であれば障害はみられない。また，運動量減少，腸管の運動機能低下により起こる便秘が問題である。

a 感覚機能 ◀ 33-88

加齢により感覚機能の低下がみられ，栄養状態，免疫能に影響を与える。

・視覚：白内障患者が増える（老人性白内障，p. 138，Column 参照）

・嗅覚・味覚：閾値の上昇，濃度差識別能力の低下

表8-1 高齢者の食機能における身体的変化

①食欲の低下	⑥味覚細胞（特に塩味・甘味）の減少
②唾液分泌量の半減	⑦咀嚼力の衰え
③口渇感の鈍化	⑧嚥下力の低下
④消化液（胃液，膵液）の分泌の減少	⑨筋力（食事機能）の衰え
⑤腸の運動能力（特に大腸機能）の低下	⑩嗜好の変化

味覚では，味の種類により変化の程度が異なり，塩味の識別能力が甘味，酸味に比べて顕著に低下するという報告がある。近年では，疾病や複数の薬剤投与が味覚の低下（味覚障害）に関係することが分かり，生理的老化より影響があるといわれている。

◀1 36-86 33-96

b 咀嚼・嚥下機能◀1

口腔では，**表 8 - 1**（p. 137参照）の③**口渇感の鈍化**による脱水症状が重大である（p. 148，B-h 参照）。②**唾液分泌量の半減**は，⑦咀嚼力の衰えに影響し，また，⑧嚥下力の低下により，①食欲の低下を招く。その結果，栄養バランスの失調や低栄養に陥る結果となることがある。

●咀嚼　食物は咀嚼により，嚥下可能な状態に砕かれ，唾液と混和される。また，咀嚼により味を感じ，食物の香気とともに食欲を増すことにつながる。

しかし，高齢になるに従い，永久歯の喪失が起こり，80歳以上では，咀嚼の中心である臼歯部の喪失割合が高い。咬合力は残存歯数と関連し，歯数が減少すると最大咬合力は低下する。義歯を装着した場合も咬合力の回復はみられず，口腔内の食物認識の感度は低下し，義歯の脱落など機能面での問題がある。永久歯28本のうち20本が残っていれば，通常の食事に支障がないと考えられている。食事，食欲増進には，咬合力の維持が必要とされる。80歳まで20本自分の歯を維持する「8020運動」が展開されている。「健康日本21（第二次）」では，「歯・口腔の健康」となり，摂食と構音が良好になることで QOL 向上に大きく寄与するとしている。

●嚥下　嚥下機能は筋力の低下により弱くなり，誤嚥しやすくなる。誤嚥性肺炎の発生は，嚥下機能の低下によるものが多い。

●誤嚥（咀嚼・嚥下障害）　咀嚼力や嚥下筋筋力の低下，舌下神経麻痺，集中力・注意力の低下などにより咀嚼・嚥下機能が低下すると，食物が気管など食道以外に入り込んでしまう誤嚥が起こる。誤嚥は，誤嚥性肺炎，窒息を起こす。

◀2 35-93 34-94

c 消化・吸収機能◀2

高齢期では，消化管粘膜の萎縮から，**表 8 - 1**（p. 137参照）の②④に示すように唾液，胃液，膵液の分泌が減少し，炭水化物，たんぱく質，脂質の消化・吸収の機能低下が起こる。また，⑤の大腸の機能低下による便秘が起こりやすい。

食道・胃境界部や下部食道括約筋の逆流防止機構の低下から，胃酸の逆流による

Column　白内障

白内障とは水晶体が混濁した状態をいい，先天性のものと後天性のものがある。老人性白内障は後天性で，50～55歳ころから，ほかの原因がなく発症するものをいう。視力低下を来すが，視力回復には現在のところ手術しか方法はない。

食道炎が起こりやすい。胸焼け症状などの際には，注意が必要である。また，胃平滑筋の弾力線維が減少し，蠕動運動低下により，**胃アトニー**が起こりやすい。

胃アトニー
胃壁の筋肉の緊張が低下している状態。蠕動運動の不活化，胃下垂を伴うことが多い。

●**逆流性食道炎**　酸性の胃内容物が逆流し，食道粘膜に起こる炎症。食道下部括約筋の機能不全による。主症状は胸やけである。喉の詰まったような違和感，咳，痛みの症状もみられる。胃液の逆流も起こる。近年，高齢化，食習慣の欧米化による肥満者の増加に伴い，逆流性食道炎患者数は増えている。脂肪分が多い食事，逆流を誘発しやすい大量摂食，刺激物などの食事は極力控える。放置すると悪化し，食道がんの危険性が高まる。

d 食欲不振，食事摂取量の低下

高齢者においては，食欲や食事摂取量などをよく観察することが重要である。食欲不振の要因は消化器系機能の低下だけではなく，下記のようにさまざまである。

①味覚，嗅覚，視覚などの感覚の低下，②咀嚼，嚥下，消化・吸収能の低下，③唾液分泌，嚥下反射の低下，④身体運動機能の低下

特に高齢者における歯の欠損，義歯による咀嚼力の低下がみられる。咀嚼力は食事摂取量の低下から，栄養摂取，さらに消化・吸収機能に影響を及ぼす。また，身体活動量・運動量の低下に伴う食事摂取量の低下がみられ，低栄養状態に陥りやすい。これらは個人差が大きいことが特徴である。

また，高齢者では多くの人が何らかの疾患を有しており，薬剤を服用している。薬剤には食欲を低下させる作用をもつものもあるので，服用している薬剤についても把握する必要がある。

e たんぱく質・エネルギー代謝の変化◀

◀35-93
34-94

高齢期における代謝反応は，一般的に加齢に伴い低下する傾向がみられる。原因として，代謝組織量の減少がある（**図8-1**）。体組成からみると，骨格筋，内臓の除脂肪組織が水分とともに減少し，成人期と比べ脂肪の割合が増加する。

たんぱく質代謝の生化学検査値は，高齢者の低栄養状態の診断に重要である。

1 たんぱく質代謝

成人期に比べ，高齢期では肝臓のアルブミン合成能が低下することから，血清アルブミン濃度は加齢とともに低下する。比較的日常動作が活発な高齢者では，低下の度合いは軽度であるが，寝たきりや安静度が高いとその低下の度合いも強まる。

なお，血清グロブリン濃度は高齢期でもほとんど低下しない。そのため，A/G比は，加齢とともに低下する。

2 エネルギー代謝

骨格筋や臓器の実質細胞数は，加齢に伴って減少する。このことは，基礎代謝量の低下の原因となる。さらに，骨格筋の減少により身体活動が制限され，一般にエネルギー消費量が低下する傾向にある。

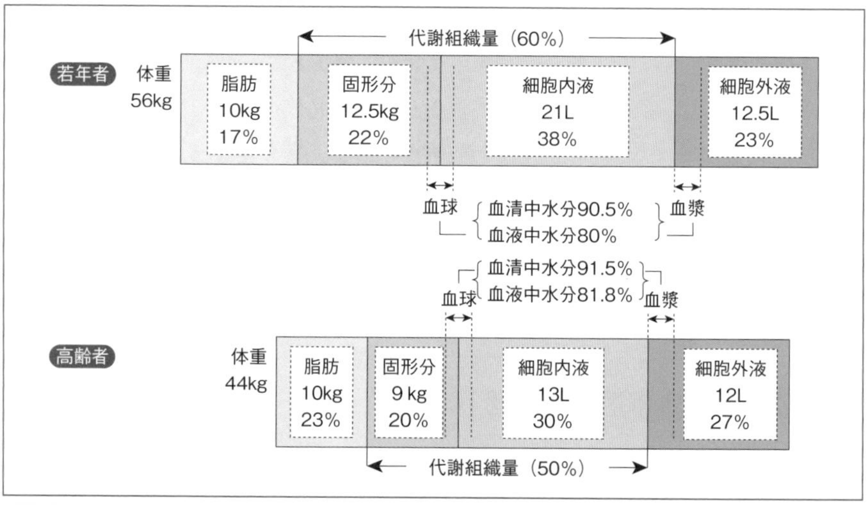

図8-1 水分を中心とした体組成の総括模式図

資料） 篠原恒樹：新病態栄養学双書 老年者（1981）第一出版を一部改変

◀1 36-152

3 糖質代謝◀1

糖質の代謝では，加齢により末梢組織のインスリン抵抗性（p. 130参照）が増大するといわれており，インスリン受容体数の減少，感受性の低下などが耐糖能低下の要因の一つと考えられている。

災害による「避難所」においては，おにぎり，菓子パン，パンなどが配食される。糖質代謝にはビタミン B_1 が必要である。限られた場所においては，ビタミン摂取に留意すること，また睡眠などが十分とれるように環境に配慮し，ストレスをためないようにする。

4 脂質代謝

脂質代謝では，血清コレステロール値の加齢に伴う上昇がみられる。生体代謝機能の生理的変化に，外因性コレステロール（食事）の摂取やエネルギーの過剰摂取による内因性合成の増大などの食事的要因が加わり引き起こされると考えられている。

◀2 35-94

f カルシウム代謝の変化◀2

カルシウムは人体に最も多く存在するミネラルである。99%が骨，歯にリン酸塩，ヒドロキシアパタイトとして存在している。骨は，破骨細胞による骨の吸収と骨芽細胞による骨の形成が常に行われることで，恒常性が保たれている。カルシウムは**軟組織**においても重要な機能をもち，血液凝固，細胞内情報伝達物質として中心的役割を果たす。高齢者では，腸管のカルシウム吸収能の低下がみられ，カルシウム平衡を維持するのに必要な摂取量は成人よりも多くなる。

軟組織
硬質の歯や骨などの硬組織を除く，皮膚や筋肉，各種臓器，血管，神経などの組織の総称。

また，食事中のカルシウムの吸収を促進する血清ビタミンD値の低下，骨基質の形成を促進するエストロゲンやアンドロゲンなどの骨形成同化ホルモン分泌量の減少がみられる。

表8-2 健康日本21（第二次）における高齢者の身体活動・運動の現状と目標

○足腰に痛みのある高齢者の割合の減少		
◆目標項目：足腰に痛みのある高齢者の割合の減少（千人当たり）		
	〈令和元年〉	〈令和４年度〉
男性	206人	200人
女性	255人	260人
○高齢者の社会参加の促進		
◆目標項目：高齢者の社会参加の促進（就業または何らかの地域活動をしている高齢者の割合の増加）	〈平成25年〉	〈令和４年度〉
男性	60.2%	80%
女性	62.2%	80%
○日常生活における歩数の増加		
◆目標項目：日常生活における歩数の増加	〈令和元年〉	〈令和４年度〉
65歳以上男性	5,396歩	7,000歩
65歳以上女性	4,656歩	6,000歩
○運動習慣者の割合の増加		
◆目標項目：運動習慣者の割合の増加	〈令和元年〉	〈令和４年度〉
65歳以上男性	41.9%	58%
65歳以上女性	33.9%	48%

注）健康日本21（第二次）では，日本における近年の社会経済変化とともに，急激な少子高齢化が進む中で，10年後の人口動態を見据え，「目指す姿」を明らかにするとしている。
資料）厚生労働省：健康日本21（第二次）分析評価事業（令和４年６月）

g 身体活動レベルの低下

高齢期では，呼吸・循環機能などの身体機能の低下，骨・関節の老化による運動制限，社会活動の減少などから，身体活動が低下する傾向にある。「日本人の食事摂取基準（2020年版）」においても身体活動レベルの低下が考慮され，推定エネルギー必要量が算定されている（p. 185，参考表参照）。

高齢者は生活習慣病予防，介護予防の観点から，適度な運動を行うことが必要である。「健康日本21（第二次）」で，身体活動・運動の目標を示している（**表８－２**）。

高齢期での運動については，健康状態・栄養状態を確認し，適度な量・頻度・強度で，安全に行うよう注意が必要である。

h ADL（日常生活動作），IADL（手段的日常生活動作）の低下◀ ◀ 36-94

高齢者の身体機能は，日常生活動作（ADL；activity of daily living），視力，聴力で評価されることが多い。ADL は，次の２つに分けられる。

①**基本的 ADL**（basic ADL：BADL）：移動・食事・排泄・入浴など自立して日常生活を送る上で必要な機能。評価にはバーセルインデックス（**表８－３**）がよく用いられる。katz らは「入浴，更衣，移動（ベッドから椅子），食事」の4項目を，kai らは「入浴，更衣，排泄，起立，食事，失禁」の６項目を，Tsuji らは「食事，更衣，排泄，入浴」の４項目を使用している。

②**手段的 ADL**（instrumental ADL：IADL）：買い物や金銭の管理，乗り物での移

表8-3 バーセルインデックス

食事	自立（10） 部分介助（５） 全介助（０）
車椅子からベッドへの移乗	自立（15） 軽度の部分介助または監視を要する（10） 座ることは可能であるがほぼ全介助（５） 全介助または不可能（０）
整容	自立（洗面，整髪，歯みがき，ひげ剃り）（５） 部分介助または全介助（０）
トイレ動作	自立（10） 部分介助（５） 全介助または不可能（０）
入浴	自立（５） 部分介助または全介助（０）
歩行	45m 以上の歩行，補装具の使用の有無は問わない（15） 45m 以上の介助歩行，歩行器の使用を含む（10） 歩行不能の場合，車椅子にて45m 以上の操作可能（５） 上記以外（０）
階段昇降	自立（10） 介助または監視を要する（５） 不能（０）
着替え	自立（10） 部分介助（５） 上記以外（０）
排便コントロール	失禁なし（10） 時に失禁あり（５） 上記以外（０）
排尿コントロール	失禁なし（10） 時に失禁あり（５） 上記以外（０）

ADL　合計　　点

動，会話など社会生活を送る上で必要な機能。基本的 ADL の身の回り動作（食事，更衣，整容，トイレ，入浴等）・移動動作の次の段階である。手段的 ADL は，基本的 ADL よりも前段階の日常生活の障害を示しており，手段的 ADL の低下の次に基本的 ADL の障害が起こる。手段的 ADL は，次の項目を用いて評価している。

・バスや電車を使って1人で外出できますか
・日用品の買い物ができますか
・自分で食事の用意ができますか
・請求書の支払いができますか
・銀行預金・郵便貯金の出し入れが自分でできますか
・ゲートボール，踊りなど趣味を楽しんでいますか

ADL の評価によって，ケアやリハビリテーションの方法・効果などを検討することができる。身体活動レベル，日常生活動作（ADL）の低下とともに社会・心理的要因〔抑うつ，孤独感，家族との死・離別，精神障害（認知症など)〕も栄養

障害に関連している。食欲が低下すると低栄養，ビタミン，ミネラルの欠乏症を招きやすい。食事は，ADL の中でも重要な要素の一つである。

B 高齢期の栄養アセスメントと栄養ケア

高齢期では身体的な老化の程度など，個人差が大きい。最大の問題点は，たんぱく質・エネルギー栄養障害（PEM；protein energy malnutrition，p. 150参照）である。PEM に陥ると ADL の低下，主観的健康観の低下，感染症・合併症の誘発，平均在院日数の延長がもたらされる。米国では PEM の栄養管理の改善が，自立度の維持，改善に貢献するとともに在院日数の減少に寄与することが確認されている。

栄養アセスメントは，次の内容を利用して行う。

①身体計測：体重減少率，嚥下機能の評価を含む。

②臨床検査：低栄養のマーカーとして血清アルブミン値が測定されている。

③臨床診査：病歴，身体症状。

④食事摂取状況

●**高齢期の栄養と疾患・病態**　令和２（2020）年の患者調査（３年ごとに行われている）結果から，入院，外来別推計患者数の推移をみると，高齢の患者数に増加傾向がみられる。総推計入院患者数のうち，循環器疾患の推計入院患者の割合は，65歳以上で19.1％，75歳以上で20.7％となっている（人口10万対受療率479，738）。栄養状態と疾病の関係は，生活習慣病だけでなく多くの疾患，病態に関与している。

高齢者の疾病には**表８-４**のような特徴がある。これらを踏まえ，適切な栄養ケアを行うことが重要となる。栄養ケアにおいては，高齢者のための食生活指針が1990年に厚生省（現 厚生労働省）から出されており，参考になる。高齢者を取り巻く環境，身体的状況，食生活は相互に関連し合っているので，高齢者の栄養問題は，身体的・精神的・社会的要因を総合した観点から考える（**図８-２**）。

a フレイル（虚弱）◀ ◀ 35-94 34-94 33-88 33-96

フレイル（frailty）の概念は，「高齢期に生理的予備能が低下することでストレスに対する脆弱性が亢進し，生活機能障害，要介護状態，死亡などの転帰に陥りやすい状態」（日本老年医学会）である。この病態は単一の疾患などによるものや単

表8-4　高齢者の疾病の特徴

①症状が典型的ではなく，個人差が大きい。
②疾病の進行度が比較的遅い。
③複数の疾患を併せもつことが多い。
④意識障害を起こしやすい。
⑤検査の基準値が若年者のものと異なることがある。
⑥薬剤への反応が若年者と異なることがある。
⑦完治が困難な場合が多く，治療期間が長期化しやすい。
⑧水，ミネラルの代謝異常を起こしやすい。

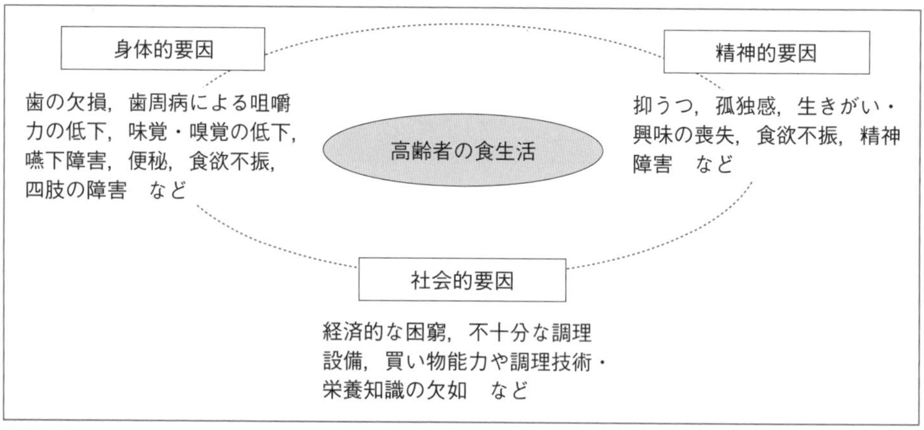

図8-2　高齢者の栄養問題に関連する要因

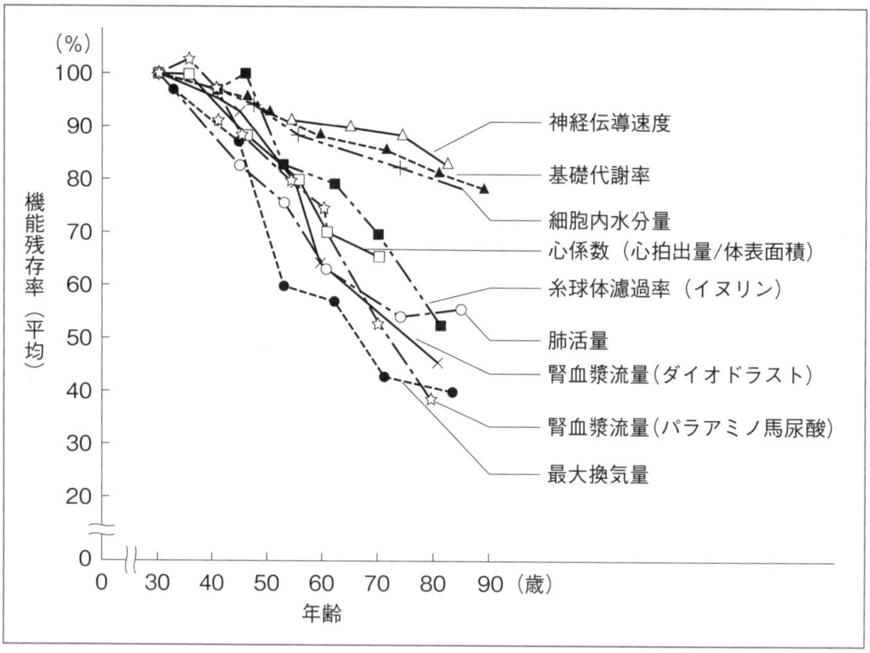

図8-3　生理機能の加齢に伴う変化

資料）Shock, N. W.: Physical activity and the “rate of ageing”, *In*: Proceedings of international symposium on physical activity and cardiovascular health, *Can. Med. Assoc. J.*, **96**, 836-842 (1967)

一臓器の機能低下によるものよりも，臨床的な症状は呈していないものの多数臓器の機能低下に起因することも多い。具体的には，①体重減少，②主観的疲労感，③日常生活活動量の減少，④身体能力（歩行速度）の減弱，⑤筋力（握力）の低下，の５項目中３項目以上該当する状態をいう。後期高齢者（75歳以上）で顕著である。

高齢者におけるフレイルは，転倒や骨折をはじめとする要介護リスクの増加や，QOL に影響を与える。

30歳からの各種生理機能の加齢による変化（30歳を100%とした変化率）を図８－３に示す。泌尿器，呼吸器，循環器への影響が大きいことがわかる。加齢による筋肉や骨，呼吸機能の低下に伴い，基礎代謝は低下する。しかしその個人差は大きく，1日の安静時エネルギー消費量では，最大値と最小値の差が4～5倍であるとの報告もある。

糖代謝においては，食後のインスリン分泌が低下し，食後血糖値が上昇しやすくなるといわれる。筋肉内におけるたんぱく質の代謝は，骨格筋の減少により低下するものの，内臓での代謝にほとんど変化はない。

健康寿命の延伸を目指す上で，サルコペニアとともに予防・治療が必要とされている。

b サルコペニア◀1, 2

◀1 33-95
◀2 32-97

サルコペニアは，1989年に提唱された概念である。骨格筋量の減少を必須として，筋力または運動機能の低下のいずれかが存在すれば，サルコペニアと診断される。サルコペニアには，年齢以外明らかな原因のない原発性サルコペニアと，活動量（ベッド上安静，不活発な生活習慣，体調不良，無重力状態），疾病（進行した臓器不全（心臓，肺，肝臓，腎臓，脳），炎症性疾患，悪性腫瘍，内分泌疾患），栄養（摂食不良，吸収不良，食思不振）が関連する二次性サルコペニアがある。疾病が関与する骨格筋萎縮，カヘキシア（悪液質）もサルコペニアの亜系と考えるとしている。

また，サルコペニアはフレイルの要因の一つとされている。類似点が多く，どちらも筋力低下，基礎代謝低下，低栄養，活動度低下などと連鎖する可能性がある。介入は，高齢者の栄養状態を正確に評価した上で行う。また，低栄養を予防するために，たんぱく質，ビタミンを十分に摂取する。

サルコペニアはADL，QOLに関係し，超高齢社会の日本において骨粗鬆症とともに，骨・筋力の低下に対する予防が早急に必要とされる。

c ロコモティブシンドローム◀2

ロコモティブシンドロームは，日本整形外科学会により平成19（2007）年に提唱された。「運動器の障害」により「要介護になる」リスクの高い状態をいう。障害の原因は，運動器自体の疾患（筋骨格運動器系）と，加齢による機能不全（バランス能力低下など，歩行や日常生活に障害を来す）であり，健康寿命の短縮の要因になる。現在，「メタボリックシンドローム」や「認知症」と並び，「健康寿命の短縮」，「寝たきりや要介護状態」の三大要因の一つになっている。

高齢者では，加齢，運動不足に伴う身体機能の低下，運動器疾患による痛み，易骨折性（軽微な外傷による骨折）など，多様な要因により，バランス能力，体力，移動能力の低下を来す。また，最低限の日常生活動作（ADL）も自立して行えなくなり，健康寿命の短縮，閉じこもり，廃用症候群や，寝たきりなどの要介護状態になっていく。

運動は，健康に必要な要素「栄養・運動・睡眠」の一つである。生活習慣病，メタボリックシンドローム，認知症，うつ病の予防などにも，その重要性が知られている。運動器の構成要素は，骨，四肢の関節，腱，筋肉，靭帯，神経系などである。骨に関しては，骨折，骨粗鬆症への関心が高いが，現在でもカルシウム摂取量は低い。

筋肉は加齢により筋量，筋力共に減少する。筋量は50歳以降特に減少が著しい。骨，骨格筋は身体活動のために特に重要である。骨量減少の予防には，運動が推奨されている。栄養の側面からは，カルシウム，ビタミンD，たんぱく質，ビタミンB_6などの適切な摂取が必要である。

フレイル，サルコペニア，ロコモティブシンドロームの関連性からの食事内容の改善が，QOL向上につながると考えられる。

d 転倒，骨折の予防

転倒，骨折の要因として，ロコモティブシンドロームがあげられるため，予防が重要である。

1 転倒

高齢者における転倒は，骨折や頭部外傷により寝たきりに至りやすいため，その防止が重要である。原因には身体の老化に伴う内的要因，生活環境などの外的要因，また両者が重なった場合がある。内的要因は，加齢，体力低下，慢性疾患（肥満などによる変形性膝関節症など）による歩行能力低下，視力・聴力障害，薬剤服用，下肢筋力低下がある。外的要因には段差（1～2 cmの敷居），車椅子やベッドの不備，つまずきやすい敷物，コードなどがある。

2 骨折

骨折が原因で寝たきりになる例が多くみられ，入院が長期の場合は体力低下，また，適切なリハビリテーションが行われない場合は，筋力の低下により転倒を繰り返すことも多い。

e 認知症への対応

認知症とは，脳の機能低下により記憶の部分欠如，徘徊，幻視幻聴などの症状が出現し，日常生活を営むのが困難になることをいう。認知症には，脳血管障害を原因とする脳血管性認知症と，アルツハイマー型認知症がある。また，慢性硬膜下血腫や，脳腫瘍，重度の貧血，栄養障害，薬の副作用なども原因になるといわれる。脳血管障害は高血圧，脂質異常症，糖尿病による動脈硬化が主原因である。生活習慣，食習慣による予防が可能と考えられる。

◀ 34-95 33-88 32-96

f 咀嚼・嚥下障害への対応◀

加齢による影響には，咀嚼機能（p. 138参照）の低下だけではなく，唾液分泌の減少，味覚の変化，塩味，辛味感覚の鈍化がある。また，高齢になるほど口渇を訴えることが少なくなるので，水分補給には十分注意する必要がある。

表8-5 嚥下障害がある場合の調理のポイント

①性状が均一であること（みそ汁など液体と固体の混在する汁物は避ける）。
②ペースト状であること（例：カスタードクリーム，市販のベビーフード）。
③表面が滑らかで，口腔内に付着しにくいこと（のりは付着しやすい。また，パン，カステラなど唾液を吸収する素材は避ける）。
④適度な粘性をもち，口腔内でばらばらになりにくいこと（例：白身魚や野菜・果物のゼリー寄せ。刻み食は不適当である）。
⑤硬さが少なく，凝集性があり，粘度が少ないこと（例：プリン，ババロア）。
⑥弾性や可逆性が高い食材は避けること（餅，かまぼこ，こんにゃくなどは窒息の危険がある）。
⑦甘い，辛いなどはっきりした味であること（味のはっきりした食品は嚥下反射を誘発する。ただし，味付けの濃いものや酸味の強いものはむせやすいので避ける）。
⑧温度は体温程度のものより，熱いか冷たいかはっきりしたものであること（熱いか冷たいほうが嚥下反射を誘発する。ただし，60℃以下とし，口腔内熱傷を避ける）。
⑨軽量のものより重量感のある食品であること（重量感のある食品は嚥下反射を誘発する。例：いもや野菜類のペースト）。
⑩対象者の食生活歴や味の嗜好を重視すること（好物は上手に食べることができる）。

資料） 堤ちはる：これからの高齢者の栄養管理サービス，p. 142（1998）第一出版

歯牙や義歯の状態を観察し，調理面においてもきめ細やかな配慮が要求される。

嚥下障害の場合は調理方法を工夫し（**表8－5**），食事摂取の時間を十分にとり，食べる側と食べさせる側の呼吸を合わせることが必要である。また，低栄養，脱水，誤嚥性肺炎，窒息などに注意する。

●誤嚥の防止　安全な食事内容にする。飲み込みにくいものや，嚥下食に向かない食品には，硬くて噛みにくいもの（ナッツ，ゴマ，肉など），食塊を形成しにくいもの（ナッツ，トウモロコシなど），水分が少なくパサパサしたもの（パン，ゆで卵の黄身など），べたつくため気管に付着しやすいもの（ノリ，餅，だんごなど）など，また刺激が強いもの，酸味が強いものなどがある。本人が好むものは調理方法を工夫する。

ゼリー状，ムース状，ペースト状にすることが多い。調理者により思う食形態が異なると考えられるので，日本摂食嚥下リハビリテーション学会嚥下調整食分類がある（**図8－4**）。咀嚼・嚥下能力に合わせた食形態にすることが大切である。嚥下障害者の食事では本人の意思を尊重し，食事中は目を離さないで見守ることが必要である。水やお茶などは誤嚥しやすいため，一口飲む様子から嚥下の状態を確認して介助する。脳血管疾患などの後遺症で片麻痺がある場合には，口の麻痺がない側に食べ物を入れるようにする。

●低栄養の予防・対応　食欲増進のために，嗜好に配慮する。経口摂取が不可能な場合は，強制栄養を選択する。

9 ADLの支援

高齢者では，加齢によるさまざまな機能低下の影響により，食事に関係する日常生活動作（ADL）にも支障を来している場合が少なくない。日々の食事は高齢者の健康維持に欠かせないものであることからも，適切なケアが望まれる。ケアの例

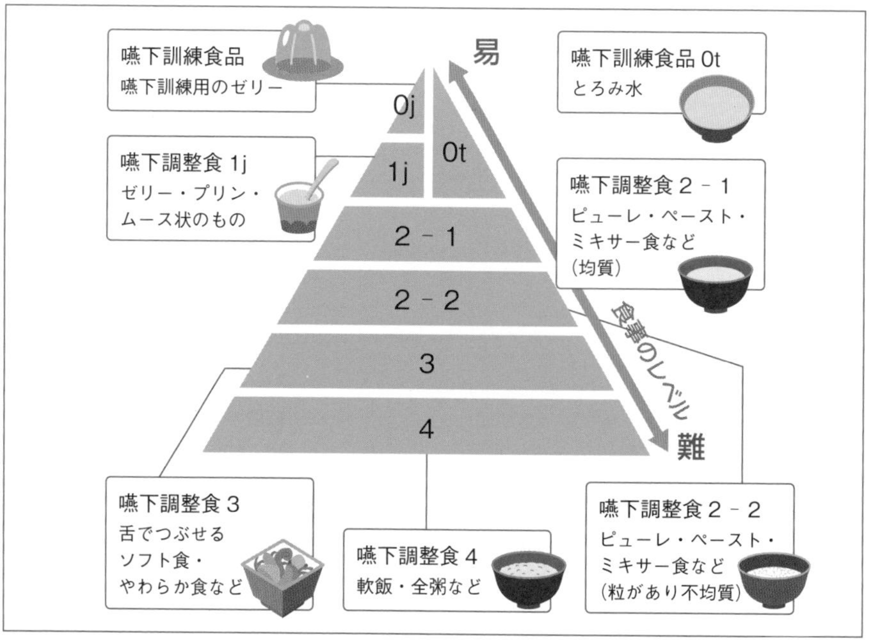

図8-4 日本摂食嚥下リハビリテーション学会嚥下調整食分類2021

資料）『日本摂食嚥下リハ会誌，25（2）135～149（2021）』または日本摂食嚥下リハ学会 HP ホームページ：https://www.jsdr.or.jp/wp-content/uploads/file/doc/classification2021-manual.pdf『嚥下調整食学会分類2021』を必ず参照のこと。

注）一部改変。内容の理解にあたっては『嚥下調整食学会分類2021』の本文をお読みいただきたい。

を下記に示した。

①調理や食事の介助

②調理や食事動作を行いやすくする調理補助具や食事自助具，介護食器の提供，紹介

③リハビリテーション（嚥下運動など）

h 脱水と水分補給

1 脱水とは

体内の水分量が必要以上に減少し，生体に悪影響をもたらす状態をいう。脱水は次の 2 つのパターンに分けられる。

①水欠乏性（高張性）脱水：水分そのものが不足するもの。

②Na 欠乏性（低張性）脱水：ナトリウム（Na）が不足するもの。

Na は細胞外液に多く，細胞外液の浸透圧を決定している。水と Na はいっしょに移動するため，水分の欠乏がある場合，同時に Na の欠乏も起こる。つまり，水分と Na の欠乏の割合によって脱水のパターンが決まる。高齢者では，①，②の混合性の脱水が多くみられる。

脱水では，食欲不振，虚脱，意識障害などの症状がみられ，場合によっては死に至ることもある。

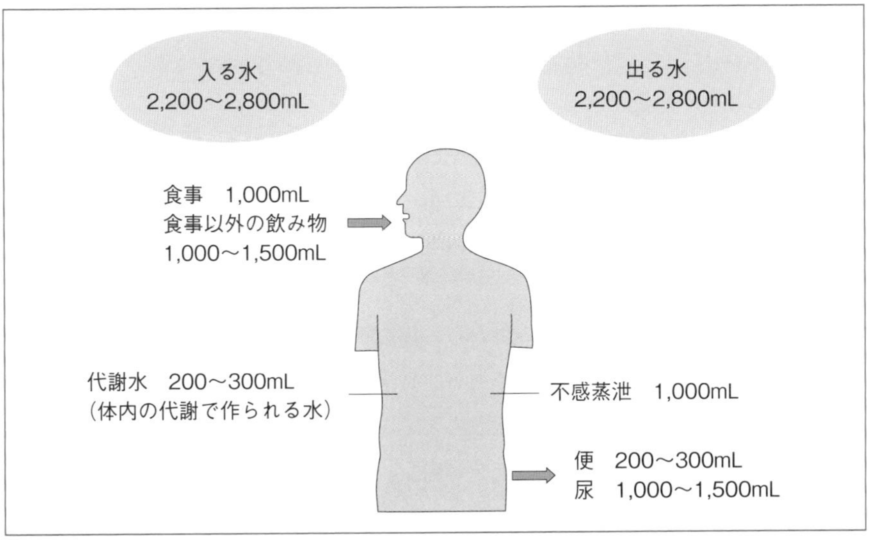

図8-5　水分の出納（1日量）

資料）蓮村幸兌：スリーステップ栄養アセスメントを用いた在宅高齢者食事ケアガイド，p. 140（2014）第一出版

2 脱水の原因

健康な人ならば，水分を過剰にとった場合の余分な量は尿として排泄し，不足した場合にはのどの渇きを感じ水分を補給したり，尿の量を減らしてバランスをとっている（図8-5）。このバランスが水分摂取の不足や水分排泄の増加などにより崩れた場合，脱水や浮腫といった状態を引き起こす。

①水分摂取不足の要因：食欲不振などによる食事量，水分摂取量の不足。

②水分排泄増加の要因：発汗，発熱，嘔吐，下痢，大出血，腎臓疾患，内分泌疾患（低アルドステロン症，アジソン病）など。

3 高齢者の脱水の特徴

①渇中枢機能の低下から，乾燥感，口渇感を自覚しにくくなる。

②細胞内水分の最大貯蔵部位である筋肉量が減少するため，体内の水分貯蔵量が少ない。

Column｜食行動，食態度，食スキル

高齢者（特に施設に入所している高齢者）にとって，食事は大きな楽しみである。厳重な食事制限を中心とするのではなく，生活の質（QOL）の観点からも可能な限り楽しい食生活を維持できるよう配慮する必要がある。

食行動・食態度・食スキルの面では，成人期と比べ次のような特徴がある。

・在宅の高齢者では，腰痛や握力の低下などにより調理が困難になることや，一人暮らしであること，買い物の不自由などから，簡素な食事や調理済み食品の多用などがみられ，栄養不足となることがある。

・咀嚼・嚥下機能の低下から，偏った食生活に陥りやすい。

・加齢とともに味覚感度の低下がみられ，濃い味を好む傾向にあるため，食塩や砂糖のとり過ぎになりやすい。

高齢者は身体機能の個人差が大きいことに加え，取り巻く生活環境もさまざまである。個々人の状況を把握し，介護保険制度など公的なサービスの利用なども視野に入れ，必要な栄養・食事ケアを提供できるようにする必要がある。また，望ましい食行動，食態度の形成を目指した栄養指導を行う際には，高齢者が長い時間をかけて培ってきた食習慣や食文化を理解する気持ちをもつことが大切である。

③食欲不振や咀嚼・嚥下障害，ADL 低下などで水分摂取量が低下しやすい。

④消化不良による下痢や嘔吐，発熱など水分喪失の機会が多い。

⑤頻尿や失禁，誤嚥を恐れて水分摂取を意識的に控える傾向にある。高齢者，特に高齢女性では，尿道括約筋機能や膀胱機能の減退，膀胱頸部の支持組織の脆弱化などを原因とする，失禁などの排尿機能異常を認める場合が多い。

⑥利尿剤や利尿作用のある薬剤を服用している場合がある。

4　脱水への対応

食事記録などによる食事や飲み物からの摂取水分量の把握のほか，身体活動，下痢や嘔吐の有無などの把握が必要である。食事摂取量が少ない場合では水分摂取量も減っていることが多いので，注意が必要である。

食事の摂取状況や咀嚼・嚥下機能を考慮し，食事量，食事形態，水分補給などのケアを検討する。

i　低栄養の予防・対応

食欲不振，咀嚼・嚥下困難などの原因により，高齢者では低栄養状態が起こりやすい（図 8－2 参照）。低栄養は高齢者における QOL の低下を引き起こす。低栄養を防ぐためにも，高齢者では個人間格差が大きいこと，何らかの疾患をもっている場合が多いことを理解しておくことが重要である。

1　QOL 向上の条件

QOL 改善のためには，十分な栄養素等量を含むおいしい食事の提供とともに，次のような配慮が重要となる。

①食事環境の改善：各自の身体状況，摂食状況を考慮し，離床での食事や家族との食事など，可能な限り快適な食事環境とする。

②残存機能の活用：味覚，視覚，聴覚，触覚，嗅覚などの感覚器の機能低下は，食事の QOL 低下の要因となる。残存している機能を積極的に活用することで，QOL の低下を防ぐ。

③信頼関係の構築：食事は生きることに直結する重要なものである。管理栄養士・栄養士は，その食事に携わる者として，喫食者の信頼を得ることが大切である。

食事を通じた QOL の向上では，まず食事の栄養面の改善を図ることが前提である。その上で，生きる楽しみとしての食事，つまり，満足感や社会性をどこまで高め，QOL を向上させられるかがポイントとなる。

2　たんぱく質・エネルギー栄養障害

たんぱく質・エネルギー栄養障害（PEM）は，マラスムスとクワシオルコル（カシオコア）の 2 つに代表される。

①マラスムス（marasmus）：たんぱく質・エネルギーの欠乏で起こる栄養障害。摂取エネルギー不足が長期間続くと，エネルギー産生のために，体たんぱくの分解によって生じるアミノ酸が使われ，たんぱく質栄養障害になる。

②クワシオルコル（カシオコア，kwashiorkor）：たんぱく質の欠乏で起こる栄養不良。エネルギー摂取量はある程度保たれている。

3 低栄養の軽減

低栄養状態の高齢者では，1日に摂取する食品数が少なく，栄養バランスが悪い。調理を工夫し，さまざまな食品を用いて，偏りなく食事を摂取することが低栄養軽減の方法である。味覚機能低下による食欲不振が，総食事摂取量の減少につながる。しかし，主食，間食からの炭水化物摂取は多く，副食の摂取が不十分となり，たんぱく質，ビタミン，ミネラルなどが不足することが多い。

また，高齢者では，いくつかの疾患を併せもつ者が多い。そのために，PEMに陥る危険性が高い。施設入居者や在宅ケア対象の高齢者では，低栄養状態にあり，負の窒素出納を示す人が少なくない。身体活動量が低下すると骨格筋のたんぱく質代謝が低下し，たんぱく質の推定平均必要量は大きくなる。また，エネルギー摂取量が少ない場合にもたんぱく質の推定平均必要量は大きくなるため，そのような対象については，健康な人とは別にたんぱく質補給量を考慮する。

食事内容だけではなく，食事のリズム，嗜好，食べ方に注意を払い，食事の場を楽しいものとすることが大切である。正しい食習慣は適正な食事摂取につながる。

4 褥瘡（じょくそう）（床ずれ）◀

◀ 32-97

低栄養状態では褥瘡がよくみられる。持続的な圧迫を受けることにより生じる皮膚や皮下組織の損傷のことである。皮膚と骨の間の組織が虚血状態となり，進行すると壊死に至る。骨の突出部位に発生しやすいため，仙骨部や大転子部，足部（踵（かかと）），下腿などの褥瘡が多い。治療は，体位交換，エアマットやクッションなどの使用による圧迫の除去が基本となる。また，褥瘡の創面から大量のたんぱく質が損失し，創面の肉芽形成促進にはたんぱく質が必要である。褥瘡がある場合には，すでにPEMなどの栄養障害がみられることも多いので，栄養状態の改善は不可欠である。さらに，褥瘡では感染が起こりやすいので，創部の洗浄，消毒や抗生物質の投与，壊死組織の除去などが必要である。

Check 8 高齢期

問題 次の記述について，○か×かを答えよ。

高齢者の栄養

1 身体活動レベルの低い高齢者では，低栄養の問題が起こりにくい。
2 食事摂取量が減少した高齢者でも，水分不足が起こることはまれである。
3 腸管のカルシウム吸収能が上昇し，カルシウム平衡を維持するために必要な摂取量は成人よりも少ない。
4 炭水化物の摂取が多く，たんぱく質，ビタミン，ミネラルなどが不足することが多い。

高齢期の疾患・病態

5 ベッド上安静はサルコペニアの原因にならない。
6 誤嚥により，肺炎を起こすことがある。
7 転倒・骨折に，薬剤服用などの内的要因は影響しない。
8 褥瘡は，末梢神経障害によって生じる皮膚や皮下組織の壊死をいう。
9 尿失禁は，女性より男性に多い。

高齢期の栄養関連機能

10 高齢期では，脂質の消化・吸収機能の上昇が起こる。
11 食後の筋たんぱく質合成量は，低下する。
12 高齢者の代謝組織量は，若年者とほぼ同じである。
13 高齢期では，加齢に伴い脂肪の割合が減少する。

解説

1 × 身体活動量の低下に伴って食事摂取量の低下がみられ，低栄養状態に陥ることがある。
2 × 高齢者では水分が不足しやすい。原因として食欲不振による食事からの水分摂取の減少，渇中枢機能が低下することで口渇感を自覚しにくくなること，筋肉量の減少による体内の水分貯蔵量の減少などがあげられる。
3 × 腸管のカルシウム吸収能は低下し，カルシウム平衡を維持するために必要な摂取量は多くなる。
4 ○ 高齢者では主食，間食から摂取する炭水化物は多くなり，摂取が不十分となる副食から摂取するたんぱく質，ビタミン，ミネラルの不足が生じる傾向がある。

---

5 × 原因となる。
6 ○ 誤嚥は，咀嚼・嚥下機能の低下により，食物が気管など食道以外に入り込むことをいう。誤嚥は，誤嚥性肺炎や窒息を起こす。また，肺炎は死因第４位になっている（令和２年人口動態統計）。
7 × 外的要因のほか，薬剤服用，歩行能力低下や視力・聴力障害といった内的要因も転倒・骨折の原因となる。
8 × 褥瘡は，寝たきりなどで持続的に圧迫を受けることにより生じる。
9 × 男性より女性で多い。尿道や膀胱の機能減退が原因となる。

---

10 × 消化管粘膜の萎縮により，唾液，胃液，膵液の分泌が減少し，炭水化物，たんぱく質，脂質の消化・吸収機能が低下する。
11 ○ 高齢者は，若年者と比し，食後に誘導される筋肉（特に骨格筋）へのたんぱく質の同化作用が低下しているといわれている（筋たんぱく質同化抵抗性の存在）。そのため，若年者と同量のたんぱく質を摂取しても，筋たんぱく質の合成量は少なくなる。
12 × 高齢者では約50%で，若年者の約60%から大幅に減少している。
13 × 加齢に伴い細胞内水分量や，特に骨格筋，内臓の除脂肪組織が減少するため，脂肪の割合は上昇する。

9 運動・スポーツと栄養

運動は，健康づくりの３本柱の１つとして位置付けられている。しかし，その種類は多岐にわたっており，生理機能や生体内代謝のすべてに対して特効薬となるような運動は存在しない。したがって，種々の運動の特性を知ることが重要であり，運動の特性に応じた栄養・食生活を考えることが必要となる。

A 運動時の生理的特徴とエネルギー代謝

a 骨格筋とエネルギー代謝[1]

◀1 33-97

1 骨格筋線維の分類[2]

◀2 35-95

骨格筋は，**速筋線維**と**遅筋線維**とに大別される。速筋線維は無酸素性エネルギー産生機構に優れており，一方の遅筋線維は有酸素性エネルギー産生機構に優れている（**表9－1**）。

2 エネルギー供給系の分類

身体活動に必要なエネルギーは，筋肉中の高エネルギーリン酸化合物であるアデノシン三リン酸（ATP）が加水分解されて得られる。ATPの供給系は，酸素を必要とするかしないかにより，**有酸素性機構**と**無酸素性機構**に分類される。ATPの供給源は，クレアチンリン酸（CP），グリコーゲン，グルコース，遊離脂肪酸，アミノ酸などである。

- **有酸素性機構**　酸素供給下では，有酸素性機構によりエネルギーが供給される（p. 157，**図9－5**参照）。ATPの単位時間当たりの供給量は多くないが，長時間の供給が可能であるため，持続運動時に重要な役割を果たしている。定常状態（p. 155参照）では，栄養素（主に糖質と脂肪）の酸化によるATPの産生が，主に電子伝達系（呼吸鎖）において，ミトコンドリア内で行われる。
- **無酸素性機構**　ATPの単位時間当たりの供給量は多いが，長時間の供給はで

表9-1 骨格筋線維の特性（Fox E. L.）

	速筋線維（白筋線維）	遅筋線維（赤筋線維）
ミオグロビン含有量	低い	高い
トリグリセライド貯蔵	低い	高い
クレアチンリン酸貯蔵	高い	低い
ミトコンドリア密度	低い	高い
毛細血管密度	低い	高い
酸化酵素活性	低い	高い
解糖系酵素活性	高い	低い
収縮速度	速い	遅い
疲労性	速い	遅い

資料）高橋徹三，山田哲雄：運動と筋肉，新栄養士課程講座 運動生理学，改訂第２版，p. 18，建帛社（2005）を一部改変

きない。無酸素性機構には，非乳酸系（ATP-CP 系）と乳酸系がある（p. 157，図 9－5 参照）。

①ATP-CP 系：筋肉中の CP が分解されてエネルギーが供給される。筋肉中に蓄えられている ATP と CP は非常に少ないため，このエネルギー供給系は最大運動を行った場合には10秒以内で停止する。

②乳酸系：グルコースからピルビン酸，乳酸までの分解（解糖）により，エネルギーが供給される。このエネルギー供給系では，筋肉への無機リン酸の蓄積などにより筋疲労が生じることが考えられており，最大運動時には，ATP-CP 系と乳酸系とを合わせたエネルギー供給時間の限界は数十秒である。

3 運動の強度・時間とエネルギー代謝

主にエネルギー源となるのは糖質と脂肪であるが，これらの燃焼割合は運動の強度と時間によって異なる。運動強度が高くて運動時間が短いほど，酸素の供給が不十分になるために糖質の使われる割合が多くなる。逆に，運動強度が低くて運動時間が長くなるほど，脂肪の使われる割合が多くなる。しかし，長時間運動の場合には脂肪のみがエネルギー源となることはなく，同時に糖質も消費される。糖質の体内貯蔵量は脂肪の貯蔵量よりもはるかに少ないため，体内グリコーゲン貯蔵量が持久性運動の遂行能力を支配することになる。

◀1 33-97

b 運動時の呼吸・循環応答◀1

1 運動時の呼吸機能の応答

肺換気量は，1 回換気量と呼吸数の積で求めることができる。安静時の 1 回換気量は0.5L 前後，呼吸数は16回/分前後なので，換気量は 8 L/分前後となる。運動時には，運動強度が高くなるにつれて 1 回換気量と呼吸数がともに増加する。肺換気量は，持久的運動鍛錬者では最大運動時に次式で示すレベルにまで達する。

最大換気量（150L/分）＝ 1 回換気量（2.5L/回）×呼吸数（60回/分）

肺呼吸からみた酸素摂取量は，換気量と酸素摂取率の積で求めることができる。安静時の換気量は 8 L/分前後，酸素摂取率は 3 %前後なので，酸素摂取量は0.25L/分前後となる。運動時には，運動強度が高くなるにつれて肺換気量が増加する。酸素摂取率は，軽運動時には上昇するが運動強度が高くなると安静時のレベルに戻る。最大運動時の酸素摂取量（最大酸素摂取量）は，持久的運動鍛錬者では次式で示すレベルにまで達する。

最大酸素摂取量（4.5L/分）＝最大換気量（150L/分）×酸素摂取率（ 3 %）

◀2 36-96

2 運動時の循環機能の応答◀2

心拍出量は，1 回拍出量と心拍数の積で求めることができる。安静時の 1 回拍出量は70mL 前後，心拍数は70拍/分前後なので，心拍出量は 5 L/分前後となる。運動時には，運動強度が高くなるにつれて 1 回拍出量と心拍数がともに増加し，最大運動時には持久的運動鍛錬者では次式で示すレベルにまで達する。

最大心拍出量（30L/分）＝ 1 回拍出量（150mL/拍）×心拍数（200拍/分）

組織呼吸からみた酸素摂取量は，心拍出量と動静脈血酸素較差の積で求めることができる。安静時の心拍出量は5 L/分前後，動静脈血酸素較差は5 mL/dL 前後なので，酸素摂取量は0.25L/分前後となる。運動時には，運動強度が高くなるにつれて心拍出量と動静脈血酸素較差がともに増加し，最大酸素摂取量は持久的運動鍛錬者では次式で示すレベルにまで達する。

最大酸素摂取量（4.5L/分）＝最大心拍出量（30L/分）×動静脈血酸素較差（15mL/dL）

＊

なお，習慣的な有酸素運動トレーニングを行うことにより，最大酸素摂取量は増加する。また，安静時および同一作業時における1回拍出量は増加し，心拍数は減少する。最大運動時の血流配分は，筋肉と心臓で大きくなり，脳ではほとんど変わらず，他の組織，器官では減少する。

3 有酸素運動と無酸素運動 ◀ 35-95

● **有酸素運動**　有酸素性エネルギー産生機構によるエネルギーを消費する運動である。この時，運動に必要な酸素量は実際に摂取している酸素量と等しくなるが，この状態を定常状態という（図9-1）。

● **無酸素運動**　瞬間的な運動の場合にはATP-CP系（非乳酸系）によるエネルギーを消費するが，そうでない場合には，有酸素性エネルギー産生機構によるエネルギーに加えて乳酸系によるエネルギーが供給されている（図9-2）。

● **無酸素性作業閾値**　無酸素性（乳酸系）エネルギー産生機構が動員されはじめる運動強度で，最大酸素摂取量の40～70％の範囲で出現する（図9-3）。無酸素性作業閾値を超える運動では，定常状態は成立しなくなる。

C 体力

体力は，身体的な行動体力と防衛体力，精神的な行動体力と防衛体力とに分類できる（図9-4）。一般にいわれる体力は，多くの場合に身体的な行動体力を指す。

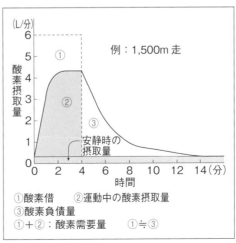

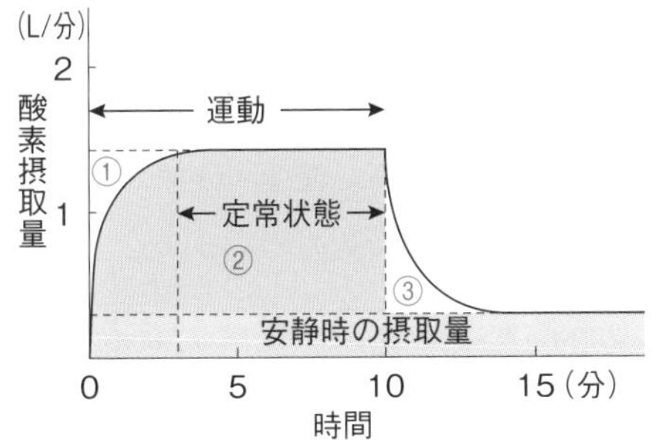

①運動中の酸素不足分（酸素借）
②運動中の酸素摂取量
③回復時の酸素摂取量（酸素負債量）
①＋②：酸素需要量　①≒③

図9-1 有酸素運動

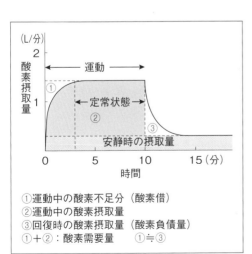

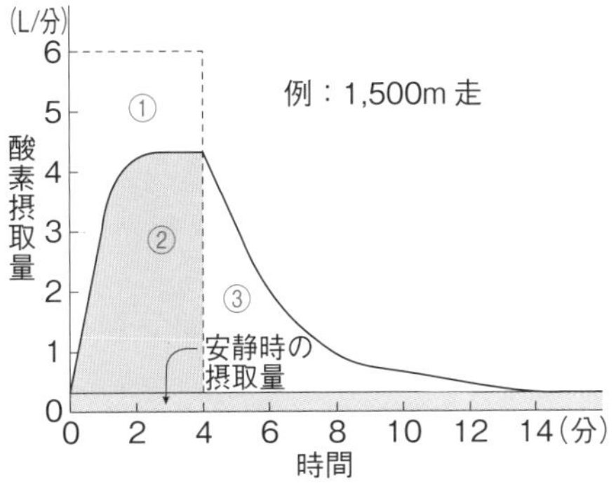

①酸素借　②運動中の酸素摂取量
③酸素負債量
①＋②：酸素需要量　①≒③

図9-2 無酸素運動

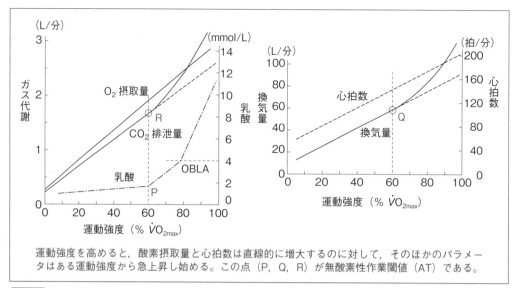

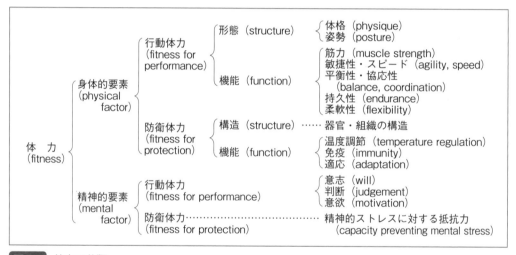

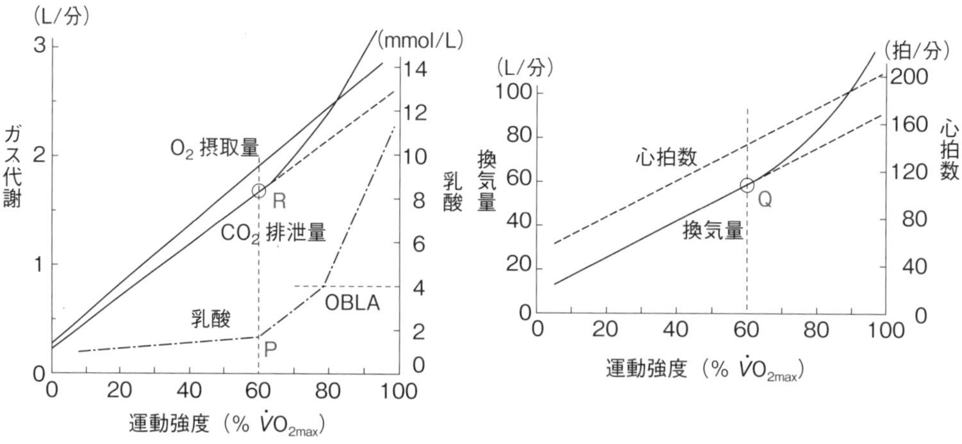

運動強度を高めると，酸素摂取量と心拍数は直線的に増大するのに対して，そのほかのパラメータはある運動強度から急上昇し始める。この点（P，Q，R）が無酸素性作業閾値（AT）である。

図9-3　無酸素性作業閾値

資料）池上晴夫；運動生理学，p. 46（1987）朝倉書店

- 体　力（fitness）
  - 身体的要素（physical factor）
    - 行動体力（fitness for performance）
      - 形態（structure）
        - 体格（physique）
        - 姿勢（posture）
      - 機能（function）
        - 筋力（muscle strength）
        - 敏捷性・スピード（agility, speed）
        - 平衡性・協応性（balance, coordination）
        - 持久性（endurance）
        - 柔軟性（flexibility）
    - 防衛体力（fitness for protection）
      - 構造（structure）……器官・組織の構造
      - 機能（function）
        - 温度調節（temperature regulation）
        - 免疫（immunity）
        - 適応（adaptation）
  - 精神的要素（mental factor）
    - 行動体力（fitness for performance）
      - 意志（will）
      - 判断（judgement）
      - 意欲（motivation）
    - 防衛体力（fitness for protection）……精神的ストレスに対する抵抗力（capacity preventing mental stress）

図9-4　体力の分類

資料）宮下充正：運動生理学概論，p. 17（1975）大修館書店

これに対して，防衛体力は健康度と関係が深い体力である。健康・体力づくりのための運動で重視されている体力は，筋力と有酸素性全身持久力である。

◀ 35-95

d 運動トレーニング

運動時間とエネルギー供給系の動員状態に基づくトレーニングの分類を，図 9 - 5 に示した。エネルギー供給系との関連では，ハイパワートレーニングは ATP-CP 系と，ミドルパワートレーニングは乳酸系と，ローパワートレーニングは有酸素性機構とおのおの対応する。

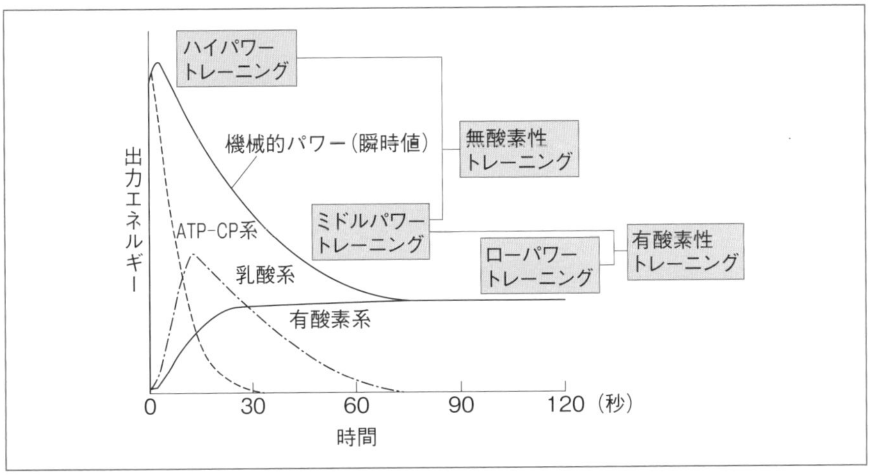

図9-5 運動時間とエネルギー供給系の動員状態に基づくトレーニングの分類
資料）トレーニング科学研究会編：トレーニング科学ハンドブック，p. 22（1999）朝倉書店

B 運動と栄養ケア

a 運動の健康への影響；メリット・デメリット

運動のメリット・デメリットの例を，**表9-2**に示した。

1 運動の糖質代謝への影響

1 運動の一過性の影響

血糖値は，短時間激運動ではアドレナリンの作用による肝臓からのグルコース動員が大きくなって上昇し，長時間運動では肝グリコーゲンが枯渇するために低下する（**図9-6**）。運動中の筋肉への糖の取り込みは，インスリン分泌が低下するにもかかわらず増大する。筋肉での糖の取り込みは，グルコーストランスポーター（糖輸送担体）4（GLUT 4）により行われ，糖の輸送経路には，インスリンによる経路と筋収縮による経路があることが明らかになっている。また，運動後十数時間にわたって，前者の経路での GLUT 4 による糖の取り込みが亢進する（インスリン感受性が亢進する）ことが知られている。

表9-2 運動のメリットとデメリット

メリット	デメリット
①疾病の予防と治癒促進：肥満，虚血性心疾患，糖尿病，動脈硬化，高血圧，骨粗鬆症，そのほか ②寿命の延長 ③体力の強化 ④老化防止 ⑤適応力・抵抗力の強化 ⑥ QOL の向上	①突然死 ②内科的障害：心筋梗塞の発作，不整脈，オーバートレーニング症候群，日射病・熱射病，そのほか ③外科的障害：骨折・捻挫，腱断裂・肉離れ，関節痛，脳脊髄損傷 ④事故死：溺死，転落死，そのほか

資料）池上晴夫：現代の体育・スポーツ科学 スポーツ医学Ⅰ－病気と運動，p. 294（1994）朝倉書店

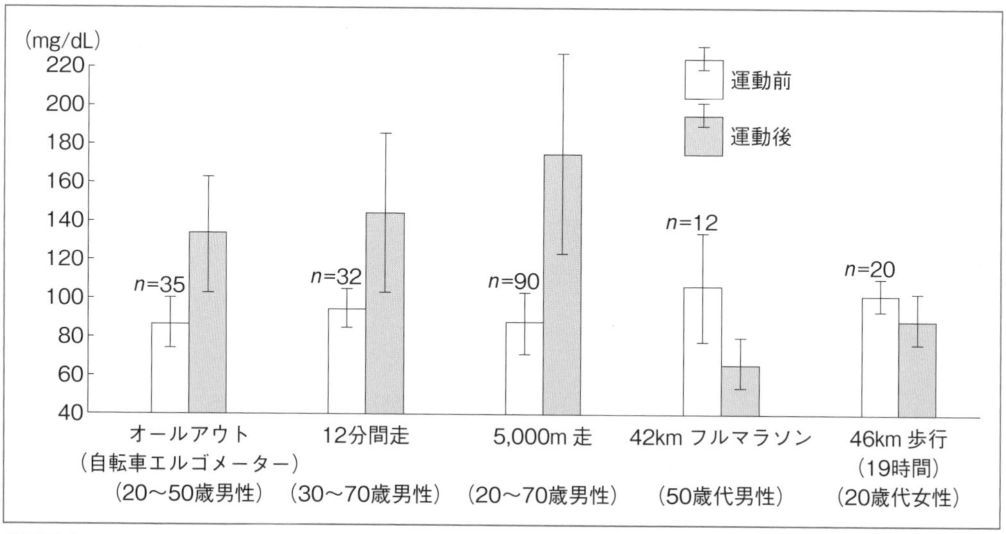

図9-6 持続時間の異なる各種運動と血糖レベル

資料) 井川幸雄:運動負荷と病態情報変動要因の解析，臨床病理，38，214-232 (1974)

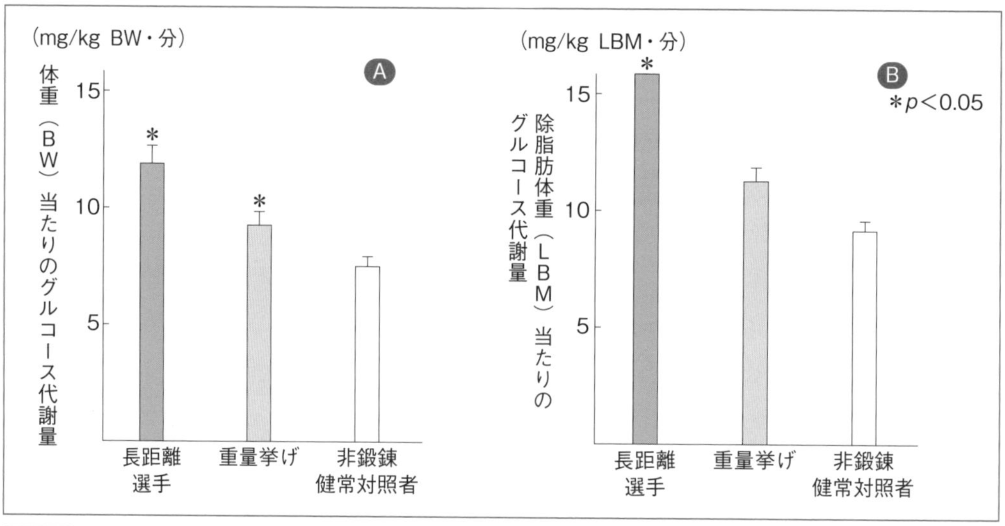

図9-7 体重当たり (A) および除脂肪体重当たり (B) のグルコース代謝量 (インスリン感受性)

資料) 佐藤祐造:糖尿病と運動，体力科学，42，101-110 (1993)

◀36-96
35-95

2 運動トレーニングの影響◀

持久的運動トレーニングは，末梢組織でのインスリン感受性を増大させ，インスリンの節約効果をもたらす (図9-7)。したがって，さまざまな生活習慣病の原因となる高インスリン血症も改善されることになる。

2 運動の脂質代謝への影響

1 運動の一過性の影響

短時間激運動では脂肪の燃焼が少ないために，血中トリグリセライド (トリグリセリド，中性脂肪，TG) 値は影響を受けない。これに対して長時間運動では，リポたんぱくリパーゼ (LPL) 活性の亢進により血中 TG 値が低下して，血中遊離

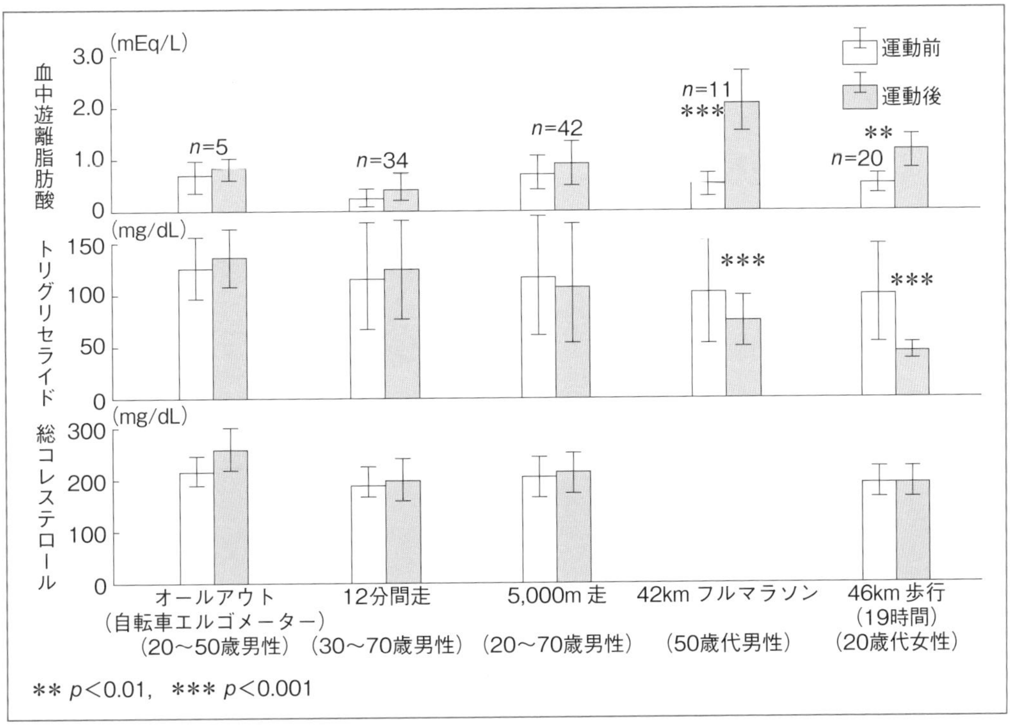

図9-8　持続時間の異なる各種運動と血中脂質レベル

資料）井川幸雄：運動負荷と病態情報変動要因の解析，臨床病理，38，214-232（1974）

脂肪酸（FFA）値が上昇する。コレステロール値は，一過性の運動では大きくは変化しない（図 9－8）。

2 運動トレーニングの影響 ◀ 36-96

持久的運動トレーニングによって，LPL 活性の亢進により血中 TG 値が低下する。また，キロミクロンや超低比重リポたんぱく（VLDL）の代謝亢進や，レシチン-コレステロールアシルトランスフェラーゼ（LCAT）活性の亢進により HDL コレステロール値が上昇する（図 9－9）。

3　運動と高血圧

運動トレーニングによる高血圧改善の度合いは，収縮期血圧：25mmHg，拡張期血圧：15mmHg 程度の範囲内とする報告が多い。すなわち，運動単独で高血圧を改善することは必ずしも可能ではない（図 9－10）。推奨される運動は，中等度以下の強度の有酸素性全身持久的運動（動的運動）である。筋力運動は，特に負荷が重い場合や静的運動の場合，血圧を一過性に著しく高めるため好ましくない。

4　運動と骨密度

相対的に骨形成が骨吸収を上回ることによって骨密度が増加するが，運動トレーニングによって骨密度が増加したとする報告は多く，力学的負荷が局所に作用する機序が考えられている。骨密度の増加の程度は運動の種類や強度によって異なり，荷重負荷の大きな運動で効果が大きく，歩行をはじめとする持久的運動の効果は小さい（図 9－11）。

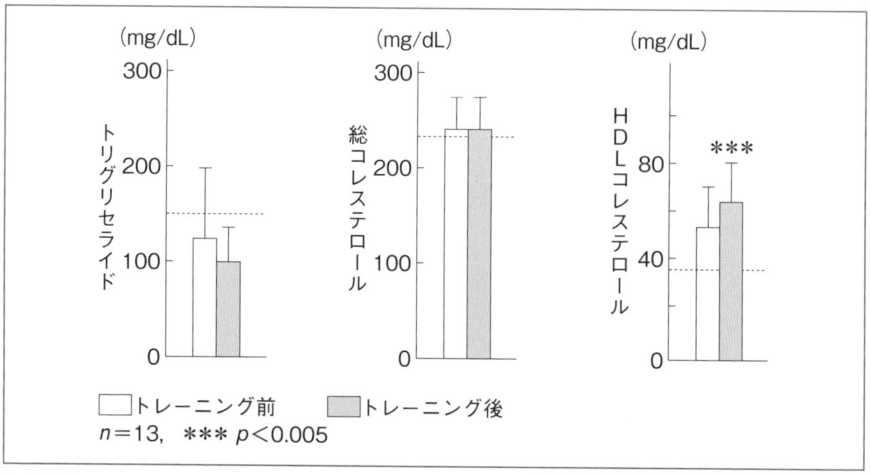

図9-9 脂質異常症に及ぼす運動療法の効果

注）……：トリグリセライド・総コレステロールでは血液検査における基準値の上限，HDL コレステロールでは下限を示す。

資料）伊藤　朗，高橋徹三，ほか：運動処方研究，173（1982）より作成

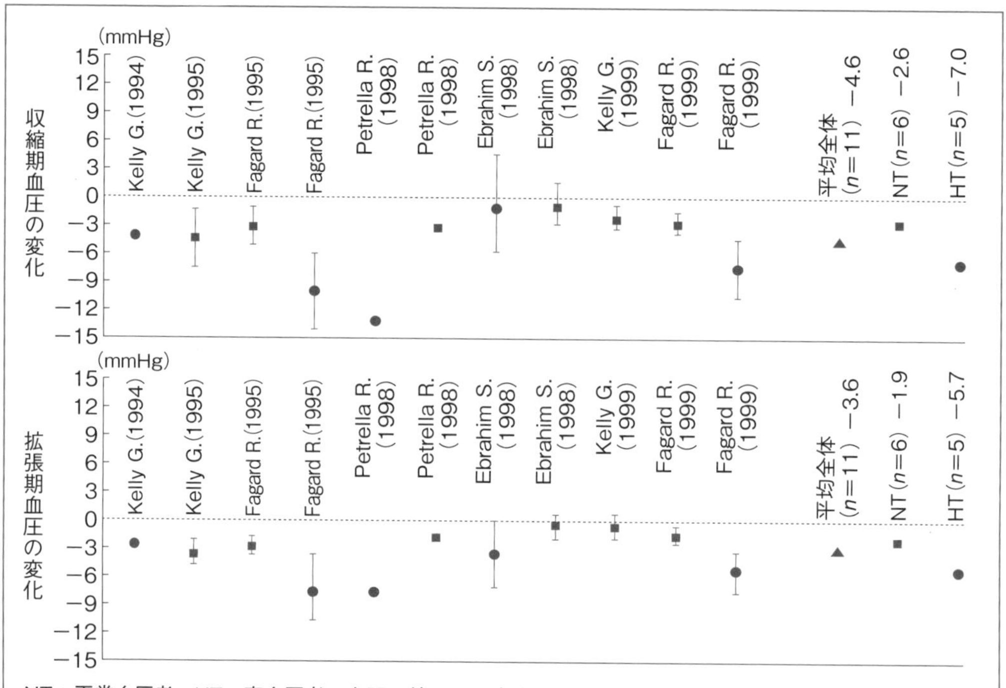

図9-10 これまでに報告された運動の降圧効果に関するメタアナリシスの結果とまとめ

資料）荒尾　孝：身体活動と高血圧に関する疫学研究，日本臨床，58増刊（通巻769），360-365（2000）

一方，過度の運動は逆に骨密度を低下させるとする報告もみられる。激しいトレーニングを続ける場合や体重減量の際に，特に女性ではその可能性が大きくなる。栄養面からのサポートでは問題が解決しないことも考えられ，その際には適切な休養の必要性が高まることになる。

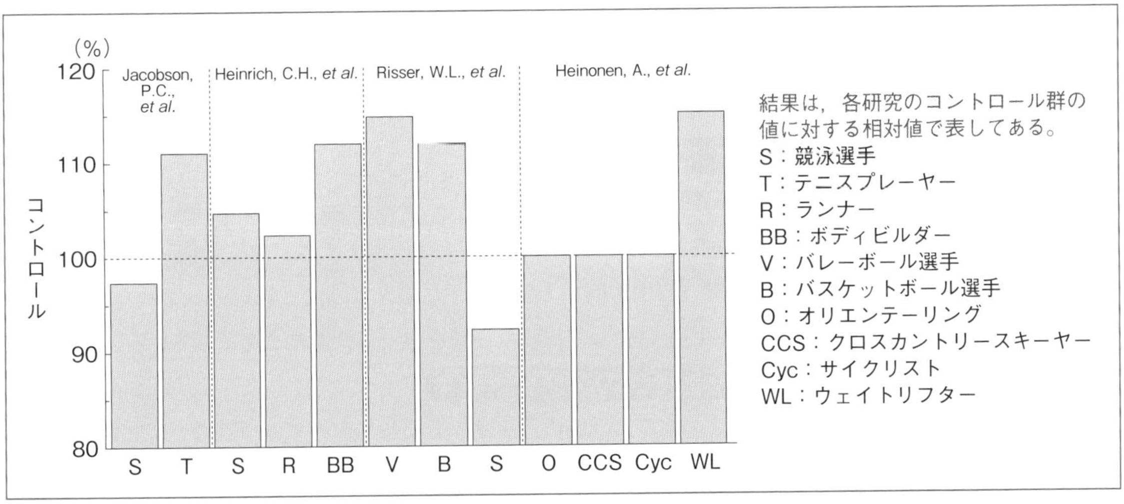

図9-11 正常月経を有する若年の女性運動競技者（17〜38歳）の腰椎骨塩密度

資料）〔Jacobson ら，1984；Heinrich ら，1990；Risser ら，1990；Heinonen ら，1993より〕
七五三木聡：運動と骨，最新運動生理学／宮村実晴編，p. 68（1996）真興交易医書出版部

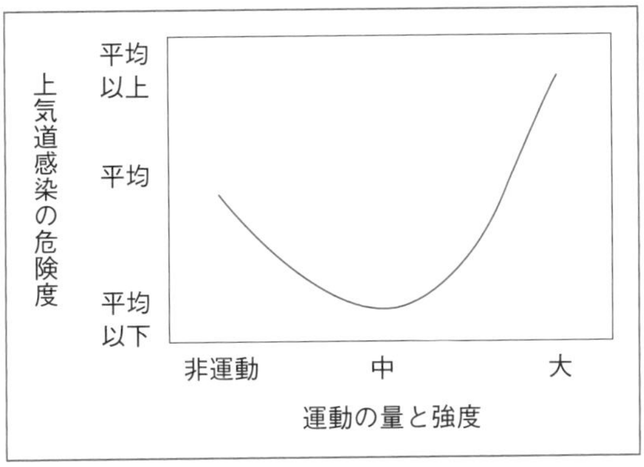

図9-12 上気道感染の危険度と運動

資料）Nieman, D. C.: Exercise, infection, and immunity, *Int. J. Sports Med.*, **15**, S131-141（1994）

5 運動と寿命

生物学的な寿命（ヒトが達しうる最高年齢）が，運動により延長するか否かは明らかではない。一方，生活習慣病への運動の予防・改善効果が明らかなことから，適度な運動習慣を有する集団では平均寿命が延長しうることになる。過激な運動は健康に悪影響を及ぼすことから，寿命延長の可能性を低くするものと考えられる。

6 運動と適応力・抵抗力

ストレスは悪い意味で用いられることが多いが，ストレッサーが全くない状態では生体の反応や抵抗力が極度に低下する（p. 171，10-A-a 参照）。運動は，非特異的なストレッサーとして容易に利用でき，また健康づくりにも役立てることができる手段である。いわゆるストレス解消のための運動は，ストレスに強くなるための防衛体力を高めることにもなる。

上気道感染の危険度と運動の量・強度との関係を，**図 9-12**に示した。興味深いことに上気道感染の罹患率は，運動不足の場合に大きく，適度な運動をしている場合に小さくなり，過度の運動をする場合に逆にまた大きくなるJ字型を描く。実際，競技会などで激しい運動を行った後に免疫能力が低下することが知られている。

7 運動とQOL

本格的な超高齢社会では，高齢者が自立を維持し，かつ社会参加できることが望まれる。運動は，健康・体力を高めることによって日常生活動作（ADL）能力の向上や余暇時間（自由時間）の有効活用に貢献することになる。これらのことは，運動がQOLの向上に対して重要な役割を担っていることを示している。

8 運動のそのほかのデメリット

前記の**1**～**7**のように，運動がメリットとして作用する項目についても，運動のやり方を間違えると逆にデメリットが生じることを知っておくべきである。**表9－2**（p. 157参照）にあげた以外のデメリットとしては，競技者にみられる摂食障害や激しい運動時に起こる酸化ストレスなどが大きな問題であると考えられる。

34-96 b 健康づくりのための身体活動基準および指針

「健康づくりのための運動所要量」（平成元年）と「健康づくりのための運動指針」（平成5年）の策定を経て，平成18（2006）年に厚生労働省により，生活習慣病を予防するための身体活動量と運動量・体力（最大酸素摂取量）の基準値を示した「健康づくりのための運動基準2006」が作成された。この運動基準に基づき，安全で有効な運動を広く国民に普及することを目的として「健康づくりのための運動指針2006」が策定された。この指針では，継続して運動することが重要とされ，無理をせず日常生活の中で活動量を増やしていくことを推奨している。

平成25（2013）年3月には，新たに「健康づくりのための身体活動基準2013」，「健康づくりのための身体活動指針（アクティブガイド）」が策定された。「健康づくりのための身体活動基準2013」の概要を**表9－3**に示す。

●**主な改定内容**　ライフステージに応じた健康づくりのための身体活動（生活活動・運動）を推進することで「健康日本21（第二次）」の推進に資することを目的として，下記のような改定が行われた。

①身体活動（生活活動および運動）全体に着目することの重要性から，「運動基準」から「身体活動基準」に名称を改めた。

②身体活動の増加でリスクを低減できるものとして，従来の糖尿病・循環器疾患等に加え，がんやロコモティブシンドローム・認知症が含まれることを明確化（システマティックレビューの対象疾患に追加）した。

③子どもから高齢者までの基準を検討し，科学的根拠のあるものについて基準を設定した。

④保健指導で運動指導を安全に推進するために具体的な判断・対応の手順を示した。

⑤身体活動を推進するための社会環境整備を重視し，まちづくりや職場づくりにおける保健事業の活用例を紹介した。

表9-3 健康づくりのための身体活動基準2013

血糖・血圧・脂質に関する状況		身体活動（生活活動・運動）[*1]		運動		体力（うち全身持久力）
健診結果が基準範囲内	65歳以上	強度を問わず，身体活動を毎日40分（＝10メッツ・時/週）	今より少しでも増やす（例えば10分多く歩く）[*4]	—	運動習慣をもつようにする（30分以上・週2日以上）[*4]	—
	18～64歳	3メッツ以上の強度の身体活動[*2]を毎日60分（＝23メッツ・時/週）		3メッツ以上の強度の運動[*3]を毎週60分（＝4メッツ・時/週）		性・年代別に示した強度での運動を約3分間継続可能
	18歳未満	—		—		—
血糖・血圧・脂質のいずれかが保健指導レベルの者		医療機関にかかっておらず，「身体活動のリスクに関するスクリーニングシート」でリスクがないことを確認できれば，対象者が運動開始前・実施中に自ら体調確認ができるよう支援した上で，保健指導の一環としての運動指導を積極的に行う。				
リスク重複者またはすぐ受診を要する者		生活習慣病患者が積極的に運動をする際には，安全面での配慮がより特に重要になるので，まずかかりつけの医師に相談する。				

注）[*1]「身体活動」は，「生活活動」と「運動」に分けられる。このうち，生活活動とは，日常生活における労働，家事，通勤・通学などの身体活動を指す。また，運動とは，スポーツ等の，特に体力の維持・向上を目的として計画的・意図的に実施し，継続性のある身体活動を指す。

[*2]「3メッツ以上の強度の身体活動」とは，歩行またはそれと同等以上の身体活動。

[*3]「3メッツ以上の強度の運動」とは，息が弾み汗をかく程度の運動。

[*4]年齢別の基準とは別に，世代共通の方向性として示したもの。

資料）厚生労働省：健康づくりのための身体活動基準2013（概要）（平成25年3月18日）

表9-4 性・年代別の全身持久力の基準

年齢	18～39歳	40～59歳	60～69歳
男性	11.0メッツ（39mL/kg/分）	10.0メッツ（35mL/kg/分）	9.0メッツ（32mL/kg/分）
女性	9.5メッツ（33mL/kg/分）	8.5メッツ（30mL/kg/分）	7.5メッツ（26mL/kg/分）

注）表中の（　）内は最大酸素摂取量を示す。
表に示す強度での運動を約3分以上継続できた場合，基準を満たすと評価できる。

資料）厚生労働省：健康づくりのための身体活動基準2013

●**個人の健康づくりのための身体活動基準**　18～64歳の基準：身体活動量の基準と運動量の基準については，「健康づくりのための運動基準2006」の内容が受け継がれている。体力（うち全身持久力）の基準は，メッツと最大酸素摂取量で示されている（**表9－4**）。

・65歳以上の基準：身体活動（生活活動・運動）の基準として，強度を問わず，身体活動を10メッツ・時/週行う。

・18～64歳の基準：

①身体活動量…基準値は23メッツ・時/週。強度が3メッツ以上の活動で1日当たり約60分。歩行中心の活動であれば1日当たり，およそ8,000～10,000歩に相当する（なお，60分の歩行は，10分当たり1,000歩とすると，約6,000歩に相当する。しかし，実際の日常生活の中では，低強度で意識されない歩数が2,000～4,000歩程度とみられるので，基準値を満たすための1日当たりの歩数は，8,000～10,000歩と考えられる）。

表9-5 身体活動のリスクに関するチェック項目

①医師から心臓に問題があると言われたことがありますか？ （心電図検査で「異常がある」と言われたことがある場合も含みます）
②運動をすると息切れしたり，胸部に痛みを感じたりしますか？
③体を動かしていない時に胸部の痛みを感じたり，脈の不整を感じたりすることがありますか？
④「たちくらみ」や「めまい」がしたり，意識を失ったことがありますか？
⑤家族に原因不明で突然亡くなった人がいますか？
⑥医師から足腰に障害があると言われたことがありますか？ （脊柱管狭窄症や変形性膝関節症などと診断されたことがある場合も含みます）
⑦運動をすると，足腰の痛みが悪化しますか？

注）保健指導の一環として身体活動（生活活動・運動）に積極的に取り組むことを検討する際には，「身体活動のリスクに関するスクリーニングシート」を活用する。
該当する項目が1つでもあった場合は，身体活動による代謝効果のメリットよりも身体活動に伴うリスクが上回る可能性があるため，身体活動に積極的に取り組む前に，医師に相談する。
資料）厚生労働省：健康づくりのための身体活動基準2013，参考資料「身体活動のリスクに関するスクリーニングシート」（平成25年3月18日）より作成

表9-6 スポーツ選手に推奨されるPFC比率

	ヤコーレフ*1		フォックス*3	わが国の現状*4
たんぱく質	14%	14%*2	10～15%	15.1%
脂肪	31%	22%*2	25～30%	28.6%
炭水化物	55%	64%*2	55～60%	56.3%
動物性たんぱく質	55～60%		—	54.3%

注）*1 Yakovlev：非公式資料
*2 持久性スポーツの場合
*3 Fox：Sports Physiology, p. 261（1979）W. B. Saunders Co
*4 厚生労働省：国民健康・栄養調査結果（令和元年）

②運動量…基準値は4メッツ・時/週（強度が3メッツ以上）。

・18歳未満の基準：定量的な基準は設定されていないが，積極的に身体活動に取り組むことが推奨されている。

・すべての世代に共通する方向性：現在の身体活動量を少しでも増やす。例えば，今より毎日10分ずつ長く歩くようにする。

●**身体活動のリスクに関するスクリーニングシート**　保健指導対象者については，7つのチェック項目のうち「はい」と答えた項目が1つでもあった場合，身体活動に積極的に取り組む前に医師に相談することが示されている（**表9-5**）。

●**健康づくりのための身体活動指針（アクティブガイド）**　リーフレットの表紙には，「+10（プラス・テン）で健康寿命をのばしましょう！」の標語のもと，「例えば，今より10分多く，毎日からだを動かしてみませんか」と記載されている。

C 糖質摂取・たんぱく質摂取

1 糖質の摂取

スポーツ選手に推奨されるエネルギー産生栄養素バランス（PFC比率）を**表9-6**に示した。望ましいとされるPFC比率はわが国における現状と類似しており，日本型の食生活が運動に適していることがしばしば指摘される。その理由は，糖質の比率が高く，脂質の比率が低く抑えられていることであり，糖質の摂取は体内グリ

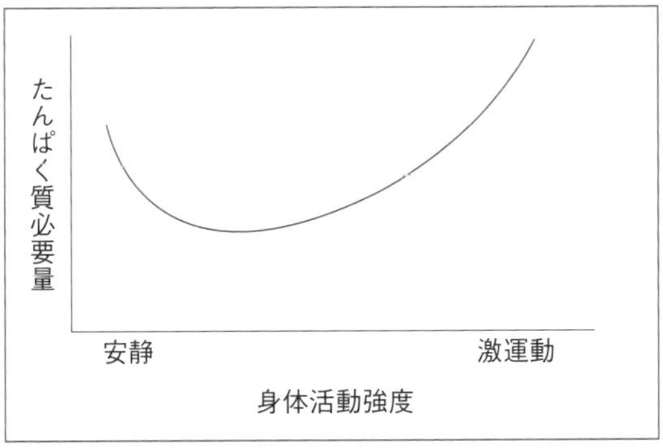

図9-13 たんぱく質必要量と運動強度（Millward）

資料）岸　恭一：運動・スポーツと蛋白質代謝，臨床スポーツ医学，13（臨時増刊号），61-67（1996）

コーゲンの補充に有効となる。

2 たんぱく質の摂取

1 たんぱく質必要量の増大

基本的にはエネルギー供給条件が悪い場合に，さらには運動により筋肉量が増大する場合，運動が過重なストレッサーとなる場合，大量の経皮窒素損失が起こった場合には，たんぱく質必要量が高まる。

2 運動時のたんぱく質摂取量

たんぱく質必要量は，運動不足の場合に大きく，適度な運動をしている場合に小さくなって，過度の運動をする場合に逆にまた大きくなるU字型を描く（図9-13）。したがって，軽度または中等度の運動では，たんぱく質摂取量の増大を考える必要はあまりない。これに対して，激しい運動時にはたんぱく質摂取量の増大を考慮することになる。筋たんぱく質合成，また，アミノ酸の酸化亢進やミトコンドリア内の酵素量増加が，たんぱく質必要量を増大させることになる。「第六次改定日本人の栄養所要量」では，運動時のたんぱく質摂取量が次のように記載されている。

「エネルギーの供給が十分ならば運動時のたんぱく質必要量は増加しない場合が多いと思われるが，筋肉肥大を伴うようなトレーニングの初期や筋力トレーニング時，長時間にわたる中等度以上の持久性運動時にはたんぱく質摂取量を増加させることが望ましい。筋力トレーニング時は1.7～1.8g/kg，持久性運動時は1.2～1.4g/kgが望ましい摂取量と考えられている。激しい運動時にたんぱく質摂取量を増す必要がある場合においても，たんぱく質エネルギー比12～15％の食事をとることで十分にまかなえると考えられている。日常生活において，運動による消費エネルギーの増大に伴い食事摂取量も増すのが普通なので，摂取エネルギーの10～15％に相当するたんぱく質で供給すればよいと考えられる。」

d 水分・電解質補給

運動時の発汗による脱水は，体液浸透圧の上昇と体液量の減少を引き起こす。そのため，水と電解質の補給が必要となる。この問題に関しては，電解質（NaCl）

の濃度と水分の量が基本的な課題になるが，運動中と運動後とでは補給方法の原則が異なる点も重要である。

1 運動中の補給方法

運動中には，高張性脱水により体液の浸透圧が上昇し続けるため，飲料中のNaCl濃度は少なくとも汗中のNaCl濃度（0.1～0.3%）よりも低くなければならない。短時間の軽運動であれば，冷たい水やお茶などで十分である場合が多い。運動時間や環境温度・湿度の条件が厳しくなると，低張のNaCl溶液を摂取することになる。飲料水の量に関しては，多量の発汗時には自由に飲水させても脱水の程度に相当する水の摂取がみられない（自発的脱水と呼ばれている）ことから，無理のない範囲での積極的な摂取が一応の目安となる。

2 運動後の補給方法

運動後には，血漿浸透圧の回復が体液量の回復よりも早く起こる。血漿浸透圧が回復した後に水だけが与えられた場合には，血液の希釈による利尿が起こるために脱水からの早期の回復が不可能となる。脱水からの回復期には，低濃度または体液と等浸透圧の食塩水を摂取することにより，脱水からの早期の回復が可能となることが報告されている（図9-14）。

e スポーツ貧血

スポーツ選手，特に女性では，貧血が多くみられる。スポーツ性貧血の発生機序として，赤血球・ヘモグロビンの破壊増大，または産生不足が考えられる。前者は，衝撃などによる物理的な要因，乳酸やリゾレシチンなどによる化学的な要因があげられる。一方後者は，たんぱく質と鉄の摂取不足があげられる。鉄は，窒素（たんぱく質由来）と同様に汗中にも排泄されるため，運動時に不足しやすくなる。

なお，トレーニングの初期には血漿量が増大して血液が希釈されるため，見かけ上の赤血球数および血中ヘモグロビン濃度の低下が起きる。この場合の血液性状の変化は，貧血とは考えられない。

貧血の程度と最大酸素摂取量との関係を検討した報告によると，血中ヘモグロビン濃度12g/dLを境として，最大酸素摂取量の大きな低下がみられる（図9-15）。

f 食事内容と摂取のタイミング

食事内容と摂取のタイミングについては，糖質とたんぱく質がしばしば取り上げられる。

1 糖質

体内グリコーゲン貯蔵量を高めておくことは，高い持久力を発揮するために有利な条件となる。グルコースとクエン酸の同時摂取が運動後の速やかなグリコーゲン回復に有効であること，摂取するタイミングに関しては運動直後が効果的であること（図9-16）が報告されている。

●**グリコーゲンローディング**　数日間かけて体内グリコーゲン貯蔵量を高めるこ

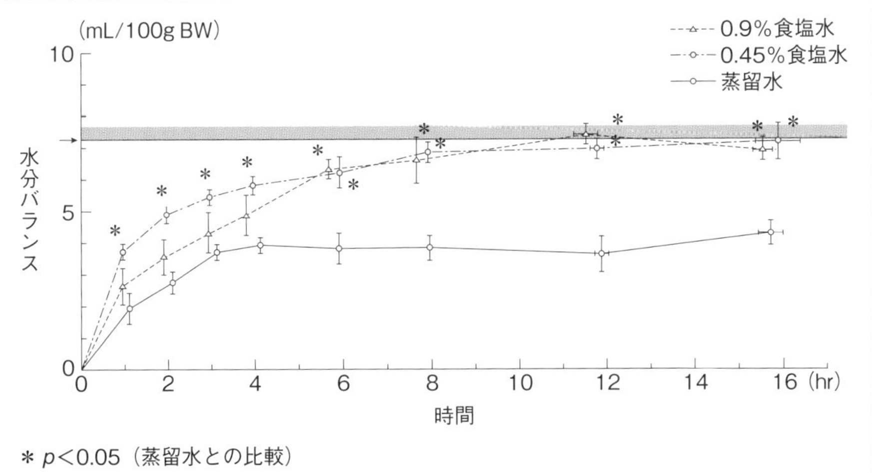

図9-14 水分摂取と塩分バランス

資料) Nose, H., *et al.*: Osmotic factors in restitution from thermal dehydration in rats, *Am. J. Physiol.*, **249**, R166-171 (1985)

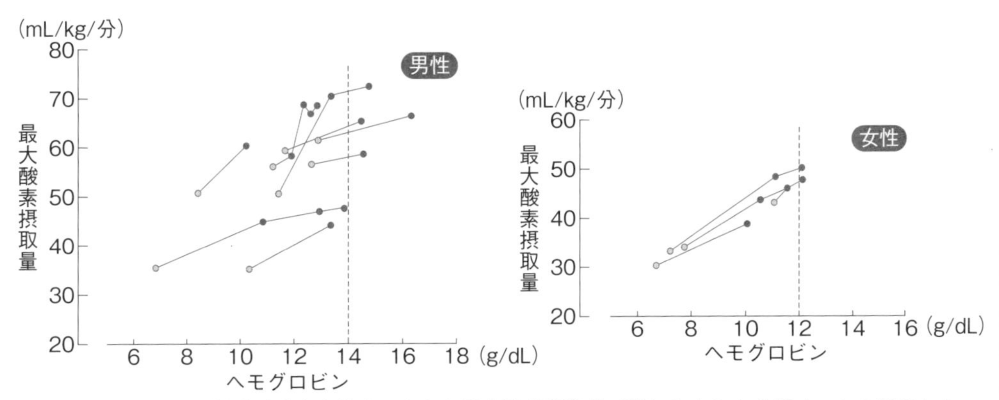

貧血のあるスポーツ選手が貧血を治療したとき最大酸素摂取量が増加したことを示す。この関係からヘモグロビンの増加 1 g/dL につき最大酸素摂取量がおよそ 3 mL/kg/分の割合で増加することがわかる。

図9-15 貧血の治癒と最大酸素摂取量増大の関係

資料) 長嶺晋吉，ほか：スポーツ選手における貧血の発生と予防に関する研究，昭和59年度日本体育協会スポーツ・医科学報告，p. 1-25 (1984)

とを，**グリコーゲンローディング**（カーボローディング）という。1962年，Bergström がニードルバイオプシー（筋生検）の手法を開発し，ヒトの骨格筋から筋肉を採取できるようになった。これを契機として筋肉と運動・食事との関連について研究が行われるようになり，1966年，Bergström と Hultman が，食事と運動を組み合わせることで筋グリコーゲンに超回復が起こることを明らかにした。極端に筋グリコーゲンが増量することにより，体重の増加や副作用等の弊害も予想されるため，トレーニング段階での試行が必要である（**図9-17**）。

2 たんぱく質

運動後の体たんぱく質合成に必要なたんぱく質の摂取についても，運動後の早い

グリコーゲンローディング
グリコーゲンローディングの方法としては，①数日前から高糖質食を摂取する方法，②数日前に筋グリコーゲンを枯渇させ，その後に高糖質食を摂取する方法，③数日前に筋グリコーゲンを枯渇させ，その後3日間程度筋グリコーゲン量を低く維持し，次いで高糖質食を摂取する方法などがある。

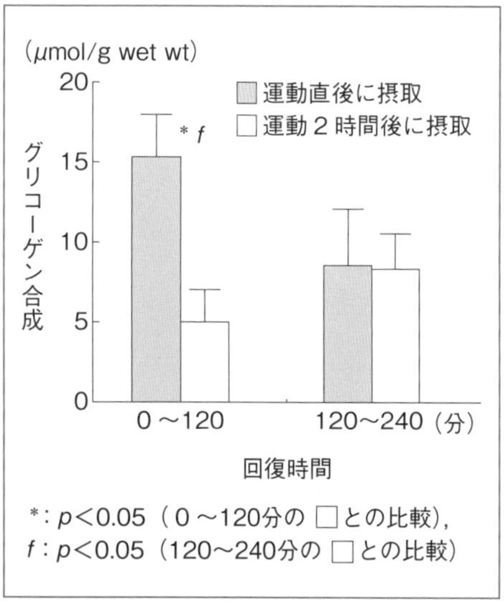

図9-16 運動後の糖質摂取のタイミングとグリコーゲン合成速度

資料）Ivy J. L., *et al.*: Muscle glycogen synthesis after exercise: effect of time of carbohydrate ingestion, *J. Appl. Physiol.*, **64**, 1480-1485 (1988)

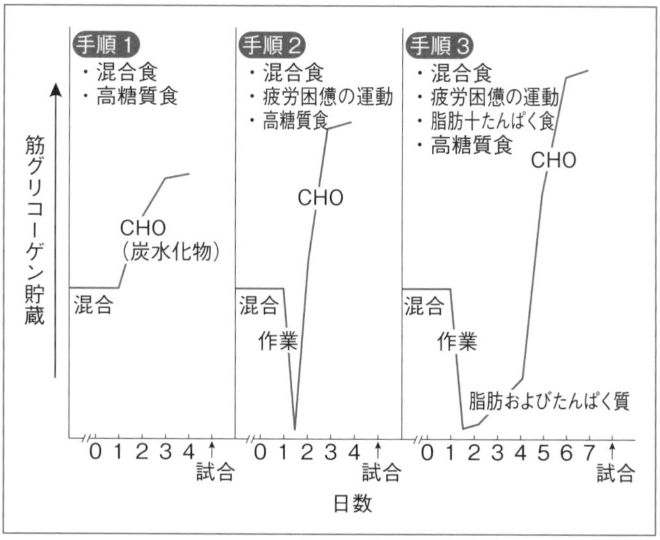

図9-17 グリコーゲンローディングの方法

資料）堀田 昇：グリコーゲンローディング，体力科学，**45**，461-464（1996）

タイミングがよいとする報告が多い。その際に糖質を同時に摂取することで，インスリン分泌の刺激を介してたんぱく質の同化が促進されることが考えられている。

実際の食生活では，夕刻のトレーニング後の早い時刻に夕食を摂取することが現実的な対応であると考えられる。

g 運動時の食事摂取基準の活用

運動時に付加エネルギー消費量分が補充される場合，体重が維持されることになる。非運動時のエネルギー・栄養素の摂取量が食事摂取基準を満たすことが望ましく，「主食と副食とをバランスよく増やす」ことで，脂肪エネルギー比率が変わることなくエネルギーが補充され，たんぱく質摂取量も自然に増加する。ビタミン B_1・B_2，ナイアシンについては，1,000kcal当たりの摂取量が維持される。その必要量がたんぱく質摂取量に比例するビタミン B_6，抗酸化ビタミンをはじめ，そのほかのビタミンやミネラルの摂取量もまた，当然のことながら自然に増加する。その一例を，**表9-7**に示した。

h ウェイトコントロールと運動・栄養

体重減量における運動の意義は，第一に**体たんぱく質減少の抑制**であり，**エネルギー消費量の増大**があればなお望ましい。体脂肪率が高い人では運動が制限されるが，ストレッチング（柔軟体操）やレジスタンス運動（抵抗運動）は，筋肉量維持のために有効となる。体重移動が可能であれば，定常状態が得られる有酸素運動（p. 155参照）を行うことで，エネルギー消費量を高められる。運動による減量で

表9-7 運動時に主食・副食をバランスよく増やした場合の各栄養素の摂取量（1日当たり）

エネルギー・栄養素	非運動時	運動時	1,000kcal当たり
エネルギー（kcal）	2,000	3,000	―
たんぱく質（g）	75.0	112.5	37.5
脂質（g）	55.6	83.3	27.8
炭水化物（g）	300	450	150
ナトリウム（g）	4.8	7.2	2.4
カリウム（g）	2.4	3.6	1.2
カルシウム（mg）	600	900	300
マグネシウム（mg）	300	450	150
リン（mg）	1,200	1,800	600
鉄（mg）	10	15	5
ビタミン B_1（mg）	0.80	1.20	0.40
ビタミン B_2（mg）	1.10	1.65	0.55
ナイアシン（mgNE）	11.6	17.4	5.8

注）非運動時2,000kcal/日・運動時3,000kcal/日で，P：F：C＝15：25：60の場合。ミネラルとビタミンについては，国民健康・栄養調査の結果を参考にして，日常摂取されている平均的なレベルを示した。

表9-8 栄養学的スポーツ・エルゴジェニック

1．炭水化物
- 炭水化物補給

2．脂肪
- 脂肪補給
- 中鎖トリグリセライド
- *n*-3系脂肪酸

3．たんぱく質/アミノ酸
- たんぱく質サプリメント
- アルギニン，リシン，オルニチン
- アスパラギン酸
- 分枝アミノ酸(BCAA)
- トリプトファン

4．ビタミン
- 抗酸化ビタミン
- チアミン（B_1）
- リボフラビン（B_2）
- ナイアシン
- ピリドキシン（B_6）
- パントテン酸
- 葉酸
- ビタミン B_{12}
- アスコルビン酸(C)
- ビタミンE

5．ミネラル
- ホウ素
- カルシウム
- 塩素
- 鉄
- マグネシウム
- リン酸
- セレン
- バナジウム
- 亜鉛

6．水
- 水分補給

7．植物性抽出物
- たんぱく同化植物ステロール
- 朝鮮人参
- ヨヒンビン

8．そのほか
- ハチ花粉
- 工学的食事サプリメント
- HMB(β-ヒドロキシ-β-メチルブチレート，ロイシンの代謝物質)
- マルチビタミン/ミネラル
- ビタミン B_{15}(パンガミン酸)

資料）Williams M./樋口 満監訳：スポーツ・エルゴジェニック 限界突破のための栄養・サプリメント戦略（2000）大修館書店を一部改変

は，体脂肪量の減少が除脂肪体重の増加によって相殺されるなどの理由で体重があまり減少しない例がしばしばみられる。運動による効果には，体組成の改善のほかにもインスリン感受性の亢進による生活習慣病の予防・改善（p. 158参照）などがあり，その意義は大きい。

食事療法のみで減量を行う場合，体たんぱく質の減少も大きくなる。その結果，筋肉量，基礎代謝量，体力の低下および意欲の減退などの問題が起こり，減量の成果は上がりにくい。基本的には，急激な減食を避け，摂取するたんぱく質の質・量を維持することが重要である。エネルギー摂取量の制限が厳しい場合，ビタミンとミネラルをサプリメントから摂取すること，ケトーシス予防のための糖質の確保や必須脂肪酸の補給も考えなければならない。一方，体重を増加させる場合，運動を併用しながらエネルギー・栄養素の摂取量をバランスよく増やすことを目指す。

i 栄養補助食品の利用

スポーツにおけるパフォーマンスの向上を目的として体内に取り入れる物質，あるいはその関連技術はスポーツ・エルゴジェニックと呼ばれる。**表9-8**に，栄養学的スポーツ・エルゴジェニックを示す。栄養補助食品（サプリメント）は，特殊な食事条件の場合などで用いられる，あくまで補助的なものである。耐容上限量を上回るサプリメントの摂取は好ましくない。サプリメントに偏った場合，通常の食事ならば十分摂取される微量栄養素が不足することも懸念される。

Check 9 運動・スポーツと栄養

問題 次の記述について，○か×かを答えよ。

筋グリコーゲンを再補充するために摂取する食事

1 高脂肪食　2 高糖質食　3 高たんぱく質食　4 高ナトリウム食　5 高食物繊維食

運動と栄養

6 長時間の運動では，脂肪のみがエネルギー源となる。
7 運動により，血中 HDL コレステロール濃度は低下する。
8 運動が骨密度に与える影響は，運動の種類により異なる。
9 運動トレーニング時に起こる貧血の多くは，再生不良性貧血である。

健康づくりのための身体活動基準2013

10 生活習慣病の治療を目的とした身体活動量を示している。
11 65歳以上の身体活動量の目標は，15メッツ・時/週である。
12 体力の基準値として，握力の値が示されている。
13 18～64歳の「身体活動」の目標を歩数に換算すると，8,000～10,000歩/日に相当する。
14 18～64歳の目標とする「身体活動」の強度は，２メッツ以上である。

「健康づくりのための身体活動基準2013」に基づいた，速歩（４メッツ）30分の運動量

15 150メッツ・時　16 40メッツ・時　17 ５メッツ・時　18 ２メッツ・時　19 1.5メッツ・時

解説

1 ×　2 ○　3 ×　4 ×　5 ×

運動による代謝への影響として，筋グリコーゲンの分解，アミノ酸分解の促進などがある。回復には，消費・損失したものを合成する栄養素の摂取が有効である。筋グリコーゲンは，グルコース（ブドウ糖）から合成される。

---

6 × 長時間運動の場合には，脂肪と同時に糖質もエネルギー源として消費される。
7 × キロミクロンや VLDL の代謝亢進や，LCAT 活性の亢進により，血中 HDL コレステロール濃度は上昇する。
8 ○ 荷重負荷の大きな運動で効果が大きく，持久的運動では効果が小さい。
9 × スポーツ性貧血の多くは，鉄欠乏性貧血である。

---

10 × 身体活動基準には，生活習慣病に加えてがんやロコモティブシンドロームと認知症のリスクを低減できる身体活動量・運動量および体力の基準値が示されている。
11 × 65歳以上の身体活動の基準として，週10メッツ・時の身体活動（強度は問わない）が示されている。
12 × 体力については全身持久力の基準値が示されている。
13 ○
14 × 18～64歳の目標とする「身体活動」の強度は，３メッツ以上である。

---

15 ×　16 ×　17 ×　18 ○　19 ×

メッツは身体活動の強さ，メッツ・時は身体活動の量を表す単位である。メッツ・時は，強度（メッツ）×生活活動・運動の実施時間（時）で求める。速歩30分では，４メッツ×30/60時間＝２メッツ・時となる。

10 環境と栄養

生体は，日常生活の中でさまざまな環境因子の影響を受けている。特殊な環境下では，生理機能や代謝機能が受ける影響が大きくなることから，エネルギーや栄養素の摂取についても考慮する必要性が高まる。近年では，科学技術の発展により，以前には考えられなかった宇宙環境下で半年もの間滞在する人たちも出てきた。

A ストレスと栄養ケア

a 恒常性の維持とストレッサー

生体には，内部環境の恒常性を保つ機構があり，キャノンはこれをホメオスタシスと呼んだ。一方，ストレスは，1936年にセリエによって提唱された概念であり，「種々の原因によって起こる非特異的な生体機能の変化」と定義される。ストレス状態を引き起こす因子がストレッサーであるが，ストレッサーのことをストレスという場合も多い。生体をゴムボールにたとえると，ボールに歪みを与える因子がストレッサーであり，ボールの内部で生じる反発がストレスである。

ストレスは，概して悪い意味で用いられることが多い。しかし，ストレッサーがない状態では，身体の反応や抵抗力は極度に低下する。したがって，適度のストレスは生体にとって必要不可欠な刺激である。また最近では，ストレスを悪いストレスであるディストレス（distress；病気をつくるストレス）と，良いストレスであるユウストレス（eustress；病気を癒すストレス）に分類する考え方も提唱されている。すなわち，ストレッサーの内容によっては，あるいは同じストレッサーであってもそれを受ける側の状態によっては，ディストレスが起こる場合もあれば，ユウストレスが起こる場合もある（**表10-1**）。

b 生体の適応性と自己防衛

セリエは，ストレッサーに対する生体の非特異的な反応を汎（全身）適応症候群（GAS；general adaptation syndrome）と名付けた。この反応は，警告反応期（alarm reaction）→抵抗期（stage of resistance）→疲憊期（stage of exhaustion）の３つの時期からなる。生体は，下垂体→副腎皮質系の機能による防御反応を示すが，ストレス状態が長く続いて疲憊期に至ると，この機能は破綻を来し，生体に種々の障害が生じることになる（**図10-1**）。

c ストレスによる代謝の変動◂ ◂35-96 33-98 32-98

体温，血圧，血糖値などは，警告反応期前半のショック相では一時的に低下する。続く反ショック相では副腎髄質－交感神経系，下垂体－副腎皮質系の機能が亢進してこれらは回復に向かい，その後の抵抗期ではエネルギー消費の増大や体たん

表10-1 ストレスとストレッサー

・ストレス（stress）とは，神経・内分泌性の生体防衛反応のこと
・ストレッサー（stressor）とは，ストレスを誘起するもの
・ディストレス（distress）とは，心や身体が不快状態のこと
　　病態的ストレスのこと
・ユウストレス（eustress）とは，心や身体が快状態のこと
　　治癒的ストレスのこと
・ディストレスとそのストレッサーの例
　個人レベル：厳寒酷暑，騒音雑音，飢餓，過食，感染，火傷，過労など。
　　不眠，恐怖，不安，悲観・失敗感・不快感など。
　社会レベル：戦争，不況倒産，関係破綻など。
・ユウストレスとそのストレッサーの例
　個人レベル：入浴，適度の温冷刺激（シャワー），熟睡など。
　　軽い飲酒，コーヒー，軽運動，旅行，娯楽，趣味，宴会，情的活動，
　　快感，充足感，意欲，気力，感謝など。
　　知的活動，目標達成感，向上心，発想転換（counterbalance）など。
　社会レベル：平和，事業発展，関係改善など。

資料）竹宮　隆，下光輝一 編：運動とストレス科学，p. 6（2003）杏林書院

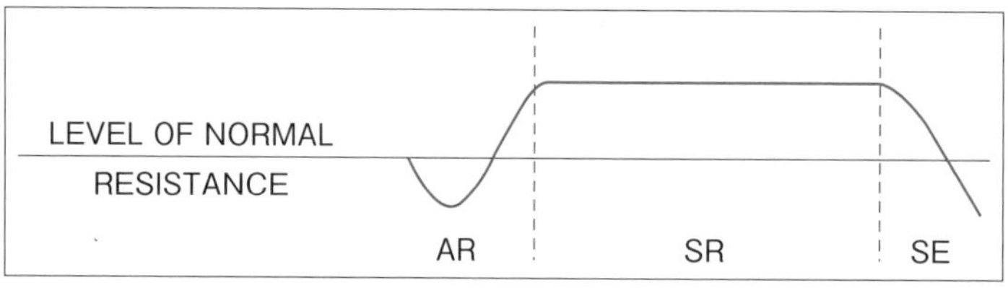

全身適応症候群（GAS；general adaptation syndrome）は，経時的な観察による。図の抵抗力曲線が示すように，典型的な３段階の過程で進行する。それらは，AR：警告反応期，SR：抵抗期，SE：疲憊期である。

図10-1 ストレス反応（GAS）の３段階過程

資料）セリエ著/杉靖三郎，田多井吉之介，藤井尚治，竹宮　隆訳：現代社会とストレス（1988）法政大学出版局

ぱく質の分解が持続する。新たなストレッサーが加わると，生体は疲憊してしまう。

心理社会的ストレスがもたらす健康障害としては，**図10-2**のような機構が考えられている。

◀33-98 32-98

d ストレスと栄養◀

ストレスは，体たんぱく質分解を亢進させてたんぱく質必要量を増大させる。身体的ストレスや細菌感染などの生物学的ストレスのみならず，緊張，悲しみなどの精神的ストレスによっても尿中窒素排泄量が増大する（**図10-3**）。ビタミンCは副腎皮質に多く含まれており，また，カテコールアミンの生成に必要なことから，ストレス時にはやはりその必要量が増加する（血中ビタミンC濃度が低下する）。

一方，酸化ストレス軽減の観点からは，ビタミンE，ビタミンC，β-カロテンなどの**抗酸化ビタミン**の摂取が勧められる。

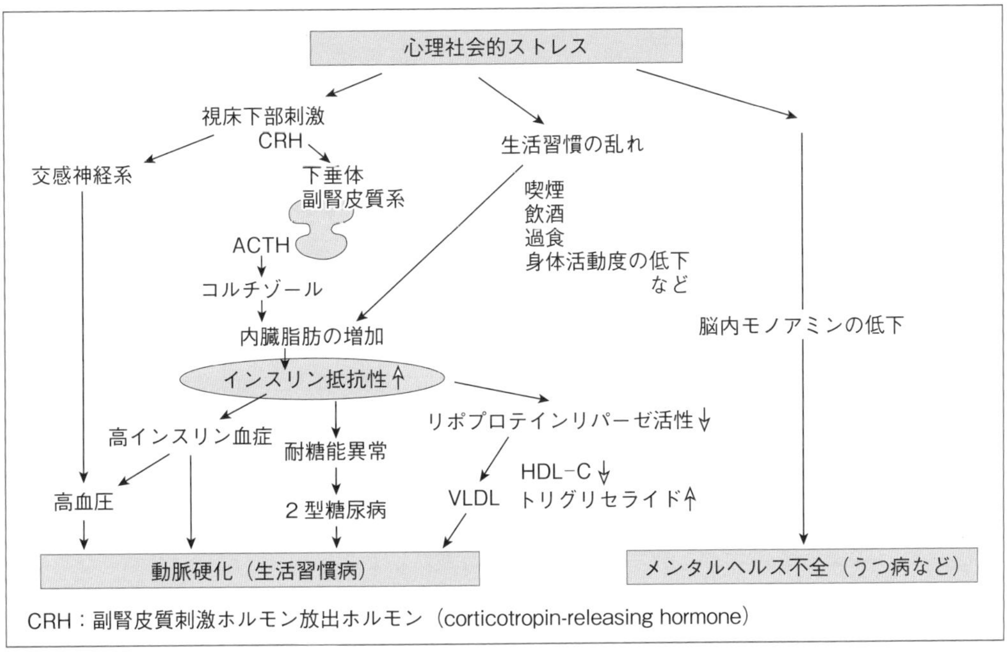

図10-2 心理社会的ストレスがもたらす健康障害

資料） 竹宮　隆，下光輝一 編：運動とストレス科学，p. 20（2003）杏林書院

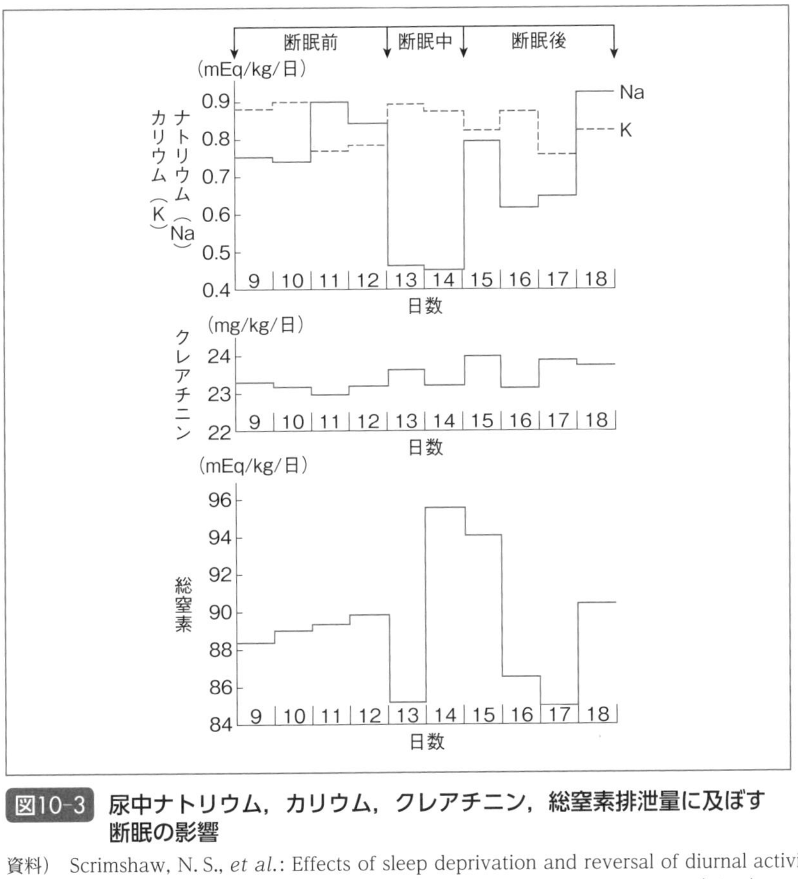

図10-3 尿中ナトリウム，カリウム，クレアチニン，総窒素排泄量に及ぼす断眠の影響

資料） Scrimshaw, N. S., *et al.*: Effects of sleep deprivation and reversal of diurnal activity on protein metabolism of young men, *Am. J. Clin. Nutr.*, **19**, 313-319 (1966)

B 特殊環境と栄養ケア

◀1 33-99

a 特殊環境下の代謝変化[1]

◀2 36-97
34-97
32-99

1 高温・低温環境下の代謝変化[2]

1 高温環境下の代謝変化

輻射，伝導と対流による放熱は，外界の温度が皮膚温より低い場合に行われる。逆に，外界の温度が皮膚温より高い場合には，生体は熱を吸収することになる。

高温環境下では，皮膚血管の拡張と発汗による熱放散が増大する。皮膚血管の拡張によって皮膚血流量が増大し，発汗によって体液量の減少が引き起こされる結果，身体内部の血液量が減少する。そのため，心拍数の増大が引き起こされ，腎臓での水とナトリウムの再吸収亢進により体液量を保持する機構が作動する。また，皮膚血管の拡張と発汗による物理的な調節による体温の調節が維持できなくなる（高温適応限界を超える）と，代謝量も大きくなる（図10-4）。

2 低温環境下の代謝変化

低温環境下では，皮膚血管が収縮して皮膚血流量が減少する。そのため，心拍数が減少し，体液量を減らす機構が作動する。また，震えやほかの筋運動による熱産生が促進される。熱産生による化学的な調節が行われるようになると代謝量が大きくなる（図10-4）。

2 高圧・低圧環境下の代謝変化

1 高圧環境下の代謝変化

高圧環境は，通常1気圧で生活している私たちにとっては特殊な環境である。しかし近年では，水中や高圧乾燥環境での土木作業，レジャーでの潜水などの場面が多くみられるようになってきている。水中では，水深10mにつき1気圧ずつ圧力が高まる。水中から水上に急浮上する際には，減圧により血管内で気泡が出現す

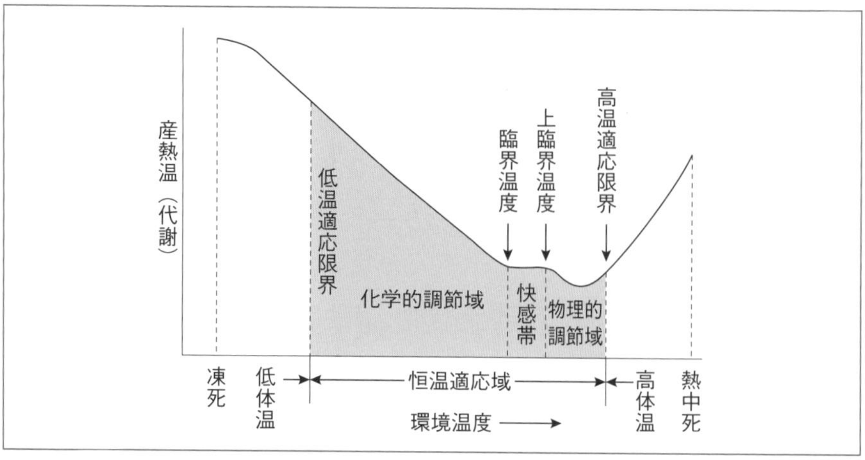

図10-4 体温調節の範囲とその区分

資料） 大原孝吉：体温とその調節，医科生理学要綱/吉村寿人，ほか編，p. 223（1978）南江堂

る潜函病（ケイソン病ともいう）が起こるので，注意が必要である。水は，空気に比べて約1,000倍の密度と約４倍の比熱，約25倍の熱伝導度を有する。したがって，水中では皮膚からの熱の伝導・対流が大となる。

2 低圧環境下の代謝変化

気圧は，海抜０ｍでは１気圧（760mmHg）であり，1,000ｍ高くなるごとに約0.1気圧の割合で低下し，高度2,200～2,300ｍ（メキシコシティ）で約３/４気圧，5,500ｍで約１/２気圧，8,848ｍ（チョモランマ（エベレスト））では１/３気圧以下となる。空気の組成とその比率は，気圧が変化しても変わらない。空気中の酸素濃度は20.93％であるが，その圧は高度の違いによって高度０ｍ：159mmHg，高度2,500ｍ：117mmHg，高度5,000ｍ：85mmHg，高度8,500ｍ：52mmHgとなる。**酸素分圧**の気管内レベルから**混合静脈血**レベルへの勾配は，平地住民と高地住民で大きく異なる（**図10-５**）。このような機構により，高地住民は空気中の酸素分圧が低い場合にも効率良く酸素を摂取できることになる。

急性低圧環境曝露時には，**表10-２**に示した生体反応が起こる。高高度に特異的な障害として，高所未順化の人の場合には急性高山病（山酔い），急性高所肺水腫・脳水腫が，高所に順化している人の場合には慢性高山病（Monge病）が，それぞれ知られている。

酸素分圧
分圧とは，混合気体の各成分が単独で気体全体の体積を占めると考えた際の圧力である。例えば，１気圧（760mmHg）の空気中で酸素（20.93％）が占める圧力（酸素分圧）は159mmHgとなる。

混合静脈血
全身のさまざまな組織から流れ込んでいる静脈血。静脈血中の酸素濃度は，代謝の活発な組織を通ると低く，相対的に活発ではない組織を通ると高い。

b 熱中症と水分・電解質補給

熱中症は，高温環境下で起こる急性障害の総称である。熱中症の一つである熱射病（炎天下で起こった場合には日射病と呼ぶこともある）は，外界の温度が体温よりも高い場合に体内に熱がこもる（うつ熱）状態をいう。熱虚脱症，熱けいれん

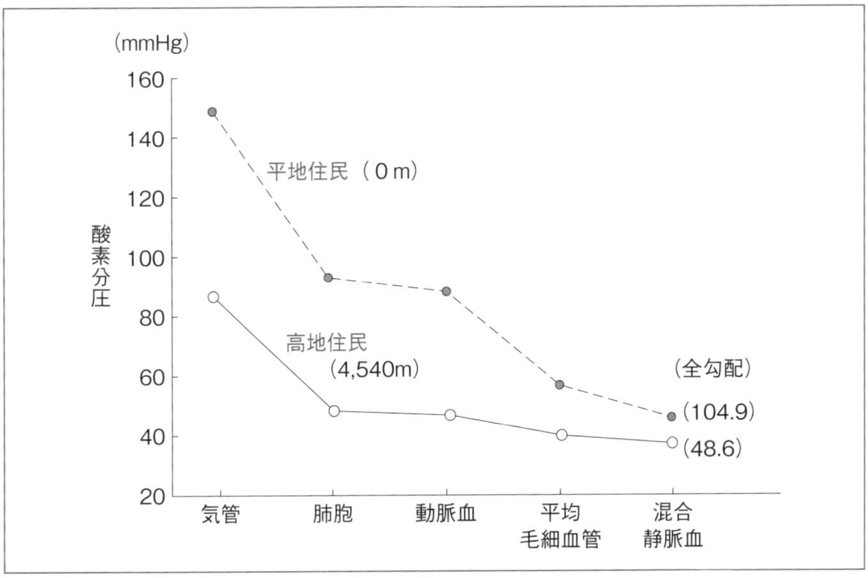

図10-5 平地住民と高地住民の平均酸素分圧勾配（Hurtado）

資料）万木良平：環境適応の生理衛生学，p. 90（1987）朝倉書店

表10-2 急性低圧環境曝露時の生理的高度区分と低酸素症

生理的高度区分	高度（m）	肺胞酸素分圧（mmHg）	動脈血の酸素飽和度（%）	症 状
不感域	3,000以下	109～60	97～90	夜間視力が低下するほか，ほとんど症状は現れない。
代償域	3,000～4,500	60～45	90～80	呼吸・循環系の機能亢進による代償作用がほぼ完全に行われるので，酸素欠乏による障害は普通現れない。
障害域	4,500～6,000	45～35	80～70	代償が不完全なため，組織の酸素欠乏を来し，中枢神経症状，循環器系症状などが現れる。
危険域	6,000以上	35以下	70以下	意識喪失，ショック状態となり生命の危険が生じる。

資料） 万木良平：環境適応の生理衛生学，p. 84（1987）朝倉書店

表10-3 汗の成分と血漿のそれとの比較

（mg%）

成 分	汗	血 漿	成 分	汗	血 漿
塩素	320	360	尿素窒素	15	15
ナトリウム	200	340	アミノ酸の窒素	1	5
カリウム	20	18	アンモニア	5	0.05
カルシウム	2	10	クレアチニン	0.3	1.5
マグネシウム	1	2.5	ブドウ糖	2	100
			乳酸	35	15

資料） 久野 寧：汗の話，p. 84（1975）光生館

症，熱疲弊（熱疲憊）が起こって昏睡に至る。

高温環境下では，**体温上昇の抑制**，**体液の浸透圧と量の維持**のために，水分・電解質（NaCl）補給が必須となる。軽度の脱水時は水のみの補給でよいが，脱水の程度が大きくなるとNaClの補給が必要である。汗は体液よりも低張であるため，飲料水中のNaCl濃度は汗中NaCl濃度（0.1～0.3%程度）以下となる。飲料水の量に関しては，多量の発汗時には自由に飲水させても脱水の程度に見合うだけの水の摂取がみられない（この現象は**自発的脱水**と呼ばれている）ため，無理や苦痛を伴わない範囲での積極的な摂取が一応の目安となる。過剰な摂取は，**水中毒**を引き起こすことから警戒を要する。飲料水の温度については，一般に10℃以下が好まれるが，個人差がある。なお，体温を下げるだけならば，冷水で身体を冷却すればよい。

水中毒
体内の水が溶質（特にナトリウム）に比べて著しく増加した病態で，低ナトリウム血症が生じ，神経，筋の異常や全身けいれんなどの症状が引き起こされる。

C 高温・低温環境と栄養

1 高温環境と栄養

汗中には，水分のほか多くのミネラルや窒素化合物が含まれている（**表10-3**）。

エネルギー供給が不十分な場合は，経皮窒素損失量の増大は尿中窒素排泄量の減少によって代償されず，たんぱく質必要量が増す。また，汗中ミネラル排泄量が増大した際にその補充が少ないと，腎臓や内分泌機能の負担が増す。したがって，高温環境では主食・副食を満遍なく増すバランスのとれた食事が望まれる。特に大量の発汗時は，NaClの補給が必要である（p. 175，b「熱中症と水分・電解質補給」参照）。

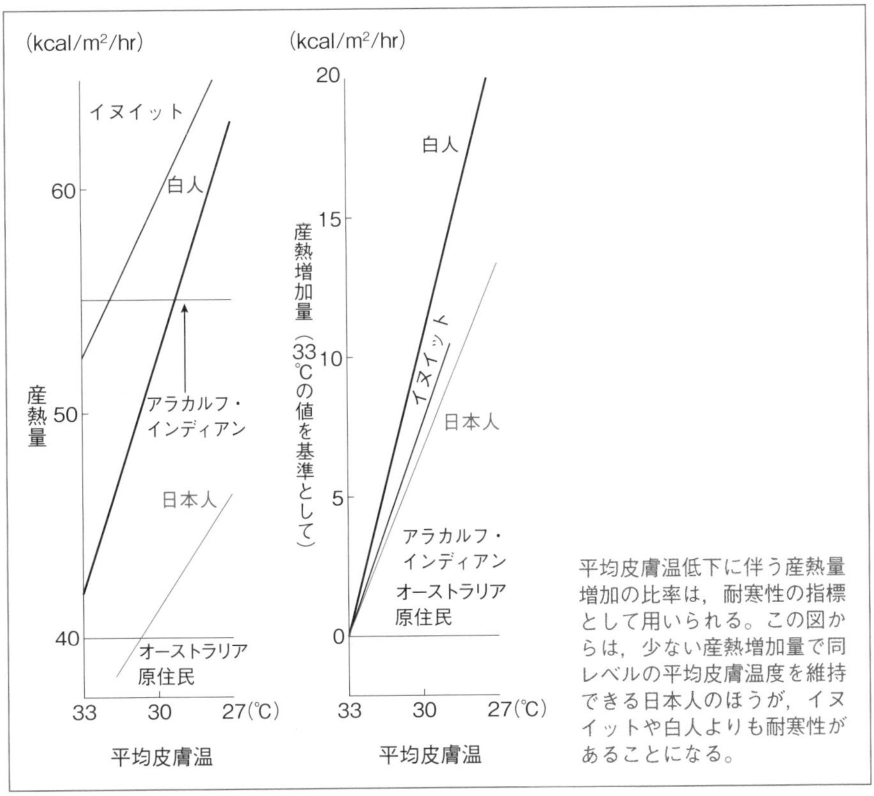

図10-6 平均皮膚温と産熱量の関係の人種差

資料） 佐藤方彦：人間と気候，p. 114-139（1987）中公新書を一部改変

2 低温環境と栄養

グリーンランド，カナダ，アラスカの極北ツンドラ地方に居住するイヌイット(エスキモーと呼ばれることもあるが，公的にはイヌイット）は，高脂肪食を摂取する民族であり，その産熱量は大きい（**図10-6**）。その機序については，ノルアドレナリン注射試験の結果などから，カテコールアミン分泌亢進による脂肪酸酸化の促進が考えられている。

種々の気候下での気温（－40℃～＋38℃）とエネルギー摂取量との間には，負の相関関係がみられる（**図10-7**）。たんぱく質必要量も，寒冷ストレスの影響によって増大する。耐寒性の観点からは，前述のように高脂肪食による産熱増加反応が知られている。一方，その機序は明らかではないが，食塩摂取が耐寒性を高めることが知られている。わが国でもかつての高糖質食の時代には，寒冷地で食塩が大量に摂取されていた。一方で，高血圧や脳卒中の発症率も大であった。

現在のわが国の場合には，エネルギーの充足とともに他の栄養素もそれに対応して満遍なく増すことが，基本的な対応策であると考えられる。脂質については，過剰な摂取にならない範囲で，不足しない配慮が必要である。

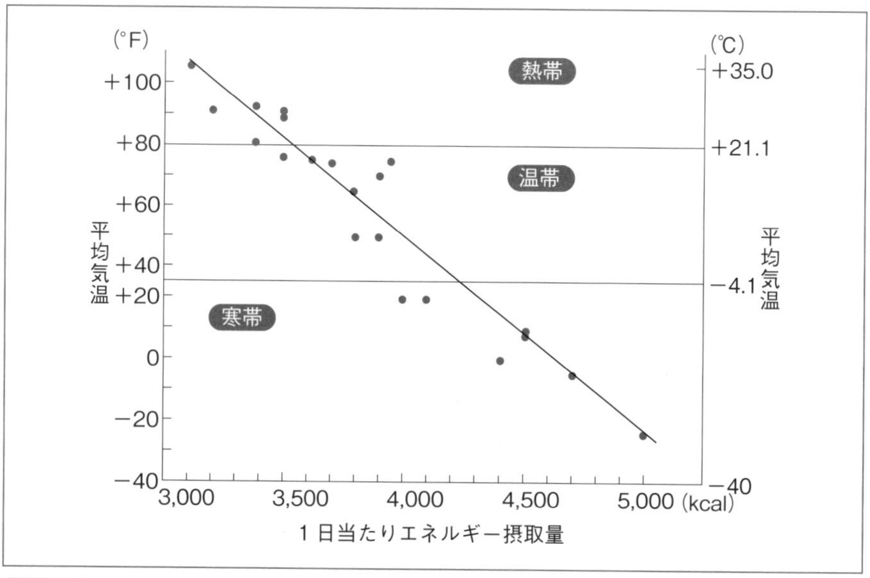

図10-7　気温と摂取エネルギーの関係（Hamilton）

注）種々の気候地域に駐屯する兵士の調査結果。

表10-4　正常空気と高圧混合ガスとの熱特性の比較

項　目	正常空気（1気圧）	高圧混合ガス（7気圧）
密度（g/L）	1.150	2.648
比熱（cal/g/℃）	0.256	1.027
熱容量（cal/L/℃）	0.295	2.719
比熱容量	1.0	9.2
熱伝導特性	1.0	40.8

注）混合ガスは，He：5.5気圧，N_2：1.2気圧，O_2：0.3気圧。
資料）万木良平：環境適応の生理衛生学，p. 122（1987）朝倉書店

d 高圧・低圧環境と栄養

1 高圧環境と栄養

高圧環境下で使用する呼吸ガスは，1気圧の空気に比べて大きな熱伝導度を有する。空気の密度が気圧に比例することから，呼吸抵抗は高圧になるほど大きくなる。窒素・酸素高圧混合ガスの使用によってアルコール酔いに似た窒素麻酔が起こること，標準状態での密度が窒素の1.25g/dLに対してヘリウムでは0.18g/dLであることから，深海での潜水にはヘリウム・酸素高圧混合ガスが用いられている。このヘリウム・酸素高圧混合ガスが，1気圧の空気に比べて大きな比熱と熱伝導度をもつことになる（**表10-4**）。

また，水中の高圧環境では，地上の1気圧の場合と異なり熱放散がかなり大きくなる。このことから，体温を維持するために，エネルギー摂取量を増大させることが必要となる。同時に，熱損失を少なくするための工夫として，断熱効果のある下着や保温剤の着用なども必要となる。

2 低圧環境と栄養

登山時のエネルギー消費量は，毎分10kcalに達することもある。しかし，高度が上がるにつれて食欲が減退し，高度6,000mを超えると3,500kcal/日以下，そして高度7,000mを超えると2,500kcal/日以下の摂取しかできないという。さらに，高度が100m上がるごとに気温も0.6℃ずつ下がり，風も強くなることから，熱放散の増大に対する熱産生の増大も必要になる。

登山中には，登山者の嗜好が低脂肪・高糖質食になることが知られている。高脂肪食は，嗜好に合わず，下痢の原因にもなる。糖質は，脂肪に比べてエネルギー産生やグリコーゲン貯蔵の観点からは有利である。しかし，大量のエネルギーを摂取する場合には，かさが大きくなることが難点である。食欲不振によりエネルギー供給条件が悪くなるため，たんぱく質必要量が増大する。ビタミンについては，脂溶性ビタミンとB群の中でも特にB_1の摂取不足が起こりやすい。ミネラルとともに，現在ではビタミン剤やサプリメントによる対応が可能である。

また，低圧・乾燥下での皮膚からの水分蒸発量増大，換気亢進に伴う呼気中への水分損失量増大，登山活動による発汗量増大などにより，脱水が起こりやすくなる。そのため，1日当たり3～4Lの水を摂取することが推奨されている。

e 無重力環境と栄養

1 無重力環境（宇宙空間）

国際宇宙ステーション（ISS；International Space Station）では，3～6か月交代でヒトが常駐している。長期宇宙滞在時における医学的問題は，①循環器系，②骨格系，③筋肉系，④前庭神経系，⑤宇宙放射線被曝，⑥精神面の6分野に大別されている。

地球上の1kgの物体は，9.8N（Newton，物理学的単位）＝1G（Gravity，重力を基準とした単位）の重力によって，常に地球の中心に向かって引っ張られている。地球周回軌道の場合には，飛行により生じる遠心力が重力（地球の引力）と釣り合う状態となり，宇宙飛行士は自らの重さを感じない。この状態を，無重量状態または無重力状態という（この場合には，正確には重力がなくなったわけではないが，一般には無重力状態ということが多い）。

2 無重力環境（宇宙空間）における代謝変化と栄養

◀ 36-97
34-97

1 体液バランスと循環器系

宇宙船が軌道に乗ると，下肢の静脈血と周囲の組織液とが頭部へ移動する。その結果，頭重，鼻づまり，顔のむくみを特徴とする「ムーンフェイス（満月様顔貌）」が生じる。この体液バランスの乱れは，全体液量を減らす機構により順応状態へと移行し，循環血液量が減少する。地球上に帰還すると，今度は再び重力に血液が引っ張られるために脳貧血や**起立不耐症**が起こることになる（図10-8）。

起立不耐症
立ち上がった際に脳貧血が起こる症状。これは，下半身の血管運動調節能力が低いことに起因するため，寝たきりなどの運動不足や宇宙空間からの帰還時などに起こりやすい。

2 骨格・筋肉系

骨に重力がかからなくなることから脱灰（カルシウムやリンの骨からの溶出）が

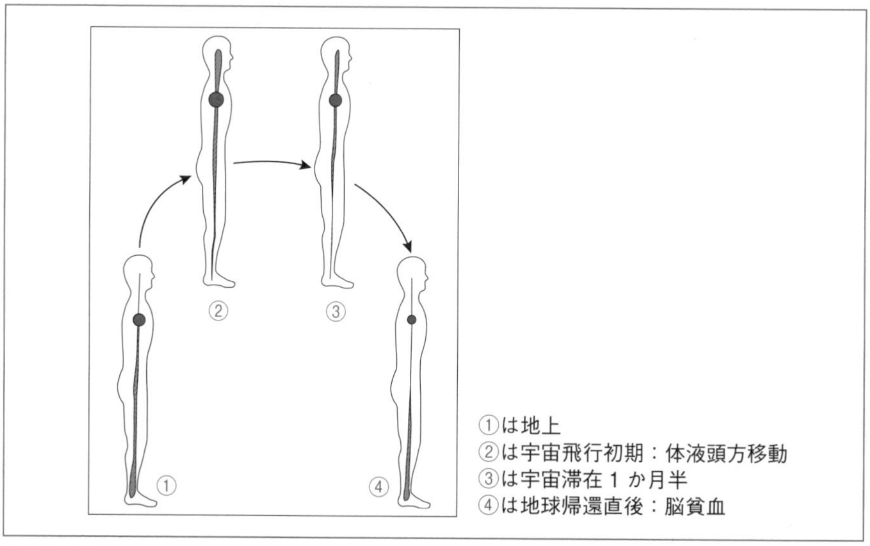

図10-8 無重力下の血液分布

資料） 御手洗玄洋：宇宙飛行と体力，体力科学，45，245-260（1996）

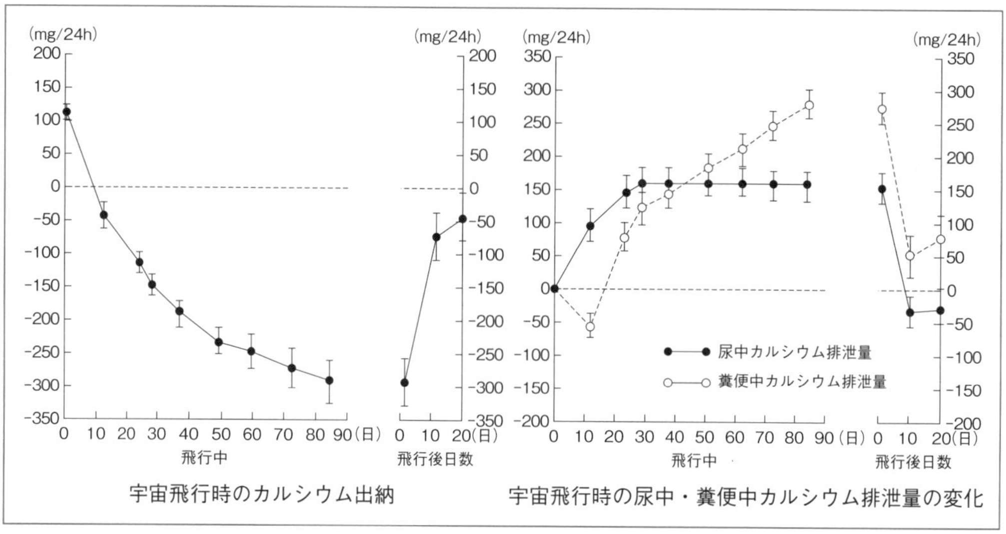

図10-9 宇宙飛行時のカルシウム出納，尿中・糞便中カルシウム排泄量

資料） Paul C., *et al.*: Prolonged weightlessness and calcium loss in man, *Acta. Astronautica*, **6**, 1113-1122 (1979)

起こり，骨密度の低下が，特に体重を支える下肢骨や脊柱で顕著にみられ，尿中，糞便中カルシウム排泄量は増大する（図10-９）。骨格筋の場合にも，筋萎縮がわずか数日間の飛行であっても顕著に生じる。特に，姿勢を保持している抗重力筋の萎縮が大きい。その背景には，尿中窒素排泄量の増大がある（図10-10）。

3 エネルギー・栄養素の摂取量

無重力環境（宇宙空間）では，筋労作自体は軽くても姿勢制御のためのエネルギー消費量は大きく，安静時のエネルギー消費量は地上の場合と大差ない。宇宙船内外での作業量や宇宙船内での運動負荷量に応じて，エネルギー摂取量を増やすこと

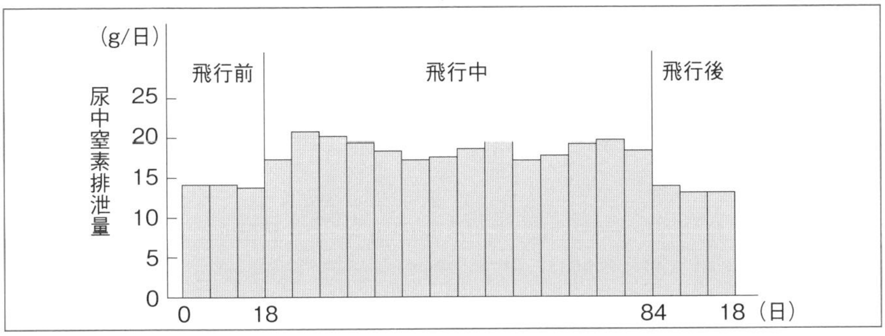

図10-10　宇宙飛行中の尿中窒素排泄量

資料）　吉田利忠：航空・宇宙医学の現在と未来，別冊医学のあゆみ/飛鳥田一朗・関口千春編，p. 90（1996）医歯薬出版

になる。おのおのの栄養素の摂取量については，国際宇宙ステーション滞在時の摂取基準が定められている（**表**10- 5）。

f 災害時の栄養

◀ 35-97

平成23（2011）年３月11日に東日本大震災が発生し，わが国では今後も大地震が発生する確率が高いことから，災害時の栄養問題は普段から備えておくべき大きな課題である。

災害時には，水と食料の確保が，まずは重要となる。また，一般の食料に加えて，乳児用ミルク，ベビーフード，咀嚼・嚥下困難者対応食，病者用特別用途食品などを，必要とする人々に供給する必要がある。栄養の観点からは，エネルギー摂取量の確保が最優先であり，次いでたんぱく質の摂取量が優先される。エネルギー供給条件が悪い場合には，たんぱく質の必要量が増加する（p. 165参照）。食料の確保がかなわない環境では，栄養素の代謝や出納の状況は体重減量時の状況と類似したものになり（p. 169参照），また，ストレス時の状況と類似したものになる（p. 172参照）。災害発生から２か月ごろまでは，避難所などに届けられる食料の栄養バランスの問題が，徐々に顕在化してくる時期である。

パンやおにぎりなどの主食中心で，野菜や果物がきわめて少ない食事によるビタミンなどの不足，菓子などの過剰供給などが，これまでの震災において，問題点として指摘されている。生鮮食品を入手できない場合が多いことが予想されるため，ビタミンと無機質についてはビタミン剤やサプリメントの活用が有効となる。避難所において食事を提供する際の栄養の参照量を，**表**10- 6 に示した。

災害時には，食料供給の問題のみならず，衛生環境が損なわれることから下痢や嘔吐が起こりやすくなる。さらに，長期にわたる避難所や在宅での，身体活動が極めて少ない生活を余儀なくされることにより，心身の機能が低下する廃用症候群が大きな問題となる。食料事情が悪い中での不活動な状態であるため，状況は大変に深刻である。まとまった量の運動は疲れを蓄積するため適切ではなく，少量で頻回の身体活動が推奨されている。

表10-5 国際宇宙ステーションミッション（360日以内）栄養摂取基準（1日量）

栄養素	摂取基準	単 位
エネルギー	WHO 基準に準じる	kcal
たんぱく質	10～15	%エネルギー比
炭水化物	50	%エネルギー比
脂質	30～35	%エネルギー比
水分	1.0～1.5	mL/kcal
	2,000	mL
ビタミンA	1,000	μg レチノール当量
ビタミンD	10	μg
ビタミンE	20	mg α-トコフェロール当量
ビタミンK	80	μg
ビタミンC	100	mg
ビタミンB_{12}	2	μg
ビタミンB_6	2	mg
チアミン（ビタミンB_1）	1.5	mg
リボフラビン（ビタミンB_2）	2	mg
葉酸	400	μg
ナイアシン	20	ナイアシン当量またはmg
ビオチン	100	μg
パントテン酸	5	mg
カルシウム	1,000～1,200	mg
リン	1,000～1,200 （またはCa摂取量の1.5倍未満）	mg
マグネシウム	350	mg
ナトリウム	1,500～3,500	mg
カリウム	3,500	mg
鉄	10	mg
銅	1.5～3.0	mg
マンガン	2.0～5.0	mg
フッ素	4	mg
亜鉛	15	mg
セレン	70	μg
ヨウ素	150	μg
クロム	100～200	μg
食物繊維	10～25	g

資料） 松本暁子：宇宙での栄養，宇宙航空環境医学，45，75-97（2008）

表10-6 避難所における食事提供の計画・評価のために当面目標とする栄養の参照量（1歳以上，1人1日当たり）

エネルギー	2,000kcal
たんぱく質	55g
ビタミンB_1	1.1mg
ビタミンB_2	1.2mg
ビタミンC	100mg

資料） 厚生労働省

注） 日本人の食事摂取基準（2010年版）で示されているエネルギーおよび各栄養素の摂取基準値をもとに，平成17年国勢調査結果で得られた性・年齢階級別の人口構成を用いて加重平均により算出。なお，エネルギーは身体活動レベルⅠおよびⅡの中間値を用いて算出。

Check 10 環境と栄養

問題 次の記述について，○か×かを答えよ。

ストレスによる生体反応（抵抗期）

1 体たんぱく質の分解が抑制される。
2 アドレナリン分泌が低下する。
3 尿中窒素排泄量が低下する。
4 ビタミンＣの必要量が増加する。

特殊環境下における栄養

5 低圧環境下では，脱水状態になりやすい。
6 低圧環境下では，食欲が増進する。
7 高温環境下で激しいスポーツをして大量に発汗した直後に倒れた場合には，水のみを補給する。
8 低温環境下での耐寒性について，高糖質食による産熱増加反応が知られている。

無重力環境

9 無重力環境では，循環血液量が減少する。
10 無重力環境では，骨密度が低下する。
11 無重力環境では，窒素出納が負に傾く。
12 無重力環境では，エネルギー消費量が減少する。

解説

1 × 交感神経の興奮によって体温や血圧，血糖値が上昇し，エネルギーの利用が高まり，体たんぱく質の分解は亢進する。
2 × ストレスに曝露されると交感神経系が活性化され，アドレナリン，ノルアドレナリンの分泌が増加する。
3 × 糖質コルチコイドの分泌増加により，体たんぱく質の分解が起こり，尿中窒素排泄量は増加する。
4 ○ ビタミンＣは副腎皮質に多く含まれており，カテコールアミンの生成に使われるため，必要量は増加する。

---

5 ○ 低圧環境下では，皮膚からの水分蒸発量と呼気中への水分損失量が増大し，脱水が起こりやすくなる。
6 × 低圧環境下では，一般的に食欲が低下する。登山中には，高度が上がるにつれて食欲が減退する。
7 × 高温環境下で多量に発汗している場合には，水分だけでなく，NaCl の補給が必要である。
8 × 高脂肪食のイヌイットで産熱量が大きいなど，高脂肪食で産熱増加反応がみられる。

---

9 ○ 無重力環境では，下肢の静脈血と周囲の組織液が上半身へ移動し，全体液量を減らす機構が作動して循環血液量が減少する。
10 ○ 11 ○
無重力環境では，重力による刺激がなくなるため骨密度が低下して筋肉量が減少し，カルシウムや窒素の出納が負に傾く。
12 × 無重力環境では，筋労作自体は軽くても姿勢制御のためのエネルギー消費量は大きく，安静時のエネルギー消費量は地上の場合と大差ない。

参考表　日本人の食事摂取基準（2020年版）◀

◀36-84
35-85
35-86
35-87
35-91
34-84
34-85
34-86
34-92
33-85
32-87

●推定エネルギー必要量（kcal/日）

年齢等	男性 身体活動レベル[1] I	II	III	女性 身体活動レベル[1] I	II	III
0～5（月）	—	550	—	—	500	—
6～8（月）	—	650	—	—	600	—
9～11（月）	—	700	—	—	650	—
1～2（歳）	—	950	—	—	900	—
3～5（歳）	—	1,300	—	—	1,250	—
6～7（歳）	1,350	1,550	1,750	1,250	1,450	1,650
8～9（歳）	1,600	1,850	2,100	1,500	1,700	1,900
10～11（歳）	1,950	2,250	2,500	1,850	2,100	2,350
12～14（歳）	2,300	2,600	2,900	2,150	2,400	2,700
15～17（歳）	2,500	2,800	3,150	2,050	2,300	2,550
18～29（歳）	2,300	2,650	3,050	1,700	2,000	2,300
30～49（歳）	2,300	2,700	3,050	1,750	2,050	2,350
50～64（歳）	2,200	2,600	2,950	1,650	1,950	2,250
65～74（歳）	2,050	2,400	2,750	1,550	1,850	2,100
75以上（歳）[2]	1,800	2,100	—	1,400	1,650	—
妊婦（付加量）[3] 初期				+50	+50	+50
中期				+250	+250	+250
後期				+450	+450	+450
授乳婦（付加量）				+350	+350	+350

1　身体活動レベルは，低い，ふつう，高いの３つのレベルとして，それぞれⅠ，Ⅱ，Ⅲで示した。
2　レベルⅡは自立している者，レベルⅠは自宅にいてほとんど外出しない者に相当する。レベルⅠは高齢者施設で自立に近い状態で過ごしている者にも適用できる値である。
3　妊婦個々の体格や妊娠中の体重増加量および胎児の発育状況の評価を行うことが必要である。
注１：活用に当たっては，食事摂取状況のアセスメント，体重およびBMIの把握を行い，エネルギーの過不足は，体重の変化またはBMIを用いて評価すること。
注２：身体活動レベルⅠの場合，少ないエネルギー消費量に見合った少ないエネルギー摂取量を維持することになるため，健康の保持・増進の観点からは，身体活動量を増加させる必要がある。

●たんぱく質の食事摂取基準

年齢等	男性 推定平均必要量（g/日）	推奨量（g/日）	目安量（g/日）	目標量[1]（%エネルギー）	女性 推定平均必要量（g/日）	推奨量（g/日）	目安量（g/日）	目標量[1]（%エネルギー）
0～5（月）	—	—	10	—	—	—	10	—
6～8（月）	—	—	15	—	—	—	15	—
9～11（月）	—	—	25	—	—	—	25	—
1～2（歳）	15	20	—	13～20	15	20	—	13～20
3～5（歳）	20	25	—	13～20	20	25	—	13～20
6～7（歳）	25	30	—	13～20	25	30	—	13～20
8～9（歳）	30	40	—	13～20	30	40	—	13～20
10～11（歳）	40	45	—	13～20	40	50	—	13～20
12～14（歳）	50	60	—	13～20	45	55	—	13～20
15～17（歳）	50	65	—	13～20	45	55	—	13～20
18～29（歳）	50	65	—	13～20	40	50	—	13～20
30～49（歳）	50	65	—	13～20	40	50	—	13～20
50～64（歳）	50	65	—	14～20	40	50	—	14～20
65～74（歳）[2]	50	60	—	15～20	40	50	—	15～20
75以上（歳）[2]	50	60	—	15～20	40	50	—	15～20
妊婦（付加量）初期					+0	+0	—	—[3]
中期					+5	+5	—	—[3]
後期					+20	+25	—	—[4]
授乳婦（付加量）					+15	+20	—	—[4]

1　範囲に関しては，おおむねの値を示したものであり，弾力的に運用すること。
2　65歳以上の高齢者について，フレイル予防を目的とした量を定めることは難しいが，身長・体重が参照体位に比べて小さい者や，特に75歳以上であって加齢に伴い身体活動量が大きく低下した者など，必要エネルギー摂取量が低い者では，下限が推奨量を下回る場合があり得る。この場合でも，下限は推奨量以上とすることが望ましい。
3　妊婦（初期・中期）の目標量は，13～20%エネルギーとした。
4　妊婦（後期）および授乳婦の目標量は，15～20%エネルギーとした。

●脂質の食事摂取基準

年齢等	脂質（%エネルギー）				飽和脂肪酸（%エネルギー）[2,3]		n-6系脂肪酸（g/日）		n-3系脂肪酸（g/日）	
	男性		女性		男性	女性	男性	女性	男性	女性
	目安量	目標量[1]	目安量	目標量[1]	目標量	目標量	目安量	目安量	目安量	目安量
0～5（月）	50	—	50	—	—	—	4	4	0.9	0.9
6～11（月）	40	—	40	—	—	—	4	4	0.8	0.8
1～2（歳）	—	20～30	—	20～30	—	—	4	4	0.7	0.8
3～5（歳）	—	20～30	—	20～30	10以下	10以下	6	6	1.1	1.0
6～7（歳）	—	20～30	—	20～30	10以下	10以下	8	7	1.5	1.3
8～9（歳）	—	20～30	—	20～30	10以下	10以下	8	7	1.5	1.3
10～11（歳）	—	20～30	—	20～30	10以下	10以下	10	8	1.6	1.6
12～14（歳）	—	20～30	—	20～30	10以下	10以下	11	9	1.9	1.6
15～17（歳）	—	20～30	—	20～30	8以下	8以下	13	9	2.1	1.6
18～29（歳）	—	20～30	—	20～30	7以下	7以下	11	8	2.0	1.6
30～49（歳）	—	20～30	—	20～30	7以下	7以下	10	8	2.0	1.6
50～64（歳）	—	20～30	—	20～30	7以下	7以下	10	8	2.2	1.9
65～74（歳）	—	20～30	—	20～30	7以下	7以下	9	8	2.2	2.0
75以上（歳）	—	20～30	—	20～30	7以下	7以下	8	7	2.1	1.8
妊婦			—	20～30		7以下		9		1.6
授乳婦			—	20～30		7以下		10		1.8

1 範囲に関しては，おおむねの値を示したものである。
2 飽和脂肪酸と同じく，脂質異常症および循環器疾患に関与する栄養素としてコレステロールがある。コレステロールに目標量は設定しないが，これは許容される摂取量に上限が存在しないことを保証するものではない。また，脂質異常症の重症化予防の目的からは，200mg/日未満に留めることが望ましい。
3 飽和脂肪酸と同じく，冠動脈疾患に関与する栄養素としてトランス脂肪酸がある。日本人の大多数は，トランス脂肪酸に関する世界保健機関（WHO）の目標（1%エネルギー未満）を下回っており，トランス脂肪酸の摂取による健康への影響は，飽和脂肪酸の摂取によるものと比べて小さいと考えられる。ただし，脂質に偏った食事をしている者では，留意する必要がある。トランス脂肪酸は人体にとって不可欠な栄養素ではなく，健康の保持・増進を図る上で積極的な摂取は勧められないことから，その摂取量は1%エネルギー未満に留めることが望ましく，1%エネルギー未満でもできるだけ低く留めることが望ましい。

●炭水化物・食物繊維の食事摂取基準

年齢等	炭水化物（%エネルギー）		食物繊維（g/日）	
	男性	女性	男性	女性
	目標量[1,2]	目標量[1,2]	目標量	目標量
0～5（月）	—	—	—	—
6～11（月）	—	—	—	—
1～2（歳）	50～65	50～65	—	—
3～5（歳）	50～65	50～65	8以上	8以上
6～7（歳）	50～65	50～65	10以上	10以上
8～9（歳）	50～65	50～65	11以上	11以上
10～11（歳）	50～65	50～65	13以上	13以上
12～14（歳）	50～65	50～65	17以上	17以上
15～17（歳）	50～65	50～65	19以上	18以上
18～29（歳）	50～65	50～65	21以上	18以上
30～49（歳）	50～65	50～65	21以上	18以上
50～64（歳）	50～65	50～65	21以上	18以上
65～74（歳）	50～65	50～65	20以上	17以上
75以上（歳）	50～65	50～65	20以上	17以上
妊婦		50～65		18以上
授乳婦		50～65		18以上

1 範囲については，おおむねの値を示したものである。
2 アルコールを含む。ただし，アルコールの摂取を勧めるものではない。

●エネルギー産生栄養素バランス（%エネルギー）

年齢等	たんぱく質[3]	脂質[4]		炭水化物[5,6]
		脂質	飽和脂肪酸	
	目標量[1,2]（男女共通）			
0～11（月）	—	—	—	—
1～2（歳）	13～20	20～30	—	50～65
3～5（歳）	13～20	20～30	10以下	50～65
6～7（歳）	13～20	20～30	10以下	50～65
8～9（歳）	13～20	20～30	10以下	50～65
10～11（歳）	13～20	20～30	10以下	50～65
12～14（歳）	13～20	20～30	10以下	50～65
15～17（歳）	13～20	20～30	8以下	50～65
18～29（歳）	13～20	20～30	7以下	50～65
30～49（歳）	13～20	20～30	7以下	50～65
50～64（歳）	14～20	20～30	7以下	50～65
65～74（歳）	15～20	20～30	7以下	50～65
75以上（歳）	15～20	20～30	7以下	50～65
妊婦 初期	13～20	20～30	7以下	50～65
妊婦 中期	13～20			
妊婦 後期	15～20			
授乳婦	15～20			

1 必要なエネルギー量を確保した上でのバランスとすること。
2 範囲に関しては，おおむねの値を示したものであり，弾力的に運用すること。
3 65歳以上の高齢者について，フレイル予防を目的とした量を定めることは難しいが，身長・体重が参照体位に比べて小さい者や，特に75歳以上であって加齢に伴い身体活動量が大きく低下した者など，必要エネルギー摂取量が低い者では，下限が推奨量を下回る場合があり得る。この場合でも，下限は推奨量以上とすることが望ましい。
4 脂質については，その構成成分である飽和脂肪酸など，質への配慮を十分に行う必要がある。
5 アルコールを含む。ただし，アルコールの摂取を勧めるものではない。
6 食物繊維の目標量を十分に注意すること。

●ビタミンの食事摂取基準

年齢等	ビタミンA（μgRAE/日）[1]							
	男性				女性			
	推定平均必要量[2]	推奨量[2]	目安量[3]	耐容上限量[3]	推定平均必要量[2]	推奨量[2]	目安量[3]	耐容上限量[3]
0～5（月）	—	—	300	600	—	—	300	600
6～11（月）			400	600			400	600
1～2（歳）	300	400	—	600	250	350	—	600
3～5（歳）	350	450	—	700	350	500	—	850
6～7（歳）	300	400	—	950	300	400	—	1,200
8～9（歳）	350	500	—	1,200	350	500	—	1,500
10～11（歳）	450	600	—	1,500	400	600	—	1,900
12～14（歳）	550	800	—	2,100	500	700	—	2,500
15～17（歳）	650	900	—	2,500	500	650	—	2,800
18～29（歳）	600	850	—	2,700	450	650	—	2,700
30～49（歳）	650	900	—	2,700	500	700	—	2,700
50～64（歳）	650	900	—	2,700	500	700	—	2,700
65～74（歳）	600	850	—	2,700	500	700	—	2,700
75以上（歳）	550	800	—	2,700	450	650	—	2,700
妊婦（付加量）初期					+0	+0	—	—
中期					+0	+0	—	—
後期					+60	+80	—	—
授乳婦（付加量）					+300	+450	—	—

1　レチノール活性当量（μgRAE）＝レチノール（μg）＋β-カロテン（μg）×1/12＋α-カロテン（μg）×1/24＋β-クリプトキサンチン（μg）×1/24＋その他のプロビタミンAカロテノイド（μg）×1/24
2　プロビタミンAカロテノイドを含む。
3　プロビタミンAカロテノイドを含まない。

年齢等	ビタミンD（μg/日）[1]				ビタミンE（mg/日）[2]				ビタミンK（μg/日）	
	男性		女性		男性		女性		男性	女性
	目安量	耐容上限量	目安量	耐容上限量	目安量	耐容上限量	目安量	耐容上限量	目安量	目安量
0～5（月）	5.0	25	5.0	25	3.0	—	3.0	—	4	4
6～11（月）	5.0	25	5.0	25	4.0	—	4.0	—	7	7
1～2（歳）	3.0	20	3.5	20	3.0	150	3.0	150	50	60
3～5（歳）	3.5	30	4.0	30	4.0	200	4.0	200	60	70
6～7（歳）	4.5	30	5.0	30	5.0	300	5.0	300	80	90
8～9（歳）	5.0	40	6.0	40	5.0	350	5.0	350	90	110
10～11（歳）	6.5	60	8.0	60	5.5	450	5.5	450	110	140
12～14（歳）	8.0	80	9.5	80	6.5	650	6.0	600	140	170
15～17（歳）	9.0	90	8.5	90	7.0	750	5.5	650	160	150
18～29（歳）	8.5	100	8.5	100	6.0	850	5.0	650	150	150
30～49（歳）	8.5	100	8.5	100	6.0	900	5.5	700	150	150
50～64（歳）	8.5	100	8.5	100	7.0	850	6.0	700	150	150
65～74（歳）	8.5	100	8.5	100	7.0	850	6.5	650	150	150
75以上（歳）	8.5	100	8.5	100	6.5	750	6.5	650	150	150
妊婦			8.5	—			6.5	—		150
授乳婦			8.5	—			7.0	—		150

1　日照により皮膚でビタミンDが産生されることを踏まえ，フレイル予防を図る者はもとより，全年齢区分を通じて，日常生活において可能な範囲内での適度な日光浴を心掛けるとともに，ビタミンDの摂取については，日照時間を考慮に入れることが重要である。
2　α-トコフェロールについて算定した。α-トコフェロール以外のビタミンEは含んでいない。

年齢等	ビタミンB_1（mg/日）[1,2]						ビタミンB_2（mg/日）[2]					
	男性			女性			男性			女性		
	推定平均必要量	推奨量	目安量	推定平均必要量	推奨量	目安量	推定平均必要量	推奨量	目安量	推定平均必要量	推奨量	目安量
0～5（月）	—	—	0.1	—	—	0.1	—	—	0.3	—	—	0.3
6～11（月）	—	—	0.2	—	—	0.2	—	—	0.4	—	—	0.4
1～2（歳）	0.4	0.5	—	0.4	0.5	—	0.5	0.6	—	0.5	0.5	—
3～5（歳）	0.6	0.7	—	0.6	0.7	—	0.7	0.8	—	0.6	0.8	—
6～7（歳）	0.7	0.8	—	0.7	0.8	—	0.8	0.9	—	0.7	0.9	—
8～9（歳）	0.8	1.0	—	0.8	0.9	—	0.9	1.1	—	0.9	1.0	—
10～11（歳）	1.0	1.2	—	0.9	1.1	—	1.1	1.4	—	1.0	1.3	—
12～14（歳）	1.2	1.4	—	1.1	1.3	—	1.3	1.6	—	1.2	1.4	—
15～17（歳）	1.3	1.5	—	1.0	1.2	—	1.4	1.7	—	1.2	1.4	—
18～29（歳）	1.2	1.4	—	0.9	1.1	—	1.3	1.6	—	1.0	1.2	—
30～49（歳）	1.2	1.4	—	0.9	1.1	—	1.3	1.6	—	1.0	1.2	—
50～64（歳）	1.1	1.3	—	0.9	1.1	—	1.2	1.5	—	1.0	1.2	—
65～74（歳）	1.1	1.3	—	0.9	1.1	—	1.2	1.5	—	1.0	1.2	—
75以上（歳）	1.0	1.2	—	0.8	0.9	—	1.1	1.3	—	0.9	1.0	—
妊婦（付加量）				+0.2	+0.2	—				+0.2	+0.3	—
授乳婦（付加量）				+0.2	+0.2	—				+0.5	+0.6	—

1　チアミン塩化物塩酸塩（分子量＝337.3）の重量として示した。
2　身体活動レベルⅡの推定エネルギー必要量を用いて算定した。
特記事項　ビタミンB_1：推定平均必要量は，ビタミンB_1の欠乏症である脚気を予防するに足る最小必要量からではなく，尿中にビタミンB_1の排泄量が増大し始める摂取量（体内飽和量）から算定。
ビタミンB_2：推定平均必要量は，ビタミンB_2の欠乏症である口唇炎，口角炎，舌炎などの皮膚炎を予防するに足る最小必要量からではなく，尿中にビタミンB_2の排泄量が増大し始める摂取量（体内飽和量）から算定。

年齢等	ナイアシン（mgNE/日）[1,2]								ビタミンB_6（mg/日）[5,6]							
	男性				女性				男性				女性			
	推定平均必要量	推奨量	目安量	耐容上限量[3]	推定平均必要量	推奨量	目安量	耐容上限量[3]	推定平均必要量	推奨量	目安量	耐容上限量	推定平均必要量	推奨量	目安量	耐容上限量
0～5（月）[4]	—	—	2	—	—	—	2	—	—	—	0.2	—	—	—	0.2	—
6～11（月）	—	—	3	—	—	—	3	—	—	—	0.3	—	—	—	0.3	—
1～2（歳）	5	6	—	60(15)	4	5	—	60(15)	0.4	0.5	—	10	0.4	0.5	—	10
3～5（歳）	6	8	—	80(20)	6	7	—	80(20)	0.5	0.6	—	15	0.5	0.6	—	15
6～7（歳）	7	9	—	100(30)	7	8	—	100(30)	0.7	0.8	—	20	0.6	0.7	—	20
8～9（歳）	9	11	—	150(35)	8	10	—	150(35)	0.8	0.9	—	25	0.8	0.9	—	25
10～11（歳）	11	13	—	200(45)	10	10	—	150(45)	1.0	1.1	—	30	1.0	1.1	—	30
12～14（歳）	12	15	—	250(60)	12	14	—	250(60)	1.2	1.4	—	40	1.0	1.3	—	40
15～17（歳）	14	17	—	300(70)	11	13	—	250(65)	1.2	1.5	—	50	1.0	1.3	—	45
18～29（歳）	13	15	—	300(80)	9	11	—	250(65)	1.1	1.4	—	55	1.0	1.1	—	45
30～49（歳）	13	15	—	350(85)	10	12	—	250(65)	1.1	1.4	—	60	1.0	1.1	—	45
50～64（歳）	12	14	—	350(85)	9	11	—	250(65)	1.1	1.4	—	55	1.0	1.1	—	45
65～74（歳）	12	14	—	330(80)	9	11	—	250(65)	1.1	1.4	—	50	1.0	1.1	—	40
75以上（歳）	11	13	—	300(75)	9	10	—	250(60)	1.1	1.4	—	50	1.0	1.1	—	40
妊婦(付加量)					+0	+0	—	—					+0.2	+0.2	—	—
授乳婦(付加量)					+3	+3	—	—					+0.3	+0.3	—	—

1 ナイアシン当量（NE）＝ナイアシン＋1/60トリプトファンで示した。
2 身体活動レベルⅡの推定エネルギー必要量を用いて算定した。
3 ニコチンアミドの重量（mg/日），（ ）内はニコチン酸の重量（mg/日）。
4 単位はmg/日。
5 ピリドキシン（分子量＝169.2）の重量として示した。
6 たんぱく質の推奨量を用いて算定した（妊婦・授乳婦の付加量は除く）。

年齢等	ビタミンB_{12}（μg/日）[1]						葉酸（μg/日）[2]							
	男性			女性			男性				女性			
	推定平均必要量	推奨量	目安量	推定平均必要量	推奨量	目安量	推定平均必要量	推奨量	目安量	耐容上限量[3]	推定平均必要量	推奨量	目安量	耐容上限量[3]
0～5（月）	—	—	0.4	—	—	0.4	—	—	40	—	—	—	40	—
6～11（月）	—	—	0.5	—	—	0.5	—	—	60	—	—	—	60	—
1～2（歳）	0.8	0.9	—	0.8	0.9	—	80	90	—	200	90	90	—	200
3～5（歳）	0.9	1.1	—	0.9	1.1	—	90	110	—	300	90	110	—	300
6～7（歳）	1.1	1.3	—	1.1	1.3	—	110	140	—	400	110	140	—	400
8～9（歳）	1.3	1.6	—	1.3	1.6	—	130	160	—	500	130	160	—	500
10～11（歳）	1.6	1.9	—	1.6	1.9	—	160	190	—	700	160	190	—	700
12～14（歳）	2.0	2.4	—	2.0	2.4	—	200	240	—	900	200	240	—	900
15～17（歳）	2.0	2.4	—	2.0	2.4	—	220	240	—	900	200	240	—	900
18～29（歳）	2.0	2.4	—	2.0	2.4	—	200	240	—	900	200	240	—	900
30～49（歳）	2.0	2.4	—	2.0	2.4	—	200	240	—	1,000	200	240	—	1,000
50～64（歳）	2.0	2.4	—	2.0	2.4	—	200	240	—	1,000	200	240	—	1,000
65～74（歳）	2.0	2.4	—	2.0	2.4	—	200	240	—	900	200	240	—	900
75以上（歳）	2.0	2.4	—	2.0	2.4	—	200	240	—	900	200	240	—	900
妊婦(付加量)[4,5]				+0.3	+0.4	—					+200	+240	—	—
授乳婦(付加量)				+0.7	+0.8	—					+80	+100	—	—

1 シアノコバラミン（分子量＝1,355.37）の重量として示した。
2 プテロイルモノグルタミン酸（分子量＝441.40）の重量として示した。
3 通常の食品以外の食品に含まれる葉酸（狭義の葉酸）に適用する。
4 妊娠を計画している女性，妊娠の可能性がある女性および妊娠初期の妊婦は，胎児の神経管閉鎖障害のリスク低減のために，通常の食品以外の食品に含まれる葉酸（狭義の葉酸）を400μg/日摂取することが望まれる。
5 付加量は，中期および後期にのみ設定した。

年齢等	パントテン酸（mg/日）		ビオチン（μg/日）		ビタミンC（mg/日）[1]					
	男性	女性	男性	女性	男性			女性		
	目安量	目安量	目安量	目安量	推定平均必要量	推奨量	目安量	推定平均必要量	推奨量	目安量
0～5（月）	4	4	4	4	—	—	40	—	—	40
6～11（月）	5	5	5	5	—	—	40	—	—	40
1～2（歳）	3	4	20	20	35	40	—	35	40	—
3～5（歳）	4	4	20	20	40	50	—	40	50	—
6～7（歳）	5	5	30	30	50	60	—	50	60	—
8～9（歳）	6	5	30	30	60	70	—	60	70	—
10～11（歳）	6	6	40	40	70	85	—	70	85	—
12～14（歳）	7	6	50	50	85	100	—	85	100	—
15～17（歳）	7	6	50	50	85	100	—	85	100	—
18～29（歳）	5	5	50	50	85	100	—	85	100	—
30～49（歳）	5	5	50	50	85	100	—	85	100	—
50～64（歳）	6	5	50	50	85	100	—	85	100	—
65～74（歳）	6	5	50	50	80	100	—	80	100	—
75以上（歳）	6	5	50	50	80	100	—	80	100	—
妊婦		5		50				+10*	+10*	—
授乳婦		6		50				+40*	+45*	—

＊ 付加量
1 L-アスコルビン酸（分子量＝176.12）の重量として示した。
特記事項　ビタミンC：推定平均必要量は，ビタミンCの欠乏症である壊血病を予防するに足る最小量からではなく，心臓血管系の疾病予防効果および抗酸化作用の観点から算定。

●ミネラルの食事摂取基準

年齢等	ナトリウム［(mg/日)，(　) は食塩相当量 (g/日)］[1]						カリウム (mg/日)			
	男性			女性			男性		女性	
	推定平均必要量	目安量	目標量	推定平均必要量	目安量	目標量	目安量	目標量	目安量	目標量
0～5 (月)	—	100(0.3)	—	—	100(0.3)	—	400	—	400	—
6～11 (月)	—	600(1.5)	—	—	600(1.5)	—	700	—	700	—
1～2 (歳)	—	—	(3.0未満)	—	—	(3.0未満)	900	—	900	—
3～5 (歳)	—	—	(3.5未満)	—	—	(3.5未満)	1,000	1,400以上	1,000	1,400以上
6～7 (歳)	—	—	(4.5未満)	—	—	(4.5未満)	1,300	1,800以上	1,200	1,800以上
8～9 (歳)	—	—	(5.0未満)	—	—	(5.0未満)	1,500	2,000以上	1,500	2,000以上
10～11 (歳)	—	—	(6.0未満)	—	—	(6.0未満)	1,800	2,200以上	1,800	2,000以上
12～14 (歳)	—	—	(7.0未満)	—	—	(6.5未満)	2,300	2,400以上	1,900	2,400以上
15～17 (歳)	—	—	(7.5未満)	—	—	(6.5未満)	2,700	3,000以上	2,000	2,600以上
18～29 (歳)	600(1.5)	—	(7.5未満)	600(1.5)	—	(6.5未満)	2,500	3,000以上	2,000	2,600以上
30～49 (歳)	600(1.5)	—	(7.5未満)	600(1.5)	—	(6.5未満)	2,500	3,000以上	2,000	2,600以上
50～64 (歳)	600(1.5)	—	(7.5未満)	600(1.5)	—	(6.5未満)	2,500	3,000以上	2,000	2,600以上
65～74 (歳)	600(1.5)	—	(7.5未満)	600(1.5)	—	(6.5未満)	2,500	3,000以上	2,000	2,600以上
75以上 (歳)	600(1.5)	—	(7.5未満)	600(1.5)	—	(6.5未満)	2,500	3,000以上	2,000	2,600以上
妊婦				600(1.5)	—	(6.5未満)			2,000	2,600以上
授乳婦				600(1.5)	—	(6.5未満)			2,200	2,600以上

1 高血圧および慢性腎臓病（CKD）の重症化予防のための食塩相当量の量は，男女とも6.0g/日未満とした。

年齢等	カルシウム (mg/日)								マグネシウム (mg/日)							
	男性				女性				男性				女性			
	推定平均必要量	推奨量	目安量	耐容上限量	推定平均必要量	推奨量	目安量	耐容上限量	推定平均必要量	推奨量	目安量	耐容上限量[1]	推定平均必要量	推奨量	目安量	耐容上限量[1]
0～5 (月)	—	—	200	—	—	—	200	—	—	—	20	—	—	—	20	—
6～11 (月)	—	—	250	—	—	—	250	—	—	—	60	—	—	—	60	—
1～2 (歳)	350	450	—	—	350	400	—	—	60	70	—	—	60	70	—	—
3～5 (歳)	500	600	—	—	450	550	—	—	80	100	—	—	80	100	—	—
6～7 (歳)	500	600	—	—	450	550	—	—	110	130	—	—	110	130	—	—
8～9 (歳)	550	650	—	—	600	750	—	—	140	170	—	—	140	160	—	—
10～11 (歳)	600	700	—	—	600	750	—	—	180	210	—	—	180	220	—	—
12～14 (歳)	850	1,000	—	—	700	800	—	—	250	290	—	—	240	290	—	—
15～17 (歳)	650	800	—	—	550	650	—	—	300	360	—	—	260	310	—	—
18～29 (歳)	650	800	—	2,500	550	650	—	2,500	280	340	—	—	230	270	—	—
30～49 (歳)	600	750	—	2,500	550	650	—	2,500	310	370	—	—	240	290	—	—
50～64 (歳)	600	750	—	2,500	550	650	—	2,500	310	370	—	—	240	290	—	—
65～74 (歳)	600	750	—	2,500	550	650	—	2,500	290	350	—	—	230	280	—	—
75以上 (歳)	600	700	—	2,500	500	600	—	2,500	270	320	—	—	220	260	—	—
妊婦					+0	+0	—	—					+30	+40	—	—
授乳婦					+0	+0	—	—					+0	+0	—	—

1 通常の食品以外からの摂取量の耐容上限量は，成人の場合350mg/日，小児では5 mg/kg 体重/日とした。それ以外の通常の食品からの摂取の場合，耐容上限量は設定しない。

年齢等	リン (mg/日)				鉄 (mg/日)									
	男性		女性		男性				女性					
									月経なし		月経あり			
	目安量	耐容上限量	目安量	耐容上限量	推定平均必要量	推奨量	目安量	耐容上限量	推定平均必要量	推奨量	推定平均必要量	推奨量	目安量	耐容上限量
0～5 (月)	120	—	120	—	—	—	0.5	—	—	—	—	—	0.5	—
6～11 (月)	260	—	260	—	3.5	5.0	—	—	3.5	4.5	—	—	—	—
1～2 (歳)	500	—	500	—	3.0	4.5	—	25	3.0	4.5	—	—	—	20
3～5 (歳)	700	—	700	—	4.0	5.5	—	25	4.0	5.5	—	—	—	25
6～7 (歳)	900	—	800	—	5.0	5.5	—	30	4.5	5.5	—	—	—	30
8～9 (歳)	1,000	—	1,000	—	6.0	7.0	—	35	6.0	7.5	—	—	—	35
10～11 (歳)	1,100	—	1,000	—	7.0	8.5	—	35	7.0	8.5	10.0	12.0	—	35
12～14 (歳)	1,200	—	1,000	—	8.0	10.0	—	40	7.0	8.5	10.0	12.0	—	40
15～17 (歳)	1,200	—	900	—	8.0	10.0	—	50	5.5	7.0	8.5	10.5	—	40
18～29 (歳)	1,000	3,000	800	3,000	6.5	7.5	—	50	5.5	6.5	8.5	10.5	—	40
30～49 (歳)	1,000	3,000	800	3,000	6.5	7.5	—	50	5.5	6.5	9.0	10.5	—	40
50～64 (歳)	1,000	3,000	800	3,000	6.5	7.5	—	50	5.5	6.5	9.0	11.0	—	40
65～74 (歳)	1,000	3,000	800	3,000	6.0	7.5	—	50	5.0	6.0	—	—	—	40
75以上 (歳)	1,000	3,000	800	3,000	6.0	7.0	—	50	5.0	6.0	—	—	—	40
妊婦 初期			800	—					+2.0*	+2.5*	—	—	—	—
妊婦 中期・後期									+8.0*	+9.5*	—	—	—	—
授乳婦			800	—					+2.0*	+2.5*	—	—	—	—

* 付加量

年齢等	亜鉛(mg/日)								銅(mg/日)							
	男性				女性				男性				女性			
	推定平均必要量	推奨量	目安量	耐容上限量	推定平均必要量	推奨量	目安量	耐容上限量	推定平均必要量	推奨量	目安量	耐容上限量	推定平均必要量	推奨量	目安量	耐容上限量
0～5(月)	—	—	2	—	—	—	2	—	—	—	0.3	—	—	—	0.3	—
6～11(月)	—	—	3	—	—	—	3	—	—	—	0.3	—	—	—	0.3	—
1～2(歳)	3	3	—	—	2	3	—	—	0.3	0.3	—	—	0.2	0.3	—	—
3～5(歳)	3	4	—	—	3	3	—	—	0.3	0.4	—	—	0.3	0.3	—	—
6～7(歳)	4	5	—	—	3	4	—	—	0.4	0.4	—	—	0.4	0.4	—	—
8～9(歳)	5	6	—	—	4	5	—	—	0.4	0.5	—	—	0.4	0.5	—	—
10～11(歳)	6	7	—	—	5	6	—	—	0.5	0.6	—	—	0.5	0.6	—	—
12～14(歳)	9	10	—	—	7	8	—	—	0.7	0.8	—	—	0.6	0.8	—	—
15～17(歳)	10	12	—	—	7	8	—	—	0.8	0.9	—	—	0.6	0.7	—	—
18～29(歳)	9	11	—	40	7	8	—	35	0.7	0.9	—	7	0.6	0.7	—	7
30～49(歳)	9	11	—	45	7	8	—	35	0.7	0.9	—	7	0.6	0.7	—	7
50～64(歳)	9	11	—	45	7	8	—	35	0.7	0.9	—	7	0.6	0.7	—	7
65～74(歳)	9	11	—	40	7	8	—	35	0.7	0.9	—	7	0.6	0.7	—	7
75以上(歳)	9	10	—	40	6	8	—	30	0.7	0.8	—	7	0.6	0.7	—	7
妊婦(付加量)					+1	+2	—	—					+0.1	+0.1	—	—
授乳婦(付加量)					+3	+4	—	—					+0.5	+0.6	—	—

年齢等	マンガン(mg/日)				ヨウ素(μg/日)								セレン(μg/日)							
	男性		女性		男性				女性				男性				女性			
	目安量	耐容上限量	目安量	耐容上限量	推定平均必要量	推奨量	目安量	耐容上限量	推定平均必要量	推奨量	目安量	耐容上限量	推定平均必要量	推奨量	目安量	耐容上限量	推定平均必要量	推奨量	目安量	耐容上限量
0～5(月)	0.01	—	0.01	—	—	—	100	250	—	—	100	250	—	—	15	—	—	—	15	—
6～11(月)	0.5	—	0.5	—	—	—	130	250	—	—	130	250	—	—	15	—	—	—	15	—
1～2(歳)	1.5	—	1.5	—	35	50	—	300	35	50	—	300	10	10	—	100	10	10	—	100
3～5(歳)	1.5	—	1.5	—	45	60	—	400	45	60	—	400	10	15	—	100	10	10	—	100
6～7(歳)	2.0	—	2.0	—	55	75	—	550	55	75	—	550	15	15	—	150	15	15	—	150
8～9(歳)	2.5	—	2.5	—	65	90	—	700	65	90	—	700	15	20	—	200	15	20	—	200
10～11(歳)	3.0	—	3.0	—	80	110	—	900	80	110	—	900	20	25	—	250	20	25	—	250
12～14(歳)	4.0	—	4.0	—	95	140	—	2,000	95	140	—	2,000	25	30	—	350	25	30	—	300
15～17(歳)	4.5	—	3.5	—	100	140	—	3,000	100	140	—	3,000	30	35	—	400	20	25	—	350
18～29(歳)	4.0	11	3.5	11	95	130	—	3,000	95	130	—	3,000	25	30	—	450	20	25	—	350
30～49(歳)	4.0	11	3.5	11	95	130	—	3,000	95	130	—	3,000	25	30	—	450	20	25	—	350
50～64(歳)	4.0	11	3.5	11	95	130	—	3,000	95	130	—	3,000	25	30	—	450	20	25	—	350
65～74(歳)	4.0	11	3.5	11	95	130	—	3,000	95	130	—	3,000	25	30	—	450	20	25	—	350
75以上(歳)	4.0	11	3.5	11	95	130	—	3,000	95	130	—	3,000	25	30	—	400	20	25	—	350
妊婦			3.5	—					+75*	+110*	—	—[1]					+5*	+5*	—	—
授乳婦			3.5	—					+100*	+140*	—	—[1]					+15*	+20*	—	—

＊ 付加量

1 妊婦および授乳婦の耐容上限量は，2,000μg/日とした。

年齢等	クロム(μg/日)				モリブデン(μg/日)							
	男性		女性		男性				女性			
	目安量	耐容上限量	目安量	耐容上限量	推定平均必要量	推奨量	目安量	耐容上限量	推定平均必要量	推奨量	目安量	耐容上限量
0～5(月)	0.8	—	0.8	—	—	—	2	—	—	—	2	—
6～11(月)	1.0	—	1.0	—	—	—	5	—	—	—	5	—
1～2(歳)	—	—	—	—	10	10	—	—	10	10	—	—
3～5(歳)	—	—	—	—	10	10	—	—	10	10	—	—
6～7(歳)	—	—	—	—	10	15	—	—	10	15	—	—
8～9(歳)	—	—	—	—	15	20	—	—	15	15	—	—
10～11(歳)	—	—	—	—	15	20	—	—	15	20	—	—
12～14(歳)	—	—	—	—	20	25	—	—	20	25	—	—
15～17(歳)	—	—	—	—	25	30	—	—	20	25	—	—
18～29(歳)	10	500	10	500	20	30	—	600	20	25	—	500
30～49(歳)	10	500	10	500	25	30	—	600	20	25	—	500
50～64(歳)	10	500	10	500	25	30	—	600	20	25	—	500
65～74(歳)	10	500	10	500	20	30	—	600	20	25	—	500
75以上(歳)	10	500	10	500	20	25	—	600	20	25	—	500
妊婦			10	—					+0*	+0*	—	—
授乳婦			10	—					+3*	+3*	—	—

＊ 付加量

索引

INDEX

URL https://daiichi-shuppan.co.jp

上記の弊社ホームページにアクセスしてください。

＊訂正・正誤等の追加情報をご覧いただけます。

＊書籍の内容、お気づきの点、出版案内等に関するお問い合わせは「ご意見・お問い合わせ」専用フォームよりご送信ください。

＊書籍のご注文も承ります。

＊書籍のデザイン、価格等は、予告なく変更される場合がございます。ご了承ください。

- サクセス管理栄養士・栄養士養成講座 -
応用栄養学

平成22(2010)年9月25日 初版第1刷発行
令和4(2022)年11月1日 第7版第1刷発行

著者 多賀昌樹
山田哲雄
勝間田真一
佐藤七枝

発行者 井上由香

発行所 第一出版株式会社
〒102-0073 東京都千代田区九段北2-3-1 増田ビル1階
電話 (03)5226-0999 FAX (03)5226-0906

印刷・製本 大日本法令印刷

※ 著者の了解により検印は省略
定価は表紙に表示してあります。乱丁・落丁本は、お取替えいたします。

ISBN978-4-8041-1455-2 C3377